# Das
# Safe and Sound
# Protokoll

Stephen W. Porges & Karen Onderko

# Das Safe and Sound Protokoll

## Eine polyvagale Therapie

Mit einem Vorwort von Peter A. Levine

Aus dem amerikanischen Englisch von
Theo Kierdorf & Hildegard Höhr

G. P. PROBST VERLAG
Lichtenau/Westfalen

Certified by Polyvagal Institute
as accurately representing
the principles described
in Polyvagal Theory

VERLAGSKONTAKT:
G. P. Probst Verlag GmbH
In den Rauten 3
D–33165 Lichtenau
Tel.: +49(0)5295 99 57 81
eMail: verlag@gp-probst.de



Das Buch ist nicht als Ersatz für medizinische Empfehlungen von Ärzten, Psychotherapeuten und anderen in der Gesundheitspflege tätigen Fachkräften gedacht. Daher empfehlen wir den Lesern, sich mit den dargelegten Ideen gründlich auseinanderzusetzen und sich vor jedem Versuch, das Beschriebene selbst in die Tat umzusetzen, von einem qualifizierten Helfer beraten zu lassen.

Einige Namen und Einzelheiten, die es ermöglichen könnten, eine der in den Fallgeschichten beschriebenen Personen zu identifizieren, wurden verändert, um die Privatsphäre der Betroffenen zu schützen.

Für die Inhalte der im Buch angegebenen externen Webseiten übernehmen wir trotz sorgfältiger inhaltlicher Prüfung keinerlei Haftung. Für die Inhalte dieser Seiten sind ausschließlich deren Betreiber verantwortlich.


Abbildungen: Lisa Gleeson
Die Originalausgabe (»SAFE AND SOUND. A Polyvagal Approach for Connection, Change, and Healing«) ist bei Sounds True, Boulder/CO erschienen.

Übersetzung aus dem amerikanischen Englisch: Theo Kierdorf & Hildegard Höhr, Köln
Umschlaggestaltung: Mareile Gropengießer, Paderborn
Coverfoto: © Jenny Sturm – stock.adobe.com
Satz: SpaceType, Köln
Druck & Bindung: Generál Nyomda Kft., Szeged/Ungarn

ISBN 978-3-944476-54-4



**Bibliographische Information der Deutschen Nationalbibliothek**
Die Deutsche Nationalbibliothek verzeichnet diese Publikation in der Deutschen Nationalbibliografie; detaillierte bibliografische Daten sind im Internet über *http://dnb.d-nb.de* abrufbar.

# Inhalt

# Liste von Tipps und Übungen

Diese Liste enthält Übungen, die helfen, das Autonome Nervensystem (ANS) zu rekalibrieren und zu rebalancieren. Sie können sie entweder allein oder mit einer anderen Person zusammen ausführen.

*Dieses Buch ist allen früheren, gegenwärtigen und zukünftigen Nutzern des Safe-and-Sound-Protokolls (SSP) gewidmet: Indem Sie sich um die Sicherheit der Klienten bemühen, tragen Sie entscheidend zur Wirkkraft des SSP bei.*

# Vorwort

*von Peter A. Levine*

Zu lernen, eine Umgebung zu schaffen, die sich sicher anfühlt, kann sowohl Klienten als auch anderen Menschen in Alltagssituationen helfen, ihre Defensivität zu verringern, was ihnen ermöglicht, tiefere Verbindungen zu schaffen und ein umfassenderes Verständnis zu entwickeln. Vor diesem Hintergrund kann man sich fragen: *Wie oft schlägt eine Therapie wegen starker Defensivität eines Klienten fehl? Und: Sind wir uns über das Wesen dieser Defensivhaltungen wirklich im klaren?* Nicht nur für Therapeuten ist es wichtig, dies zu begreifen, sondern auch für alle, die an ihrer persönlichen Entwicklung arbeiten oder die sich um das Gedeihen ihrer Beziehungen bemühen. Indem wir uns unserer Defensivmuster bewußt werden, können wir unsere Kommunikation mit anderen Menschen verbessern.

In diesem Sinne macht uns die Polyvagal-Theorie mit einer neuartigen Sicht bekannt, und das Safe and Sound Protocol (SSP) erschließt uns eine Möglichkeit, solche Lösungen zu finden. Durch detaillierte Untersuchung der theoretischen Grundlagen und der praktischen Möglichkeiten der Anwendung der Polyvagal-Theorie und des SSP bemüht sich dieses Buch um ein besseres Verständnis der menschlichen Defensivmechanismen und um die Förderung der Suche nach psychischer Sicherheit. Wir haben es hier mit einer wichtigen Ressource für alle zu tun, die die Wirkkraft therapeutischer Interventionen verbessern oder einen mitfühlenden Zugang zur Selbstheilung entwickeln wollen.

Die Polyvagal-Theorie hebt die besondere Bedeutung der Muskeln des Gesichts und des Kopfes für unsere Wahrnehmung der Welt um uns und unserer Reaktionsweise auf sie hervor. Sie hat eine Verbindung hergestellt, die bisher fehlte, indem sie erklärte, wie unser biobehavioraler Zustand – ob wir uns ruhig und verbunden, aktiviert oder dissoziiert und abgeschnitten fühlen – unsere Wahrnehmungen und unsere Reaktionen auf unsere Umgebung und auf andere direkt beeinflußt.

An diesem Punkt kommt das SSP ins Spiel. Es bietet eine Möglichkeit an, eine *physiologische Grundlage von Sicherheit* zu schaffen, welche die Bildung einer therapeutischen Allianz fördert und die Verarbeitung untergründiger Traumata ermöglicht. Indem es sich mit Hilfe der Neurozeption auf die neuronale Identifikation von Sicherheit konzentriert, erschließt das SSP Therapeuten eine hochwirksame Möglichkeit, Klienten zu helfen, für therapeutische Interventionen offener und empfänglicher zu werden.

Deshalb haben viele mit Somatic Experiencing (SE) arbeitende Therapeuten das SSP schon in ihre Arbeit integriert. Verstanden als »neuronale Übung«, welche die Regulierung der autonomen Zustände und deren Flexibilität fördert, ergänzt das SSP die SE-Konzepte der Titration (womit das Erleben einer Kontraktion bei minimaler Aktivierung des ANS gemeint ist) und des Pendelns *(pendulation)* (der wesenseigene Rhythmus, der Kontraktion und Expansion miteinander verbindet), die beide für die Entwicklung von Resilienz unverzichtbar sind.

Das vorliegende Buch wird Klinikern helfen, die Bedeutung von Defensivität und Sicherheit besser zu verstehen, und es erläutert praktische Lösungen für das Erreichen besserer Resultate in einer Therapie. Außerdem eignet sich das Buch für alle, die zu einem tieferen Verständnis von Sicherheit gelangen und tieferes Selbstmitgefühl entwickeln wollen.

Peter A. Levine, PhD
Autor von *Sprache ohne Worte* und *Lernen, den Tiger zu reiten*

# Einleitung

## Durch Neueinstimmung des Autonomen Nervensystems Veränderung und Verbundenheit erreichen

Stefan, ein pensionierter U-Boot-Matrose, stand der Wirksamkeit des SSP anfangs skeptisch gegenüber. Seine Frau hatte ihm vorgeschlagen, es einmal damit zu versuchen, aber er bezweifelte, daß sich diese Hörtherapie in irgendeiner Hinsicht vom ganz gewöhnlichen Musikhören unterscheiden würde. Und obwohl er nicht glaubte, daß er eine Therapie bräuchte, beschloß er, es doch einmal mit dem SSP zu versuchen, und sei es nur, um zu beweisen, daß seine Frau Unrecht hatte. Doch erstaunt merkte er während der SSP-Arbeit, daß plötzlich die ständigen unwillkürlichen Bewegungen seines Beins aufhörten. Er schlief auch besser als jemals vorher, so weit er sich zurückerinnern konnte. Und seine Probleme mit Magensäure, die er für eine völlig normale Erscheinung gehalten hatte, ließen ebenfalls nach. Er stellte auch fest, daß er weniger gereizt und streitlustig war, Eigenarten, die er für unveränderbare Charakteristika von sich gehalten hatte. Inzwischen sind drei Jahre vergangen, und die genannten Veränderungen bestehen im Großen und Ganzen weiterhin.

Das *Safe and Sound Protocol* (SSP) ist eine auf der Polyvagal-Theorie (PVT) basierende nicht-invasive Therapie, bei der Klienten Musikaufnahmen anhören, die durch eine spezielle Filterung die für die menschliche Sprache charakteristischen Frequenzen priorisieren. Dieser auditive Input ermöglicht dem Nervensystem, Signale für Sicherheit zu erkennen und Defensivreaktionen zu minimieren. Beim Safe and Sound Protocol geht es nicht um Intentionen, Überzeugungen oder Bemühungen, und es muß keine mentale oder verbale Verarbeitung erfolgen; vielmehr beruht seine Wirkung darauf, daß es das Nervensystem direkt anspricht.

Sich sicher zu fühlen ist ein hochwirksames Mittel zur Heilung von Traumata und Zuständen der Dysregulation. Um Störungen der inneren Balance zu beheben und dadurch Verbundenheit, Veränderung und Heilung zu fördern, ist eine Fülle von Signalen für Sicherheit erforderlich. Dieser in der Polyvagal-Theorie wurzelnde Gedanke ist für das SSP von zentraler Bedeutung.

## Die Polyvagal-Theorie als Grundlage des Safe and Sound Protocol

Die Polyvagal-Theorie (PVT)[1] ist das Fundament des *Safe and Sound Protocol,* und sie erklärt die enorme Wirkkraft dieser Behandlungsmethode. Sie veranschaulicht, wie unsere Gedanken, Emotionen und Verhaltensweisen durch ständige Bemühungen, unseren Sicherheits- oder Gefahrenstatus einzuschätzen, beeinflußt werden. Die PVT unterstreicht die Tatsache der bidirektionalen Kommunikation zwischen Körper und Gehirn und die Notwendigkeit, Sicherheit und Verbundenheit zu fördern, um ganz generell den Gesundheitszustand zu verbessern.

Obwohl die PVT ihren Ursprung in der Neuroanatomie und Neurophysiologie hat, zielt ihre praktische Anwendung darauf ab, unser Erleben zu verstehen und zu verbessern. Im Kern ist die PVT eine versöhnliche und Hoffnung stärkende Theorie über das menschliche Nervensystem, und indem wir sie besser zu verstehen lernen, erschließen wir uns neue Erkenntnisse über das menschliche Verhalten. Aus der Perspektive der PVT können wir die Welt und unser Leben in ihr positiver sehen. Eine so geprägte Sichtweise fördert Neugier und bereichert unser Erleben und unsere Beziehungen.

Die PVT erklärt, wie Traumata, Krankheiten, psychische Störungen und Erlebnisse Homöostase und Resilienz des Nervensystems beeinträchtigen können, so daß es sich bedroht fühlt und in einen Zustand der Defensivität gerät, was in Form von Angst, Depression oder eines Shutdowns zum Ausdruck kommen kann. So sinnvoll eine Defensivhaltung auch sein mag, wenn es darum geht, das Überleben zu sichern, verengt sie doch auch unser Denken, behindert unsere Fähigkeit, zu anderen Menschen in Kontakt zu treten, um uns Unterstützung zu sichern, und erschwert es uns, uns wohlzufühlen.

Tatsächlich beruhen viele psychische und physische Probleme darauf, daß sich das Nervensystem in einem Zustand chronischer Defensivität befindet. Solche Probleme rein medizinisch zu verstehen, greift manchmal zu kurz und kann Menschen pathologisieren oder stigmatisieren, indem sie dadurch als »nicht in Ordnung« gebrandmarkt werden. Konzentrieren wir uns jedoch statt dessen so wie die PVT auf die komplexe Verbindung zwischen Gehirn und Körper, hoffen wir, Klinikern eine mitfühlendere und verständnisvollere Sicht auf ihre Klienten zu ermöglichen. Letztere können dann ihr Selbstgewahrsein vertiefen – was ihre Empfindungen, Gedanken, Emotionen und Verhaltensweisen einschließt.

In diesem Sinne zielt das SSP darauf, das Nervensystem in einen Zustand der Balance zurückzuversetzen und so Gesundheit und Gleichmut zu fördern. Das evidenzbasierte Safe and Sound Protocol, das schon so vielen geholfen hat, ihr Nervensystem zu rekalibrieren und ihr Sicherheitsgefühl zu stärken, wird in Kapitel 2 dieses Buches ausführlich beschrieben.

## Erkenntnisse aus diversen Fällen

Die vielfältigen Fallbeschreibungen über SSP-Behandlungen im zweiten Teil des vorliegenden Buches zeigen, daß sich Menschen, wenn sich ihr Nervensystem wieder sicher fühlt, authentisch ausdrücken können, daß sie sich auf eine für sie selbst angenehme Weise auf andere einlassen und ein von Offenheit und Leichtigkeit geprägtes Leben genießen können. Wir alle wollen uns so sicher fühlen, daß wir sein können, wer wir sind, mit all unseren Einsichten, unserer Intelligenz und Kreativität, unserem Wohlwollen und unserem Mitgefühl. Das SSP fungiert als Katalysator, der uns zu einem Zustand der Sicherheit und Verbundenheit geleitet, indem es unserem Nervensystem hilft, seine Balance und Flexibilität wiederzuerlangen.

Es folgen nun drei kurze Vignetten über Erlebnisse mit dem SSP, die veranschaulichen, wie es den betreffenden Klienten gelang, zu den Menschen in ihrem Leben eine bessere Verbindung aufzubauen und ein von Authentizität und Freude geprägtes Leben zu führen.

### Der Weg eines Kindes von der Selbstregulation zur Co-Regulation

Mateo war ein schüchterner autistischer vierjähriger Junge, der aufgrund seiner ungewöhnlichen sensorischen Sensibilität und seines Kommunikationsstils weder Blickkontakt aufrechterhalten noch sozialen Kontakt ertragen konnte. Er kam regelmäßig zu Sitzungen bei Christine, seiner Ergotherapeutin, in denen er sich Aufnahmen des SSP anhörte. Beim Anhören der frequenzgefilterten Musik stand ihm ein ganzes Sortiment von Spielzeugen zur Verfügung, die in farbigen Behältern aufbewahrt wurden. Mateo nahm sich in jeder Sitzung die gleichen beiden Behälter mit Plastikdinos, Autos und Trucks und spielte während der SSP-Arbeit damit. In den ersten beiden Sitzungen konzentrierte er sich auf das Sortieren der Dinos und Fahrzeuge nach Größe, Farbe und Typ. Dies war für ihn eine adaptive Strategie, die er zur Selbstregulation nutzte und um sich in ihm nicht vertrauten Situationen wohlfühlen zu können.

In der dritten Sitzung ließ er die Dinos umhergehen und die Autos und Trucks im Kreis fahren, wobei er Christine schelmisch angrinste. Das war die erste Situation, in der er Blickkontakt zu ihr herstellte. In der vierten Sitzung ließ er einen Dino einen Truck steuern, wobei er kicherte, weil er die Szene offenbar selbst ziemlich albern fand. Seine Körpersprache wirkte nun offener, sein Gesichtsausdruck wurde durch sein Lächeln aufgehellt, und er ließ eine Verspieltheit und Neugier erkennen, die Christine bei ihm vorher noch nie gesehen hatte. In der letzten SSP-Sitzung nahm Mateo zwei Autos in die Hand, gab eines davon Christine und fuhr dann mit seinem Auto umher und gab klar zu erkennen, daß sie mit ihrem Auto das Gleiche tun solle.

Es war deutlich spürbar, daß beide Beteiligte an dem Hin-und-her-Spiel Gefallen fanden.

Mateo wechselte vom Festhalten an einem als zuverlässig erlebten und bewährten inneren Bezugspunkt *(locus of control)* und einer Präferenz für Routine und Vorhersehbarkeit zur Öffnung gegenüber einer reziproken Verbindung, Co-Regulation und Verspieltheit. Das SSP hatte ihm ermöglicht, zu einer als ungefährlich erkannten anderen Person Vertrauen aufzubauen – eine Verbindung, die andernfalls nicht entstanden wäre. Aufgrund dessen kann sich sein Nervensystem nun mehr co-regulierend wirkenden Ereignissen dieser Art aussetzen. Über seine neu entstandene Fähigkeit zur Verbundenheit freut sich seine Familie sehr, und gleichzeitig macht er schneller Fortschritte bezüglich motorischer Planung und sensorischer Integration.

## Eine traumatisierte Frau überwindet lebenslange Panik

Noch viele Jahre nachdem Teresas Mutter als junge Frau in den 1930ern aus Deutschland geflohen war, litt sie unter Flashbacks von Gewaltszenen, in denen sie Zeugin zahlreicher Morde geworden war, darunter auch des Mordes eines Säuglings. Auch sie selbst war dem Tod nur knapp entkommen.

Teresa selbst war erst acht Wochen alt, als ihre Mutter einen Flashback erlebte; dabei ging es um eine Situation, in der sie zusammen mit Teresa einem wütenden Mob gegenüberzustehen glaubte. Außer sich vor Panik verletzte sie unabsichtlich Teresa schwer. Dieses Ereignis, seine Nachwirkungen und spätere ähnliche Erlebnisse mit beiden Eltern brachten Teresa dazu, andere Menschen zu meiden und zu dissoziieren, wenn jemand sich ihr näherte. Mit achtzehn Jahren verließ sie ihr Elternhaus und vergaß wenig später fast ihre gesamte Kindheit. Es gelang ihr, sich ein gutes Leben aufzubauen, sie entwickelte viele Interessen, konnte sich aber nur entspannen, wenn sie allein war.

Mitte Vierzig bekam Teresa zunehmend Probleme damit, ihre Sinneseindrücke auseinanderzuhalten. Sie konnte nicht gleichzeitig sehen und hören oder ihre Körperbewegungen steuern. Sie vergaß, wie man sich anzieht, konnte nicht mehr feststellen, wie spät es war, und fiel nach dem Essen in Ohnmacht. Ärzte konnten keinen Grund für derartige Probleme finden. Alternativheilverfahren vermochten eine gewisse Linderung zu erzielen, aber eine Nebenwirkung davon war, daß sie entsetzliche Flashbacks in Form von Szenen bekam, in denen sie von ihrer Mutter verletzt wurde. Auf Nachfragen hin gestand die Mutter, was geschehen war, und entschuldigte sich für ihre Gewalttätigkeit. Dennoch wurden Teresas Flashbacks stärker.

Im Jahre 2019 suchte Teresa immer noch Hilfe und entdeckte im Zuge dieser Bemühungen das SSP. Sie stellte fest, daß sie mit Hilfe dieses Ansatzes das erdrückende Gewicht, das sie ständig getragen hatte, verringern konnte. Ihr wurde klar, daß dieses Gewicht auf einem Panikerleben beruhte, das sie ihr ganzes Leben lang begleitet hatte. Vier Monate später wiederholte sie die SSP-Sitzungen noch einmal und wurde »erstaunlich umgänglich« und fähig, auf »neuartige, sehr klare Weise« zu denken. Seither hat Teresa die SSP-Arbeit noch fünfmal wiederholt, um weitere Schichten ihres Traumas aufzulösen.

Ihr ist nun klar, wie eingeschränkt ihr Leben war, sie genießt ihr neu entdecktes Gefühl der Leichtigkeit, insbesondere bei der Selbstfürsorge, und sie ist erstmals in der Lage, ihren Körper und ihre Emotionen zu spüren, ohne Traumareinszenierungen zu initiieren. Sie führt nun ein sehr erfülltes Leben: Sie hat viele Freunde, mit denen sie gern Zeit verbringt; sie hat sich Gruppen angeschlossen, mit denen sie Umgang pflegt, und sie tritt sogar als Comedy-Performerin auf.

### Der Weg aus einem sehr dunklen Loch: Befreiung von Entfremdung und Long COVID

Omar, ein muslimischer Teenager, lebte in London, als die Welt durch die Ereignisse am 11. September 2001 erschüttert wurde. Aufgrund seiner Religionszugehörigkeit mußte er danach wie viele Muslime mit Verdächtigungen, Diskriminierung und Feindseligkeit fertig werden.

Im Laufe der Jahre entwickelte er ein starkes Engagement für politische Ziele: Er setzte sich leidenschaftlich gegen diskriminierende Tendenzen der Regierung und der Medien zur Wehr. Im Juni 2021 wurde er positiv auf COVID getestet, und im Anschluß an die akute Erkrankung entwickelte er Long COVID. Er litt unter Atembeschwerden, extremer Erschöpfung und Dysregulation und hatte Schwierigkeiten damit, aufrecht zu sitzen und zu stehen. Im Laufe seiner verzweifelten Suche nach Heilung probierte er Verschiedenes aus, ohne nennenswerten Erfolg. Als er sich schließlich an einen SSP-Praktiker wendete, war er seit fast einem Jahr ans Haus gefesselt und konnte an den virtuellen Sitzungen mit dem Therapeuten nur im Liegen teilnehmen.

Nachdem der Therapeut ihm die PVT erläutert hatte, sprach Omar sofort darauf an, weil sie so viele der Fragen bezüglich dessen, was er selbst erlebt hatte, beantwortete, unter anderem auch sein eigenes Verhalten und das anderer Menschen, die in seinem Leben eine Rolle gespielt hatten. Es gelang ihm, die »Belagerungs«-Mentalität zu erkennen, die er sich nach 9/11 angeeignet hatte, um sich und Menschen in seiner Umgebung vor Diskriminierung zu schützen – was allerdings zur Folge hatte, daß er sich ständig in einem Zustand erhöhter Wachsamkeit befand. In dieser Zeit fand er Sicherheit und ein Gemeinschaftsgefühl, die er dringend brauchte, indem er sich einigen muslimischen Gruppen anschloß. Als dann Belastendes über einige seiner religiösen Vorbilder bekannt wurde, gelang es ihm durch seine von der PVT geprägte Sicht, trotz tiefer spiritueller Zweifel und Wutgefühle neugierig zu bleiben.

Nach monatelangen wöchentlichen Sitzungen, in denen die SSP-Arbeit sehr vorsichtig dosiert wurde, gelangte Omar allmählich zu neuer Gesundheit und Energie. Nachdem er sich anfangs nur in einem Rollstuhl hatte fortbewegen können, konnte er irgendwann wieder gehen und ein Auto fahren. Er hatte sich zunächst nicht konzentrieren und nicht einmal eine einzige Seite eines wissenschaftlichen Buches lesen können, verfolgt aber nun das Ziel, an der Cambridge University einen PhD-Abschluß zu machen. Dem SSP und seinem Therapeuten hält er zugute, ihm geholfen zu haben, »den Weg aus einem sehr dunklen Loch heraus zu finden.« Er fühlt sich zwar immer noch ein wenig verletzlich, weiß aber, daß er sich auf einem Weg zu Entwicklung und Heilung befindet.

Die sehr unterschiedlichen unerwarteten Veränderungen, die durch das SSP bei Stefan, Mateo, Teresa und Omar eintraten, beruhen auf der Wirkung des SSP auf unser ANS, das für unsere körperliche und psychische Gesundheit von zentraler Bedeutung ist. Das SSP kann die zentrale Kontrollinstanz des Nervensystems dazu bringen, sich in Richtung eines Zustandes der Balance und Ausgeglichenheit zu bewegen. Wie Sie noch sehen werden, befindet sich diese Kontrollvorrichtung im Hirnstamm, dem Nexus der Körper-Gehirn-Verbindung. Das SSP stärkt ein Gefühl der Sicherheit und initiiert so Feedbackschleifen, mit deren Hilfe die Einstellung der zentralen Kontrollvorrichtung verändert werden kann. Dies ermöglicht, den Einfluß defensiver Tendenzen auf das Nervensystem zu verringern und die soziale Verbundenheit sowie die Fähigkeit zum Umgang mit Stressoren zu fördern und den generellen Gesundheitszustand zu verbessern.

## Über uns und unsere Vision für dieses Buch

Um den Kontext zu erläutern, in dem das SSP entstand, werden wir kurz die Hintergründe unserer Arbeit erläutern. Stephen W. Porges, ein weltbekannter, weithin angesehener Neurowissenschaftler, hat die Polyvagal-Theorie entwickelt und ist Schöpfer des *Safe and Sound Protocol* (SSP). Er ist Autor von mehr als 500 von Experten begutachteten Abhandlungen, die über 60 000 Mal zitiert wurden, und er hat sechs Bücher über die Polyvagal-Theorie publiziert. Karen Onderko hat beim Transfer des SSP aus dem Forschungslabor in die klinische Praxis eine wichtige Rolle gespielt, indem sie zunächst an der Durchführung von Tests beteiligt war, dann das erste SSP-Training und in Zusammenhang damit Ausführungsanweisungen entwickelte und später die SSP-Anbieter unterstützte.

Die Idee für ein Buch auf der Grundlage von Fallstudien entwickelten wir im Jahre 2017, als sich die öffentliche Präsentation des SSP in ihren Anfängen befand und erste Kliniker damit begannen, die neue Methode in ihrer Praxis zu erproben. Schon bald erreichten uns zahlreiche Berichte über Veränderungen zum Positiven und Verbesserungen der Verbundenheit, erschlossen uns wertvolle Erkenntnisse, und wir erkannten, daß sich uns die Möglichkeit zu einer umfassenden Untersuchung bot. Der Enthusiasmus der ersten Nutzer des SSP machte uns auf das riesige Anwendungspotential des SSP aufmerksam.

Fallstudien und Berichte bildeten die Grundlage, auf der wir klinische Studien und randomisierte kontrollierte Studien durchführen und authentische Praxisberichte erstellen konnten. Uns schwebte die Veröffentlichung eines Buches vor, das durch Fallbeschreibungen nicht nur veranschaulichen sollte, wie die PVT die Ursprünge klinischer Symptome freizulegen vermag, sondern das auch demonstriert, wie das SSP solche Symptome lindern und das allgemeine Wohlbefinden verbessern kann.

## Wie das Safe and Sound Protocol entstand

Das SSP ist aufgrund von Stephens optimistischer Überzeugung entstanden, daß die Flexibilität des Nervensystems sich so nutzen und anpassen läßt, daß der spontane Ausdruck von Verbundenheit, die Co-Regulation und das Vertrauen gefördert werden. Im Laufe seiner jahrelangen Forschungsarbeit fiel ihm auf, daß der Zustand des Nervensystems eines Menschen (sein »autonomer Zustand«) und das Verhalten des Betreffenden eng miteinander verbunden sind. Indem er die physiologischen Marker identifizierte, die eine Neigung zu Unter- oder Überreaktivität erkennen lassen, schuf er ein Behandlungsmodell, das sich darauf konzentriert, den autonomen Zustand, der Menschen für eine bestimmte Art von Reaktion prädisponiert, zu verändern, statt daß es sich mit der Reaktion selbst befaßte. Traditionell hatten therapeutische Strategien zum Ziel, Reaktionen wie Verhalten, Gedanken oder physiologische Reaktionen auf Stimuli zu verändern. Der von Porges entwickelte Ansatz hingegen stellt die Veränderung des autonomen Zustandes in den Mittelpunkt, wodurch die natürliche Fähigkeit zur Entwicklung von sozialer Verbundenheit, Flexibilität und Resilienz wiederhergestellt werden kann. Eine umfassende Beschreibung der Entstehungsgeschichte des Protokolls wird im folgenden in Verbindung mit Stephens persönlichem Weg zum SSP und seiner Entwicklung beschrieben (eine noch ausführlichere Darstellung ist auf Englisch online im Bonusbereich zu diesem Buch unter *soundstrue.com/safe-and-sound-bonus* zu finden).

### Die Vorgeschichte des SSP

Zwischen 1985 und 2001 interessierte sich Stephen als Fakultätsmitglied der University of Maryland für die autonome und behaviorale Regulation bei autistischen

Kindern. Weil er in jener Zeit auch die PVT formulierte, war er neugierig darauf, ob bestimmte Merkmale des interaktiven sozialen Verhaltens von Menschen von ihrem autonomen Zustand abhingen. Aufgrund seiner Untersuchungen entwickelte er die Hypothese, daß eine schlechte autonome Regulation ein wichtiger Faktor war und daß beruhigende und Sicherheit vermittelnde Signale unterstützend wirkten. Im weiteren Verlauf der Entwicklung der PVT wurde ihm klar, daß von melodischen Vokalisationen eine stark beruhigende Wirkung ausging. Er fing an, die beruhigenden Laute von Müttern im Umgang mit ihren Säuglingen und unsere vokale Kommunikation mit Haustieren als Modelle für Interventionen zu verstehen.

## Entstehung und Erforschung einer frühen Version des SSP

Ende der 1990er Jahre hatte Stephen Hunderte von Stunden mit der Beobachtung autistischer Kinder zugebracht. Er wurde Zeuge der behavioralen Defensivität und Hypersensibilität dieser Kinder und entwickelte intuitiv den Wunsch, ihr Nervensystem zu beruhigen, um ihnen zu ermöglichen, sich in ihrem Körper wohler zu fühlen. So entstand bei ihm eine Vision von einer Behandlungsmöglichkeit, die sich vollständig von den auf Verhaltensmodifikation setzenden Modellen unterschied, die in den 1990er Jahren weithin gebräuchlich waren. Stephen fragte sich, ob die PVT ihm helfen würde, solch eine Intervention zu entwickeln. Deshalb war die erste Version des SSP eine Art »Tarnkappen«-Intervention, die mit den vorprogrammierten Schaltkreisen kommunizierte, die eine Mutter intuitiv nutzt, um ihr Kind durch beruhigende prosodische Vokalisationen in den Schlaf zu versetzen. Dieser Prototyp wurde *Listening Project Protocol* (LPP) genannt.

Stephen stellte sich eine neuronale Übung vor, bei der das akustische Signal (gefilterte Musik) in einem engen, sogar in einem Defensivzustand verfügbaren Frequenzband an das Nervensystem des Kindes übermittelt würde. Dieses Frequenzband sollte dann abwechselnd erweitert und verengt werden, bis das Kind das vollständige Frequenzband sozialer Kommunikation erleben und akzeptieren könnte – also die akustischen Frequenzen, aufgrund deren menschliche Vokalisationen für die soziale Kommunikation genutzt werden. Nach Stephens Auffassung mußte die Erweiterung und Verengung des akustischen Frequenzbandes die neuronale Regulation der für soziale Verbundenheit wichtigen Strukturen ermöglichen, indem sie die Muskeln des Gesichts und des Kopfes mit dem beruhigenden Einfluß des Vagusnervs auf das Herz in Verbindung brachten (siehe hierzu Kapitel 1).

Stephen verstand die Hypersensibilität und das Abwenden des Blicks als natürliche Reaktionen des ANS auf wahrgenommene Bedrohungen. Er versteht diese bei Autisten häufig zu beobachtenden Verhaltensweisen nicht als pathologisch, sondern als adaptiv. Aus Sicht der PVT können sensorische Probleme, die bei Autismus oft eine so wichtige Rolle spielen, nachlassen, wenn sich das Nervensystem sicher fühlt, beispielsweise infolge einer Behandlung nach dem Listening Project Protocol (LPP). Der nichturteilende LPP-Ansatz respektiert Neurodiversität, fördert Ruhe und verringert so die Hypersensibilität. Das LPP und die PVT heben die Bedeutung grundlegender Zustände wie Gefühle der Ruhe oder der Bedrohung hervor, die höhere Gehirnfunktionen beeinflussen, statt daß sie die gemeinhin mit Neurodiversität assoziierten höheren Gehirnprozesse in den Vordergrund stellen.

In ihrer ersten Pilotstudie beobachteten Stephen und seine Mitarbeiter Kinder beim reziproken Spiel. Ihre eindrücklichste Erinnerung an die ersten Reaktionen auf das LPP ist die an ein Kind, das nicht in der Lage war, ein Headset zu ertragen. Die Forscher versuchten, das Problem zu lösen, indem sie in einem mit dicken Decken ausgestatteten verschließbaren schallgedämpften Kunstraum Lautsprecher aufstellten. Darin hörte sich das Kind schweigend die frequenzmodifizierte Musik an und sprach anschließend deutlich ein einziges Wort aus: »Safe«.

Daraufhin wurde gezielt untersucht, wie die »Tarnkappen«-Intervention Hypersensibilität zu verringern in der Lage war, wie sie die auditive Verarbeitung verbesserte, Austauschverhalten förderte, der Emotionskontrolle zugute kam und spontane soziale Aktivitäten förderte. Die durch die Laboruntersuchungen gewonnenen Erkenntnisse wurden durch Berichte von Eltern und Lehrern bestätigt, aus denen hervorging, daß die nach dem LPP behandelten Kinder ruhiger, glücklicher und interaktiver waren.

## Die Weiterentwicklung vom LPP zum SSP

Im Januar 2016 wurde Stephen von der Firma *Integrated Listening Systems* (iLs) kontaktiert, einem Unternehmen, das an der Entwicklung akustischer Therapien arbeitet. Die Interessen von iLs standen mit den für das LPP definierten Zielen in Einklang, und das Unternehmen verfügte bereits über einen großen Kundenkreis unter pädiatrischen Ergotherapeuten, Physiotherapeuten und Logopäden. Diese Voraussetzungen ließen eine Vereinbarung über den Vertrieb von LPP durch iLs als sinnvoll erscheinen. Daraufhin führte eine Gruppe von Ergotherapeuten und Logopäden einen dreimonatigen Beta-Test mit dem LPP durch. Die Resultate dieser Studie waren sehr positiv. Die Gruppe lieferte exzellente Berichte über die Wirksamkeit des Ansatzes und hatte keinerlei Gründe für Warnungen vor potentiell mit der Arbeit verbundenen Gefahren erkennen können.

Daraufhin benannten die Autoren des vorliegenden Buches die Methode in *Safe and Sound Protocol* um. Der Name sollte die besondere Bedeutung des Gefühls von Sicherheit bei diesem Verfahren zum Ausdruck bringen: Sich sicher zu fühlen (d. h., sich in einem ventral-vagalen Zustand zu befinden) spielte für die Offenheit des Nervensystems von Klienten für Klang eine wichtige Rolle. Das Verweilen in einem autonomen Zustand, der Gefühle der Sicherheit fördert, war offenbar unverzichtbar, wenn das Nervensystem eines Klienten von der akustischen Exposition profitieren sollte.

Das SSP wurde im März 2017 in aller Stille als Therapieverfahren in die klinische Welt eingeführt. Das Protokoll für die Ausführung des SSP war auch in den beiden grundlegenden Studien über die SSP-Arbeit mit Kindern benutzt worden, dem Zusammenhang, in dem es sich als sicher und wirksam erwiesen hatte: in Form von einstündigem Hören frequenzmodulierter Musik an fünf aufeinanderfolgenden Tagen.[2]

Mitte 2019 wurde iLs an Unyte Health verkauft, einen Anbieter für Behandlungsverfahren, die das Nervensystem unterstützen, indem sie Gewahrsein, Regulation und Resilienz stärken. Das Unternehmen begann sofort mit der Entwicklung einer App für das SSP und das Anhören der entsprechenden bearbeiteten Musikaufnahmen. Die App wurde getestet und genau zu Beginn der COVID-Pandemie veröffentlicht. Unyte Health arbeitet weiter daran, die Zahl der potentiellen Nutzer zu vergrößern, das Training zu verbessern, die SSP-Playlists zu erneuern und Kursanbieter durch Entwicklung von Best-Practice-Leitlinien zu unterstützen.

## Die Entwicklung des SSP

Kliniker, die ihren Klienten schon früh das SSP anboten, fanden sich in zwei Wellen ein. Zunächst kamen pädiatrische Erzieher: Ergotherapeuten, Physiotherapeuten und Logotherapeuten sowie Kinderpsychologen und Erzieher, die Kinder mit neurologischen Entwicklungsstörungen, frühen Traumatisierungen, Autismus-Spektrum-Störungen und genetischen Störungen wie Down-Syndrom und Fragile-X-Syndrom betreuen. In einer zweiten Welle kamen Psychologen, Psychotherapeuten, Sozialarbeiter und Körpertherapeuten hinzu, die mit Erwachsenen arbeiteten, welche unter Entwicklungstraumata, PTBS, komplexen Traumata, ADHS, Suchterkrankungen, chronischen Schmerzen, Angstzuständen und Depression litten.

Die ersten Reaktionen waren erstaunlich. Fast täglich trafen neue Berichte über starke Veränderungen bei den Behandelten ein. Die Kliniker waren von den Reaktionen ihrer Klienten auf das SSP so beeindruckt, daß sie sich in speziell gegründeten Arbeitskreisen mit der PVT auseinanderzusetzen begannen, einander über ihre Erlebnisse berichteten, sich über die besten Arten der Anwendung austauschten und einander unterstützten. Eine Mutter gründete eine SSP-Facebook-Gruppe für Eltern, als bei ihrem Sohn nach der SSP-Behandlung eine völlig unerwartete positive Entwicklung einsetzte. Auch PVT-Lesekreise, Facebook-Gruppen für Kliniker und SSP-Studienkreise entstanden.

Die Therapie erzielte insbesondere bei jüngeren Klienten ausgezeichnete Ergebnisse. Manche Kinder wurden durch sie zu stärkerem verbalem Ausdruck angeregt, und ihr reaktives Verhalten ließ nach, sobald ihr Nervensystem resilienter geworden war. Negative Reaktionen auf die Behandlung waren eher selten; und wenn sie vorkamen, handelte es sich in der Regel um den »zwei Schritte vor, einen Schritt zurück«-Effekt in der Entwicklung. Beispiele für solche zeitweiligen Rückschritte sind Bettnässen, Klammerverhalten und Rückfälle in die »Babysprache«, die sich in der Regel schnell wieder verloren.

Die SSP-Praktiker waren aufgrund der überwältigend positiven Resultate enthusiastisch, und die Kunde vom SSP verbreitete sich sehr schnell durch Mundpropaganda. Einige Kliniker erklärten, sie seien froh, das SSP noch vor ihrem Ruhestand kennengelernt zu haben. Andere nahmen neue Klienten nur noch an, wenn diese bereit waren, sich auf das SSP einzulassen, weil das die Arbeit mit anderen Behandlungsmodalitäten deutlich effektiver machte.

## Die Vorteile der Arbeit unter der Anleitung von SSP-Praktikern

Nicht nur die Zahl der SSP-Anbieter nahm zu, sondern auch die Zahl der Disziplinen, die davon Gebrauch machten. Doch im Laufe der Zeit stellten Psychotherapeuten, die mit Erwachsenen an der Bewältigung von Ängsten, Depression und den Nachwirkungen von Traumata arbeiteten, bei ihren Klienten unterschiedliche Reaktionen auf die SSP-Behandlung fest. Bei einigen förderte das neue Verfahren Verletzlichkeiten zutage, mit denen sich die Betroffenen (noch) nicht auseinandersetzen konnten oder wollten. Einige empfanden Unbehagen und verspürten das Bedürfnis, die Musik auszuschalten. Anderen, die bisher möglicherweise noch kaum Zugang zu ihren Sinnen oder zur Interozeption gehabt hatten, war möglicherweise nicht klar, daß sie einen Wechsel in einen Defensivzustand erlebten, und es war ihnen nicht möglich, adäquates Feedback über ihre potentielle Dysregulation zu geben.

Das häufigste Problem war, daß Klienten die Signale für Sicherheit in den modifizierten Musikaufnahmen als Gefahrensignale deuteten. Viele Traumata basieren auf interpersonalen Mißhandlungen durch Menschen, die den Opfern gegenüber eine Vertrauensposition innehaben oder Fürsorgeaufgaben wahrnehmen. Signale für Sicherheit haben sich bei diesen Menschen untrennbar mit Gefühlen der Gefährdung verbunden. Die in die Musikaufnahmen eingebettete Essenz von Sicherheit hat ihre Physiologie dazu veranlaßt, ihre Abwehraktivitäten zu verringern. Doch diese unterbewußte Verletzlichkeit war für die Betroffenen unerträglich und hat in ihrem Nervensystem Defensivzustände aktiviert und so Unbehagen und Dysregulation hervorgerufen.

Getrieben von dem Bedürfnis, Erfahrungen auszutauschen und ihre Beobachtungen zu verstehen, boten die SSP-Anbieter Beispiele für den Ausdruck dieser Defensivreaktionen an. Sie versammelten sich online in Gruppen und tauschten über die sozialen Medien Ideen über mögliche Antworten auf die beobachteten Probleme aus. Die unerwünschten Reaktionen, über die berichtet wurde, hingen offensichtlich mit dem ANS zusammen.

## Spätere Anpassungen des Protokolls

Anfangs hatte Stephen beunruhigt, daß das SSP auf einige Menschen destabilisierend wirken könnte. Er hat das Verfahren auf der Grundlage der Prämisse entwickelt, daß unser Nervensystem buchstäblich gar keine andere Möglichkeit hätte, als sich aufgrund einer Neurozeption von Sicherheit reflexhaft zu öffnen, wenn es einer Modulation akustischer Frequenzen im Frequenzband sozialer Kommunikation ausgesetzt werde. Er fragte sich, ob ihm bei der Entwicklung des Ansatzes ein Fehler unterlaufen sein konnte. Er war deshalb so besorgt, daß er in Erwägung zog, die Nutzung des SSP einzuschränken, um zu vermeiden, daß Defensivreaktionen getriggert würden.

Die SSP-Anbieter überzeugten Stephen jedoch davon, daß sie es schaffen würden herauszufinden, wie sich das SSP auch bei Menschen mit besonders problematischen Vorgeschichten zu ihrem Besten nutzen lasse. Ihnen wurde klar, daß die durch das SSP übermittelten Signale sehr wirksam waren und daß es wichtig war, die körperlichen Reaktionen der Klienten auf sie zu respektieren. Deshalb wurde das Protokoll so modifiziert, daß es möglich wurde, langsamer damit zu arbeiten, damit das Nervensystem von Klienten mehr Zeit erhielt, mit Störungen fertig zu werden. Bei einigen lösten sich Probleme daraufhin fast umgehend auf; bei anderen dauerte es einige Stunden oder sogar ein paar Tage. Aufmerksame Therapeuten beobachteten die Reaktionen ihrer Klienten sehr genau und paßten ihre SSP-Arbeit dementsprechend so an, daß das Nervensystem des Betreffenden damit fertig werden konnte. Aufgrund dieser neuen Erkenntnisse über die Nutzung des SSP konnten traumabewußte Therapeuten bei ihren Klienten eine beschleunigte Zustandsverbesserung feststellen, wenn sie die SSP-Arbeit mit anderen für die Traumabehandlung geeigneten Verfahren verbanden.

Die Resultate wurden durch die Verlangsamung der Arbeit und deren Abstimmung auf den autonomen Zustand des jeweiligen Klienten deutlich verbessert. Der autonome Zustand konnte identifiziert werden, indem man auf die Stimme eines Klienten achtete, indem man seinen Gesichtsausdruck, seine Gestik und seine Haltung im Blick behielt und indem man ihn nach seinen körperlichen Empfindungen fragte.

Traumabewußte Therapeuten konnten ihre Klienten mit Hilfe des SSP bei der Verbesserung ihrer Fähigkeit unterstützen, Signale zu akzeptieren und zu verarbeiten, die ihre Offenheit für soziale Aktivitäten förderte. Sie konnten dadurch auch lernen, die starken adaptiven Reaktionen zu schätzen, die ihr Nervensystem zu ihrem Schutz entwickelte.

Selbst bei Klienten mit besonders negativen Reaktionen vermochte das SSP seinen Zweck zu erfüllen. Diese Gewißheit verhalf den Anwendern zu der Zuversicht, daß sie über ein hochwirksames Werkzeug mit ungeheuren Möglichkeiten verfügten, sofern sie es umsichtig einsetzten.

## »Weniger ist mehr« und andere frühe Erkenntnisse

Sinn und Zweck eines bedächtigeren Vorgehens bei der SSP-Arbeit ist nicht nur, Überstimulation oder einen Shutdown zu vermeiden; es geht vielmehr auch darum, die möglichen positiven Wirkungen des Verfahrens völlig auszuschöpfen. Mehr Signale für Sicherheit machen die Situation eines Menschen nicht zwangsläufig sicherer. Sie können auch zu Hypersensibilität, emotionaler Volatilität oder sogar zu einem Shutdown führen. »Weniger ist mehr« ist zu einer Art Mantra der SSP-Arbeit geworden. Durch bedächtiges Vorgehen können sich die Anbieter und Klienten die Zeit nehmen, die sie brauchen, um zu verarbeiten und zu integrieren, wie der Körper die Signale für Sicherheit annimmt. So kann jeder Schritt ausgekostet werden.

Weil das ANS jedes Menschen einzigartig ist, hat auch die SSP-Arbeit bei jedem Klienten ein besonderes Tempo. Und auch jede Sitzung verläuft unterschiedlich. Was ein Klient während der SSP-Arbeit im Alltag erlebt, wirkt sich auf den gesamten Prozeß aus. Das Gleiche gilt für die SSP-Anbieter. Jede Sitzung ist eine ganz eigene Erfahrung des Einander-Kennenlernens und eine Gelegenheit, sich mit dem Nervensystem des Gegenübers vertraut zu machen.

## Die Suche nach der besten Vorgehensweise (Best Practices)

Die bestmöglichen Arten der Anwendung des SSP sind dank der Bemühungen und der Kunstfertigkeit der SSP-Anbieter weiter in der Entwicklung begriffen. Frühe Erkenntnisse wie »Weniger ist mehr« und »Sicherheit ist vorrangig« (*»Safe before Sound«*) sind nach wie vor gültig, aber es werden ständig neue Ideen und Anwendungsmöglichkeiten entwickelt. Um einerseits die Wirksamkeit der Methode zu verbessern und andererseits potentielles Unbehagen und die Gefahr einer Hyperstimulation zu verringern, wurden verschiedene Vorsichtsmaßnahmen entwickelt.

Die grundlegende Ausbildung in der Anwendung des SSP entwickelt sich ständig weiter, und erfahrenere SSP-Anbieter vermitteln ihre persönlichen Verfahrensweisen zunehmend mittels Mentoring, klinischen Konsultationen, Frage-und-Antwort und in Webinaren. Darüber hinaus entwickeln Anbieter, die sowohl mit dem SSP als auch mit anderen Behandlungsmodalitäten vertraut sind, Anleitungen für die kombinierte Nutzung dieser Verfahren (beispielsweise für die Nutzung von EMDR, Somatic Experiencing [SE] und Ergotherapie in Verbindung mit dem SSP).

## Permanentes Lernen

Das SSP als solches ist zwar leicht zu nutzen, sicher und effektiv damit zu arbeiten erfordert aber eingestimmte Präsenz und die Fähigkeit zu einem nuancierten Vorgehen. Es handelt sich um eine neue Art therapeutischer Arbeit, deren Verfeinerung Zeit, das Sammeln von Erfahrungen und Mitgefühl braucht. Bei der Arbeit mit dem SSP wird es immer etwas Neues dazuzulernen geben, weil jeder Mensch – und jedes Nervensystem – einzigartig ist.

Das SSP wird sich als Werkzeug letztlich sowohl für die Therapeuten, die damit arbeiten, als auch für die Klienten als lohnend erweisen. Therapeuten, die dieses Verfahren anbieten, empfinden es als Privileg, auf der Ebene des Nervensystems arbeiten zu können, und es ist für sie eine Freude mitzuerleben, wie der Blickwinkel der PVT die Prognose eines Menschen verändern und seine Wahrnehmung des eigenen Lebens und seines Daseins in der Welt mildern kann.

In den authentischen Fallstudien im zweiten Teil dieses Buches werden Sie erfahren, welches Potential das SSP Menschen zu erschließen vermag. Außerdem werden Sie sehen, daß jemand, dem es gelingt, die Regulation des eigenen Nervensystems zu verbessern und den Tonus des Vagus zu stärken, in einer Beziehung, einer Familie, am Arbeitsplatz und in einer Gemeinschaft Verbundenheit und Offenheit fördern kann.

Als Wissenschaftler ist Stephen begeistert davon, daß die PVT die Entwicklung einer so nützlichen Intervention ermöglicht hat. Das Engagement, die Neugier und das Mitgefühl der SSP-Praktiker in Zusammenarbeit mit ihren Klienten waren entscheidend für die Entwicklung der vielfältigen SSP-Anwendungen. Diese Kollektivarbeit für die Vervielfältigung der Anwendungsmöglichkeiten wird auch weiterhin gefördert. Der aktuelle Entwicklungsstand des SSP läßt die zunehmende Entfaltung neuer Möglichkeiten als wahrscheinlich erscheinen. Stephen rezipiert laufend Berichte über die Erfahrungen von Klienten und Anbietern und zieht ständig neue Schlüsse daraus.

## Über dieses Buch

Das vorliegende Buch ist wie eine Einladung zu verstehen, das Potential für Heilung und Transformation von Körper und Gehirn durch Arbeit am ANS zu erschließen, und zwar konkret durch die Nutzung des SSP. Es wurde nicht nur für Kliniker geschrieben, sondern auch für Laien, die mehr über ihre Gesundheit und ihre Möglichkeiten, erstere zu verbessern, erfahren wollen. Sie finden darin Erkenntnisse über die PVT, über die adaptiven Mechanismen des ANS und insbesondere darüber, wie sich mit Hilfe bestimmter Methoden und speziell mit dem SSP chronische Defensivität auflösen und Hoffnung vermitteln lassen.

### Teil I

Teil I des Buches vermittelt einen Überblick über wissenschaftliche Erkenntnisse zum ANS, zur PVT und zum SSP. Jedes Kapitel enthält umfassende theoretische Erläuterungen, Praxishinweise, Werkzeuge und Ansätze, die zu durchdenken und zu übernehmen empfohlen wird. Der gesamte erste Teil des Buches informiert Sie über Ihre angeborene Fähigkeit, gesund zu bleiben, sich zu entwickeln und sich zu regenerieren. Sie werden über die zentrale Bedeutung des Nervensystems für die körperliche und psychische Gesundheit aufgeklärt. Durch Verständnis der PVT, der Grundlage des SSP, werden Sie in die Lage versetzt, ein tiefer reichendes Gewahrsein der autonomen Zustände zu entwickeln, zwischen denen sich Ihr Nervensystem bewegt. Mit Hilfe dieses Wissens werden Sie besser auf diese Muster (die autonomen Zustände) und ihre jeweilige Wirkung auf Ihr Leben eingestimmt.

Die ersten drei Kapitel in Teil I erläutern die wissenschaftlichen Grundlagen des Nervensystems, der PVT und des SSP; das vierte Kapitel erläutert Möglichkeiten, auf Ihr Nervensystem einzuwirken.

- Kapitel 1 beschreibt, inwiefern unser physiologischer Zustand die intervenierende Variable zwischen Reiz und Reaktion ist und wie wir unsere Fähigkeit zu antworten, statt nur zu reagieren, zu verstehen lernen können.
- In Kapitel 2 geht es vorrangig um das SSP. Es wird erklärt, worum es sich dabei handelt und wie es sich von den meisten anderen therapeutischen Verfahren unterscheidet. Außerdem wird über klinische Untersuchungen zum SSP und über reale Erfahrungen damit berichtet.
- Kapitel 3 untersucht die Fähigkeit des SSP, Veränderungen zu bewirken, und erklärt, wie es auf Basis der PVT entwickelt wurde, wie es wirkt und warum es so häufig genutzt wird, um andere therapeutische Modalitäten zu unterstützen.
- Kapitel 4 enthält den »Regulationswerkzeugkasten«, der Aktivitäten zur Unterstützung Ihres persönlichen Nervensystems enthält.

Die in Teil I beschriebenen neurowissenschaftlichen Erkenntnisse sollen das Verständnis der PVT und des SSP verstärken. Nichtfachleute sind herzlich eingeladen, diese fachsprachlich komplexeren Passagen zu lesen; es ist aber nicht zwingend notwendig, alle dort aufgeführten wissenschaftlichen Grundlagen zu verstehen, um sich darüber klar zu werden, wie das SSP wirkt und warum es wirksam ist. Falls der Inhalt von Teil I Sie weniger interessiert, können Sie auch zunächst die Fallstudien in Teil II lesen, aus denen hervorgeht, wie wichtig das SSP für die Gehirn-Körper-Verbindung sein kann. Wenn Sie auf diese Weise zunächst die Möglichkeiten eines unmittelbar auf das Nervensystem abzielenden Behandlungsansatzes kennengelernt haben, können Sie sich später noch einmal intensiver mit den wissenschaftlichen Grundlagen der Methode beschäftigen.

### Teil II

Teil II des Buches enthält authentische Fallstudien, in denen die SSP-Arbeit eine Rolle spielt, und vermittelt einen lebendigen Eindruck von der Kunstfertigkeit, die Praktiker bei der Anwendung des SSP entwickeln. Die Fälle veranschaulichen, wie wirksam das SSP Probleme wie Angst, Depression, chronischen Schmerz, Trauer, Dissoziation und Substanzabhängigkeiten zu behandeln vermag. In allen beschriebenen Fällen schildern wir die Geschichte der Klienten, ihre Vorgeschichte, ihre Sorgen, die jeweilige Art der Nutzung des SSP durch die Therapeuten und die dadurch erzielten Resultate. Außerdem erörtern und dekonstruieren wir jede Behandlung aus Sicht der PVT: Eine Fallbeschreibung beginnt jeweils mit einem Überblick. Sie können die Fälle in der im Buch wiedergegebenen Reihenfolge lesen oder mit Hilfe der Übersichten am Kapitelanfang Fälle auswählen, die Ihren persönlichen Interessen und Sorgen oder denjenigen Ihrer Klienten am besten entsprechen.

Wenn das SSP von einem zu Unterstützung und Co-Regulation fähigen Praktiker genutzt wird, ist das Resultat ein umfassendes sensorisches Erlebnis, das man in einem Buch weder lehren noch erleben kann. Die Fallberichte veranschaulichen jedoch immer wieder, wie der Wechsel von einer durch Überlebensstrategien geprägten Physiologie hin zu Verbundenheit und Regulation Potentiale und Möglichkeiten erschließen kann, deren Existenz zuvor nicht erkannt wurde. Die inspirierenden Fallberichte verdeutlichen, daß wir unsere Neurobiologie nutzen können, um eine negative Entwicklung zu revidieren, Resilienz und Verbundenheit zu stärken und das Leben mehr zu genießen.

## Ein Wort über Sicherheit

Das Konzept Sicherheit ist für die PVT grundlegend. Allerdings ist Sicherheit im Gegensatz zur PVT subjektiv. Jeder Mensch empfindet in jeder Situation etwas anderes als »sicher«. Keine Definition beschreibt Sicherheit auf eine Weise, die bei jedem Menschen Anklang findet, denn Sicherheit ist eine relative Größe, die durch frühere und gegenwärtige individuelle Erlebnisse und durch die jeweilige Umgebung geprägt wird. Sicherheit ist ein inneres Empfinden[3], das Offenheit für Vertrauen und Verbundenheit mit anderen fördert.

Wegen seiner zentralen Bedeutung für die PVT benutzen wir das Wort *»sicher«* in diesem Buch immer wieder. Sollten Sie selbst oder ein Mensch, den Sie lieben, jedoch keine grundlegende Sicherheit empfinden oder sollte der Begriff »sicher« für Sie ein Trigger sein oder bei Ihnen Unbehagen hervorrufen, können Sie darüber nachdenken, ob »sicher genug« oder »genug Vertrauen« für Sie eine Alternative ist, wenn Sie die Wörter »sicher« oder »Sicherheit« auf den folgenden Seiten lesen.

## Unterstützung und Inklusivität: Über den Umgang mit dem Inhalt und den Prinzipien dieses Buches

Möglicherweise ruft ein Teil der wissenschaftlichen Erläuterungen in Teil I und der Fallgeschichten in Teil II bei Ihnen Unbehagen oder Schmerz hervor. Dosieren Sie deshalb Ihre Lektüre, und suchen Sie nötigenfalls Unterstützung, während Sie die Geschichten und Konzepte absorbieren. Wir empfehlen unseren Lesern, während der Beschäftigung mit diesem Buch in jedem Fall der Selbstfürsorge den Vorzug zu geben; deshalb stellen wir in Kapitel 4 Möglichkeiten zur Regulation des Nervensystems vor.

Wir haben uns mit diesem Buch zum Ziel gesetzt, auf die Erfahrungen aller Leser gleichermaßen einzugehen – wobei uns natürlich klar ist, daß wir unmöglich alle unterschiedlichen Perspektiven und Erlebnisse verstehen oder ansprechen können. Was auch immer Sie persönlich erlebt haben, ist für Sie eine valide und einzigartige Erfahrung. Die hier erläuterten Prinzipien und Techniken sind universell, weil sie auf grundlegende Aspekte der menschlichen Natur eingehen. Das SSP spricht das Nervensystem unabhängig von individuellen Unterschieden und speziellen Erlebnissen an. Ähnlich bezieht sich die PVT ohne jedes Urteil auf das gesamte Spektrum psychologischer und physiologischer Zustände. Die Prinzipien und Ideen dieser Arbeit wollen Ihnen ermöglichen, die Person zu werden, die zu sein Sie geschaffen sind, und Ihr Potential vollständig auszuschöpfen.

Indem wir über die PVT und das SSP schreiben, versuchen wir zu demonstrieren, daß es nicht nur möglich ist, weniger zu leiden, sondern auch, bedeutsamere und erfüllendere Verbindungen zu fördern. Wir hoffen zu zeigen, daß das SSP ein lebenslanges Geschenk sein kann, das Menschen ermöglicht, ihr einzigartiges Nervensystem zu verstehen und Werkzeuge für ein ruhigeres, resilienteres Leben zu entwickeln. Wenn das Erleben von Menschen generell positiver wird, breiten sich die positiven Tendenzen wie Wellen aus und wirken auf das gesamte Lebensumfeld der Betreffenden. Möge dieses Buch Ihre Neugier entfachen und Sie dazu inspirieren, zu entdecken, wie die PVT und das SSP nicht nur Ihnen, sondern auch Ihren Freunden, Ihrer Familie und Ihren Klienten helfen können.

# TEIL I

## *Das Autonome Nervensystem, die Polyvagal-Theorie und das Safe-and-Sound-Protokoll*

Teil I dieses Buches erforscht die transformierende Macht des Autonomen Nervensystems (ANS), der Polyvagal-Theorie (PVT) und des Safe and Sound Protocol (SSP). Deren synergistische Beziehung vermag Gehirn, Körper, Nervensystem und Beziehungen zu stärken.

## Das Verhalten und das Nervensystem mittels der PVT verstehen

Im Gegensatz zu der weit verbreiteten Überzeugung, daß unser Verhalten ausschließlich ein Resultat unserer Absichten ist, wird ein Großteil davon in Wahrheit vom Zustand unseres Nervensystems bestimmt. Die PVT erklärt dies, indem sie aufzeigt, wie unsere Empfindungen, Gedanken und Emotionen vom ANS beeinflußt werden. Diese Sicht der Dinge stimmt ebenso versöhnlich, wie sie Grund zur Hoffnung gibt. Durch die Auseinandersetzung mit der Wissenschaft vom Gefühl der Sicherheit – so wird die PVT manchmal genannt – gelangen wir zu einem tieferen Verständnis das ANS und lernen, uns in unserem Leben unbeschwerter und verbundener zu bewegen.

## Die Rolle des SSP

Das SSP ist ein auf der PVT basierender Ansatz, der die Fähigkeit des ANS nutzt, uns zu einem authentischen Leben zu verhelfen und tiefe, bedeutungsvolle Verbindungen zu anderen Menschen aufzubauen. Das SSP ist eine wissenschaftlich fundierte, naturgemäße Methode, welche die intrinsische Verbindung zwischen dem ANS und dem Wohlbefinden nutzt, um sowohl die psychische als auch die körperliche Gesundheit zu fördern.

# 1

# Das Autonome Nervensystem aus Sicht der Polyvagal-Theorie

Der Zustand unseres ANS wirkt sich massiv auf Gesundheit und Wohlbefinden aus. Ein ANS in einem ausgeglichenen Zustand spielt eine wichtige Rolle, weil es die Homöostase hinsichtlich einiger wichtiger physiologischer Funktionen aufrechterhält und optimale Voraussetzungen für die natürlichen Heilungsprozesse des Körpers schafft. Außerdem unterstützt es die emotionale Resilienz und die Geistesklarheit und ermöglicht tiefreichende Beziehungen zu anderen Menschen. Eine Dysregulation des ANS hingegen kann ein ganzes Spektrum von Störungen hervorrufen, unter anderem Angstzustände, Depression, Schlafstörungen, Erschöpfung und chronische Schmerzen.

Mit dem ANS vertraut zu sein ist eine wichtige Voraussetzung für das Verständnis der PVT und des SSP, die beide Heilung, Resilienz und allgemeines Wohlbefinden fördern können. Die PVT ermöglicht Einblicke in die Art, wie unser Nervensystem auf Streß und Gefahr reagiert und wie wir in einen Zustand der Sicherheit und Verbundenheit gelangen können. Das SSP trägt zur Regulation des ANS durch auditive Stimulation bei und fördert so Sicherheit und Ausgeglichenheit.

Die Struktur des ANS ist erstaunlich komplex und umfangreich. Es handelt sich um ein gewaltiges Geflecht von Nervenfasern, die sich über den gesamten Körper erstrecken, vom Gehirn über das Rückenmark in die einzelnen Organe und alle Körpergewebe. Es endet im Bauchraum. Wie Karbonfasern, die gleichzeitig stark und leicht sind, bildet das ANS für unsere körperliche und emotionale Gesundheit eine einerseits robuste und andererseits flexible Grundlage.

## Das Autonome Nervensystem (ANS)

Das ANS ist der Teil des peripheren Nervensystems, der die unwillkürlichen Körperfunktionen steuert. Es reguliert die Herzfrequenz, den Blutdruck, die Atmung, die Verdauung, den Stoffwechsel, die Blasenfunktion, die Körpertemperatur, die Fortpflanzungsprozesse und die Funktionsfähigkeit der inneren Organe. Außerdem wirkt es auf unsere Empfindungen, Gedanken, Emotionen und Verhaltensweisen ein.

Das ANS spielt eine wichtige Rolle, indem es dafür sorgt, daß Körper und Gehirn in einem optimalen, ausgewogenen Bereich dynamisch agieren, um sich auf die sich ständig verändernden Umgebungsanforderungen einzustellen.

Das ANS verhält sich wie ein bidirektional agierendes Kommunikationsnetzwerk, das die Organe des Körpers mit dem Gehirn verbindet. Wir halten zwar gewöhnlich die Hirnrinde für die wichtigste Regulationsinstanz unseres Körpers, doch wir müssen diese Beziehung einer Überprüfung unterziehen. Wenn wir uns eingehender mit der Bidirektionalität dieser Verbindung befassen, erkennen wir den tiefreichenden Einfluß unserer Organe auf unsere Fähigkeit zu denken, uns gut zu fühlen, Signale aus der Umgebung richtig zu deuten und zu anderen Menschen in Beziehung zu treten. Sobald wir uns über diese Beziehung im klaren sind, nehmen wir das dynamische Zusammenspiel zwischen Körperempfindungen und der mentalen Aktivität, mit deren Hilfe wir Erlebtes zu verstehen versuchen, bewußter wahr. Uns ist dann nicht nur klar, daß Gedanken unseren physiologischen Zustand verändern können, sondern wir verstehen auch, daß unser physiologischer Zustand aktiv an der Einschränkung oder Erweiterung des Spektrums unserer Erlebnisse beteiligt ist, indem er unsere Sichtweise so verändert, daß aus einem defensiven Zustand eine neugierige, engagierte, verspielte und entdeckungsfreudige Haltung wird.

Weil das ANS unsere Körperfunktionen und unsere emotionalen Zustände reguliert, ohne daß wir dessen bewußt werden, wird es häufig auch »automatisches Nervensystem« genannt. Wir können die Funktionsfähigkeit unseres ANS aber so unterstützen, daß unsere Gesundheit und unser Wohlbefinden positiv beeinflußt werden.

Wird das ANS in einen Zustand der Dysregulation versetzt, kann es sowohl akute als auch langfristige systemische Prozesse stören und sich ungünstig auf unsere körperliche und psychische Gesundheit auswirken. Das Nervensystem soll auf Gefahren reagieren und einen inneren Gleichgewichtszustand wiederherstellen, sobald ein beunruhigendes Ereignis abklingt. Nichtmenschliche Säuger erleben in der Regel eine sofort eintretende und umfassende Streßreaktion: Die Spiegel von Streßhormonen wie Kortisol und Adrenalin steigen und bereiten den Körper auf die Konfrontation mit einer Gefahr vor. Klingt die Gefahr ab, »schütteln« viele Säugetiere sie buchstäblich »ab«.

Moderne Menschen hingegen erleben oft eine unvollständige oder anhaltende Streßreaktion. Manchmal reagieren wir auf wahrgenommene Bedrohungen und bleiben dann in einem Zustand der Aktivierung oder des Shutdown gefangen. Die Folge kann sein, daß wir weniger geneigt sind, durch Bewegung Restspannung abzubauen, was Grübeln über frühere Stressoren zur Folge haben kann.

Sorgen Sie sich beispielsweise, Sie könnten Ihre Arbeit verlieren, kann ein Teufelskreis der Selbstzweifel entstehen, indem Sie sich immer wieder bestimmte Interaktionen in Ihrem Beruf vorstellen und Ihre Leistungen in solchen Situationen zu analysieren versuchen. Möglicherweise steigen dann Ihre Herzfrequenz und Ihr Blutdruck, Ihre Atmung wird flach, und Ihre Muskeln verhärten sich, während in Ihrem Körper der Spiegel der Streßhormone, etwa der von Kortisol, steigt. All das kann in der relativen Sicherheit Ihrer eigenen vier Wände passieren.

Weitet sich unsere Reaktion auf eine Bedrohung zu langfristiger chronischer Defensivität und Hypervigilanz aus, wirkt sich das erschöpfend auf die Systeme unseres Körpers aus. Streßhormone haben zwar in akuten Gefahrensituationen eine wichtige Funktion, aber ein längerfristig hoher Spiegel dieser Hormone kann sich negativ auf verschiedene Körpersysteme auswirken, wodurch chronische Entzündungen, Schlafprobleme, Benommenheitszustände, Verdauungsprobleme, Störungen des Blutzuckerspiegels und andere nachteilige Effekte entstehen können. Anhaltende Vigilanz und längerfristiger Streß sind für unseren Stoffwechsel belastend, weil sie die körperliche und psychische Gesundheit untergraben. Unsere Körpersysteme brauchen Zeit, um sich gesund erhalten, sich weiterentwickeln und sich regenerieren zu können, und anhaltende Defensivzustände behindern die natürliche Heilungsfähigkeit.

Eine Dysregulation des ANS kann kurz- und langfristige Auswirkungen auf die körperliche und psychische Gesundheit haben. Eine kurzzeitige Dysregulation kann in Form einer erhöhten Herzfrequenz und eines Anstiegs des Blutdrucks zum Ausdruck kommen, weiterhin in Form einer Beschleunigung der Atmung und erhöhter Wachsamkeit. Bleibt der Zustand der Dysregulation länger bestehen – etwa im Fall eines komplexen Traumas –, kann er chronischen Streß erzeugen, der sich auf das Immunsystem, entzündliche Prozesse, die kardiovaskuläre Gesundheit und das allgemeine Wohlbefinden auswirkt. Länger anhaltende emotionale Dysregulation wird mit psychischen Störungen wie Angst, Depression, Schlafstörungen und kognitiven Beeinträchtigungen in Verbindung gebracht. Eine Tabelle, in der die Auswirkungen einer Dysregulation des ANS auf die körperliche und psychische Gesundheit erläutert werden, ist in Anhang 2 zu finden.

Das ANS kann also auf vielerlei Arten beeinträchtigt werden, aber auch wie Ballast stabilisierend wirken, während wir uns bemühen, mit der Komplexität des Lebens fertig zu werden. Mit einem ausgeglichenen Nervensystem genesen wir schneller von Streßbelastungen, können unsere emotionale Gesundheit besser aufrechterhalten und Herausforderungen gelassener begegnen. Wir sind dann offen für die Pflege sozialer Beziehungen sowie für Empathie und Co-Regulation. Physiologisch ist dann unser Herz und unser Verdauungssystem gesünder, die Immunfunktion ist zufriedenstellend, wir schlafen besser, denken klarer, unser Gedächtnis funktioniert besser und unsere Problemlösungsfähigkeiten sind einsatzfähiger. Der Körper heilt leichter, wenn das Nervensystem ausgeglichen ist und sich nicht in Bedrohungszuständen verfangen hat.

## Die Polyvagal-Theorie als neuronaler Navigator

Die PVT bietet eine von Toleranz und Optimismus geprägte Erklärung dafür an, wie unser Nervensystem sich so entwickelte, daß es jetzt untrennbar mit unserer körperlichen und psychischen Gesundheit verbunden ist.

Die Hauptaufgabe unseres Gehirns und Körpers ist, uns am Leben zu erhalten. Deshalb verfügen wir über ständig außerhalb unseres Bewußtseins aktive Prozesse, welche die Umgebung auf Anzeichen für Gefahr und Sicherheit untersuchen. Diese Signale werden von unserem Nervensystem blitzschnell verarbeitet, und bevor wir auch nur verstehen warum, reagieren wir auf diese Analyse mit Veränderungen unseres autonomen – oder physiologischen – Zustandes.

Die PVT, die oft als »Wissenschaft des Gefühls der Sicherheit«[1] bezeichnet wird, erklärt, wie sich die Einschätzung unseres Körpers, daß wir in Sicherheit sind, auf unsere Empfindungen, Gedanken, Emotionen und Verhaltensweisen auswirkt. Um uns auf das Geschehen in der Welt voll und ganz einlassen zu können, müssen wir uns sicher fühlen; allerdings beinhaltet Sicherheit nicht nur die Abwesenheit von Gefahr oder einer Bedrohung. Sicherheit ist auch mit einem Gefühl der Unbeschwertheit im Augenblick verbunden, das Soziabilität, Anpassungsfähigkeit und Co-Regulation fördert. Co-Regulation bezeichnet eine harmonische Beziehung, die das Selbstempfinden jedes Menschen bereichert, die Regulation des Nervensystems beider Beteiligter ermöglicht und so Ausgeglichenheit und Wohlbefinden fördert.

Wenn wir Symptome bemerken, die auf psychisches und körperliches Leiden hinweisen, ist der Grund oft, daß unser Nervensystem sich nicht sicher genug fühlt und in einen Defensivzustand gewechselt ist. Defensivität schränkt die Fähigkeit zur Aufrechterhaltung gesunder sozialer Beziehungen ein, beeinträchtigt die Klarheit des Denkens, die Offenheit für neue Ideen und Sichtweisen sowie das Potential für Gesundheit, Entwicklung und Regeneration. Beispielsweise kann Nervosität während einer wichtigen Präsentation klare Kommunikation behindern, Vergeßlichkeit zur Folge haben und die Fähigkeit, Rapport zum Publikum aufzubauen, beeinträchtigen. Je größer eine Bedrohung, um so schwerwiegender sind die Konsequenzen.

Bisher wurde das ANS als antagonistisches System mit zwei Zweigen verstanden. Demzufolge befand man sich entweder in einem parasympathischen (*»Rest and Digest«*) oder einem sympathischen (»Kampf oder Flucht«) Zustand. Der parasympathische Zweig unterstützt unsere Fähigkeit, uns auszuruhen, wenn wir das brauchen, zu anderen Menschen in soziale Beziehung zu treten, wenn wir es wünschen, und so zu heilen, uns zu entwickeln und zu lernen, daß die normalen Bemühungen unseres Körpers, uns gesund zu erhalten, unterstützt werden. Der sympathische Zweig aktiviert uns für Arbeit, Körpertraining und Spiel und löst auch die wohlbekannte Kampf-oder-Flucht-Reaktion aus, wenn wir in Gefahr sind. Er bereitet unseren Körper darauf vor, sich zur Wehr zu setzen – sei es in Form eines Kampfes, der Flucht oder, was häufiger der Fall ist, indem er zu aggressivem, hypervigilantem oder vermeidendem Verhalten Zuflucht nimmt.

Im Gegensatz zu dieser binären Darstellung des ANS beschreibt die PVT ein dreigliedriges System physiologischer Zustände, die aufgrund realer oder wahrgenommener Empfindungen von Gefahr oder Sicherheit in Erscheinung treten. Der Begriff *polyvagal* (wobei *poly* »mehr als eins« bedeutet und *vagal* auf den Vagusnerv verweist) wurde gewählt, um darauf hinzuweisen, daß diese Theorie den parasympathischen Zweig des ANS in zwei weitere Verzweigungen – den ventralen und den dorsalen – untergliedert, um auf die beiden Bahnen des Vagusnervs aufmerksam zu machen.

## Der Vagusnerv

Der Vagusnerv ist der zehnte der zwölf Paare von Kranialnerven (auch Hirnnerven) und ein wichtiger Teil des ANS. Er befördert umfangreiche Informationen bidirektional zwischen Gehirn und Körper, mehr als jeder andere Kranialnerv. Kranialnerven unterscheiden sich von den Spinalnerven oder Rückenmarksnerven dadurch, daß sie direkt aus dem Hirn austreten. Sie steuern die im Kopf und im Halsbereich lokalisierten sensorischen und motorischen Funktionen, darunter den Sehsinn, den Geruchssinn, den Hörsinn, den Geschmack, die Bewegung und die Vokalisation. Sie übermitteln (über die afferenten Nervenbahnen) sensorische Informationen von bestimmten Organen zum Hirnstamm sowie vom Hirnstamm (über die efferenten Nervenbahnen) motorische Befehle zu den Organen.

Unter den Kranialnerven kommt dem Vagus insofern eine Sonderstellung zu, als er weit über Kopf und Hals hinausreicht. Dieser längste Kranialnerv verläuft vom Hirnstamm abwärts bis zum Bauch und ist mit allen inneren Organen verbunden. Auf seinem langen Weg durch den menschlichen Körper beeinflußt der Vagus in Kombination mit anderen Kranialnerven verschiedene physiologische Funktionen, darunter die Mimik, das Hören, den Klang der Stimme, die Herzfrequenz, das Atemmuster, die Körperhaltung und die Funktion der Bauchorgane. Im Gegensatz zu der Vorstellung, das Gehirn steuere den Körper, werden tatsächlich 80 bis 90 Prozent der über den Vagus beförderten Informationen aus dem Körper zum Gehirn übermittelt.

Tatsächlich handelt es sich beim Vagus um ein Nervenpaar, dessen beide Teile zu beiden Seiten des Körpers verlaufen und die jeweils aus zwei Komponenten bestehen: einem ventralen und einem dorsalen Zweig. Die Bezeichnungen basieren auf den Ursprüngen der beiden Zweige im Hirnstamm – *ventral* (vorn) und *dorsal* (hinten). Beide Zweige werden dem parasympathischen System zugeordnet, sie erfüllen aber unterschiedliche Funktionen.

Die ventrale Vagusbahn ist mit einer schützenden Fettschicht umgeben, einer Myelinschicht, die eine schnellere Übermittlung von Nervensignalen ermöglicht.

Der ventrale Vagus reguliert Organe oberhalb des Zwerchfells. Der ventrale Vagus entspringt dem *Nucleus ambiguus*, einem Bereich des Hirnstamms, der die Muskeln des Gesichts und des Kopfes steuert, die für die Pflege sozialer Verbindungen unverzichtbar sind. Der ventrale Vagus integriert die Regulation des Blutdrucks und der Herzfrequenz mit Vokalisationen, Hörschärfe, Körperhaltung und Mimik – die alle für soziale Interaktionen, Kooperation und Vertrauen wichtig sind. Er wirkt auf das Herz wie eine Bremse, die sogenannte »Vagusbremse«, indem er in aktiviertem Zustand die Herzfrequenz verlangsamt und sie in gelöstem Zustand beschleunigt.

Die dorsale Vagusbahn ist evolutionsgeschichtlich älter, nicht von einer Myelinschicht umgeben und reguliert die Organe unterhalb des Zwerchfells. Sie entspringt dem dorsalen Motonukleus, einem Bereich im Hirnstamm, und ist für die neuronale Regulation des Magens, des Verdauungstrakts und anderer Organe wichtig. Befindet sich der betreffende Mensch in einem Zustand der Sicherheit, fördert diese Vagusbahn die Verdauung und unterstützt ruhiges und für eine sichere Bindung charakteristisches Verhalten, beispielsweise das Stillen eines Babys. In Reaktion auf Gefahr und als überwältigend empfundene Bedrohungen wird er mit Ohnmacht, furchtbedingtem Defäkieren, Shutdown und Dissoziation assoziiert.

## Die Vagusfunktion beschreibende Konstrukte

Die folgenden Konstrukte wurden zur Beschreibung dessen benutzt, wie der Vagus den autonomen Zustand, die körperlichen Prozesse und die soziale Verbundenheit funktionell unterstützt.

### Die Herzratenvariabilität

Die Herzratenvariabilität (HRV) spiegelt die neuronale Regulation des Herzens. Sie wird anhand der unterschiedlichen Zeitspannen zwischen den einzelnen Herzschlägen gemessen. Ein gesundes Herz schlägt nicht völlig gleichmäßig – das wäre nur einem Herzen ohne Innervation möglich. Atmen wir beispielsweise aus, aktiviert der Vagus den beruhigenden Einfluß des Parasympathischen Nervensystems, was zu einem Absinken der Herzfrequenz führt. Atmen wir ein, wird die Wirkmacht des Vagus verringert, mit der Folge, daß die sympathischen Einflüsse die Herzfrequenz ansteigen lassen können. Je stärker die Zeitspannen zwischen den einzelnen Herzschlägen variieren, um so höher ist die HRV. Grundsätzlich geht der zur HRV beitragende vorherrschende neuronale Einfluß von den Vagusbahnen aus. Eine höhere HRV geht in der Regel mit einem besseren Gesundheitszustand einher, sie spiegelt einen Zustand des Nervensystems, in dem es sich flexibel auf wechselnde Anforderungen einstellen kann, und deshalb wird sie als Indikator für Gesundheit, Entwicklung und Heilung verstanden. Eine niedrigere HRV hingegen kann auf Streß, Erschöpfung oder untergründige gesundheitliche Probleme hindeuten.

### Der Tonus des Vagus und die Respiratorische Sinusarrhythmie (RSA)

Der Tonus des Vagus – genauer: der »ventrale« Tonus des Vagus – spiegelt die Aktivität des ventralen Vagus, er gibt Aufschluß darüber, wie gut der Vagus die Herzfrequenz zu verlangsamen in der Lage ist, um Entspannung und Genesung zu fördern. Der ventrale Tonus des Vagus erzeugt ein atemsynchrones Muster, in dem die Herzfrequenz von Schlag zu Schlag schwankt, das Respiratorische Sinusarrhythmie (RSA) genannt wird. Die RSA ist ein Bestandteil der HRV und ein präziserer Indikator für den vagalen Tonus des Herzens als die HRV. Die RSA kovariiert in der Regel mit der HRV, und höhere Werte werden als Hinweis auf einen besseren Zugang zu Gelassenheit und Verbundenheit verstanden.

### Die Vagusbremse

Mit Hilfe der Vagusbremse reguliert der ventrale Vagus die Herzfrequenz. Fühlen wir uns sicher, und der ventrale Vagus ist aktiviert, tritt die Vagusbremse in Funktion, indem sie die Herzfrequenz verlangsamt. Nehmen wir hingegen eine Bedrohung oder Gefahr wahr, wird die Vagusbremse gelöst, was zur Folge hat, daß die Herzfrequenz ansteigt. Durch das Aktivieren und Lösen der Vagusbremse wird unser Zugang zum ruhigeren und verbundeneren ventral-vagalen Zustand verstärkt oder verringert. Die Aktivität der Vagusbremse fluktuiert im Tagesverlauf, um den jeweiligen Anforderungen der Situationen, mit denen wir konfrontiert werden, standhalten zu können.

### Die Vaguseffizienz

Die Vaguseffizienz (VE) ist ein Maß für die Belastbarkeit der Vagusbremse. Sie wird berechnet, indem man die Beziehung zwischen dem vagalen Tonus des Herzens (gemessen mittels der RSA) und der Herzfrequenz quantifiziert. Eine höhere VE wird mit einer effizienteren vagalen Regulation des Herzens und einer besseren Beruhigungsfähigkeit nach Aktivitäten wie Körpertraining und Haltungsveränderungen assoziiert, und sie gibt Aufschluß über die Fähigkeit eines Menschen, effektiv auf Stressoren zu reagieren und die Homöostase aufrechtzuerhalten. Regulierend wirkende Aktivitäten wie die in Kapitel 4 beschriebenen trainieren die Vagusbremse und können zur Stärkung des vagalen Tonus, der HRV und der VE führen.

## Neurozeption: Unser unterbewußtes Kontrollsystem

Der Begriff Neurozeption, im Wirkungsbereich der PVT entstanden, bezeichnet ein den ganzen Körper umfassendes Warnsystem, das unabhängig von der Kontrolle durch das Bewußtsein aktiv ist. Die Neurozeption überwacht unseren Körper, unsere Umgebung und unser Erleben mit anderen Menschen permanent, um Anzeichen für Gefahr oder für Sicherheit zu identifizieren. Diese Informationen, die häufig auf subtilen Signalen basieren, beispielsweise auf Veränderungen des Gesichtsausdrucks eines anderen Menschen, werden blitzschnell zwischen Körper und Gehirn übermittelt, und sie entscheiden über unsere Reaktionsweise in Form reflexhafter Veränderungen unseres autonomen Zustandes.

Wenn wir Signale für Sicherheit erkennen (beispielsweise das vertraute Lächeln eines Freundes), verlangsamt die Vagusbremse den Schlag unseres Herzens, aktiviert das Parasympathische System und ermöglicht uns so, eine Verbindung zu dem Betreffenden aufzubauen. Erkennen wir hingegen eine Gefahr (beispielsweise weil die Stimme eines Menschen bedrohlich klingt oder weil jemand den Blickkontakt zu uns unterbricht), wird die Vagusbremse gelöst, unsere Herzfrequenz steigt, wir atmen schneller und flacher und verspüren den Drang, auf Distanz zu gehen. Solche Signale für Sicherheit oder Gefahr werden nicht kognitiv verarbeitet. Wir reagieren auf sie, ohne darüber nachzudenken, und bemerken sie erst, wenn wir eine Veränderung in unserem Körper wahrnehmen, etwa indem wir uns von einem Erlebnis angezogen oder abgestoßen fühlen.

So wie unsere eigene Neurozeption unser Erleben ständig überwacht, hat die Neurozeption anderer Menschen ständig im Blick, was wir selbst tun und lassen. Ein Gefühl der Sicherheit in der Welt wird nicht nur *durch uns*, sondern auch *bezogen auf uns* wahrgenommen. Unser Nervensystem empfängt und übermittelt Informationen über unsere Umgebung. Ohne daß es uns bewußt wird, befinden wir uns in ständiger Interaktion mit unserer Umgebung und anderen Menschen in unserem Umfeld.

Die Neurozeption beeinflußt unseren derzeitigen autonomen Zustand und wird von ihm beeinflußt. Es entspricht ihrer Natur, daß sie zu einer negativen Einschätzung neigt, um unsere Überlebenschancen zu vergrößern. Ein defensiver Zustand kann uns zu übertriebener Wachsamkeit gegenüber unserer Umgebung veranlassen, weshalb wir dann möglicherweise auf gar nicht existierende Bedrohungen reagieren.

Ist ein Trauma im Spiel, reagiert die Neurozeption deutlich empfindlicher, was zur Folge haben kann, daß wir Situationen als gefährlicher einschätzen, als sie tatsächlich sind. Paradoxerweise kann ein Trauma auch zu einer verzerrten Neurozeption führen, so daß tatsächlich bestehende Gefahren für Leib und Leben übersehen oder unterschätzt werden.

## Interozeption

Neurozeption und Interozeption sind Partner in dem Bemühen, sich über Sicherheit oder Gefährlichkeit von Situationen klar zu werden. Die Interozeption ist ein sensorisches System, das uns ermöglicht, unsere inneren Organe, unsere Körperempfindungen und unseren generellen Zustand zu spüren. Sie hilft uns, zu erkennen, wie sich Signale für Sicherheit und Gefahr vermittelt durch die Neurozeption auf unseren Körper auswirken. Während die Neurozeption außerhalb des Bewußtseins agiert, ermöglicht uns die Interozeption ein stärkeres Gewahrsein unseres autonomen Zustandes in einem bestimmten Augenblick.

Die Insel, eine Region im zerebralen Kortex, spielt bei der Interozeption, bei der emotionalen Verarbeitung und bei der Aufrechterhaltung eines Zustandes der Balance im ANS eine zentrale Rolle. Rezeptoren in der Haut, in den Muskeln und in den inneren Organen übermitteln sensorische Informationen über den Hirnstamm zur Insel, die diese Signale der bewußten Wahrnehmung zugänglich macht. Die sensorischen Informationen werden mit emotionalen und kognitiven Signalen verbunden und vermitteln uns so ein Selbstempfinden in der Welt. Die Insel übermittelt aber nicht nur Informationen, sondern spielt auch bei der Kognition und Motivation wichtige Rollen und ermöglicht uns so, Urteile zu fällen, Konsequenzen vorauszusehen und unser Verhalten anzupassen.

Wenn unsere Interozeption eine körperliche Empfindung wie Durst oder Kälte erkennt, werden wir dazu motiviert, Wasser zu trinken oder einen Pullover anzuziehen. Ebenso bewirken physische Empfindungen wie ein Anstieg der Herzfrequenz und »Schmetterlinge« im Bauch, daß wir uns nervös fühlen und dazu motiviert werden, tief zu atmen und uns von der angesammelten Anspannung zu lösen.

Eine gute interozeptive Wahrnehmung führt zu besserem Verständnis bestimmter Emotionen. Wenn Sie zu differenzieren vermögen, wie sich eine Emotion von einer anderen unterscheidet, und wenn Sie außerdem die Intensität beider auseinanderhalten können, können Sie Ihr emotionales Gewahrsein verbessern und Ihre Emotionen besser kontrollieren.[2]

## Der autonome/physiologische Zustand

Das Nervensystem verfügt über verschiedene Modi – oder Zustände –, die sich aus der Neurozeption von Sicherheit oder Gefahr ergeben. Unser autonomer Zustand, der aktuelle physiologische Zustand des ANS, beeinflußt unsere Empfindungen, Gedanken, Emotionen und Verhaltensweisen. Er wirkt sich auf die Wahrnehmung unserer Umgebung aus und bereitet unsere Physiologie darauf vor, anderen Menschen oder aktuellen Situationen einladend oder defensiv zu begegnen. Im Gegensatz zu den stabileren Charakterzügen verändert sich unser physiologischer Zustand im Tagesverlauf ständig, um auf verschiedene Ereignisse reagieren zu können. Jeder Zustand hat eine adaptive Funktion, die in ständig wechselnden Situationen das Überleben ermöglicht. Allerdings beeinträchtigt das längerfristige oder gar ständige Verweilen in einem Defensivzustand die Fähigkeit des ANS, die Homöostase aufrechtzuerhalten und lebenswichtige Aufgaben wie die der Gesunderhaltung, der Weiterentwicklung und der Regeneration zu erfüllen. Die PVT hat eine umfassendere Sicht des ANS entwickelt, die deren Verbindung mit anderen physiologischen

Prozessen in den Vordergrund stellt, etwa mit dem endokrinen System, dem Immunsystem und den Neuropeptiden. Deshalb benutzen wir die Begriffe *autonomer Zustand* und *physiologischer Zustand* in diesem Buch austauschbar.

## Die primären ANS-Zustände

Es gibt drei primäre autonome Zustände, die funktional Erlebnisse der Verbundenheit, der Aktivierung und des Shutdown fördern. Alle drei haben ihre spezielle Qualität, rufen bestimmte Verhaltensreaktionen hervor, wirken sich auf unsere Physiologie aus und können mit Hilfe einer Metapher, einer allgemeinen Zustandsbeschreibung und einer Farbe verstanden werden.

### Der verbundene ventral-vagale Zustand – Wir fühlen uns sicher

Der verbundene ventral-vagale Zustand ist Teil des Parasympathischen Systems und ist durch Sicherheit und soziale Verbundenheit charakterisiert. Wir fühlen uns in diesem Zustand sicher. Wir sind offen und können authentisch mit anderen Menschen zusammenarbeiten und kommunizieren. Wir sind in der Lage, uns mitfühlend und kreativ zu verhalten und können uns gelassen im Leben engagieren. Wir sind offen für die Förderung von Gesundheit, Entwicklung und Regeneration.

Herzfrequenz und Blutdruck sind stabil, die Atmung ist gleichmäßig, und unser Körper produziert Oxytocin. Die Körpersysteme erfüllen in einer Atmosphäre der Ruhe ihre Aufgaben, und unser Zugang zur Kognition wird durch nichts behindert.

- *Metapher:* Wir treiben in einem aufblasbaren Rettungsboot dahin – beschwingt, leicht zu manövrieren und fähig, Wind und Wellen zu trotzen.
- *Beschreibung:* Wir könnten sagen: »Wir treiben dahin.«
- *Farbe:* Grün. Wird oft mit der Natur in Verbindung gebracht und symbolisiert Entwicklung, Regeneration und Vitalität.

### Aktivierter sympathischer Zustand – Wir fühlen uns bedroht und sind bereit, zu kämpfen oder zu fliehen

Wenn wir uns nicht mehr sicher fühlen und die sozialen Strategien unseres verbundenen Zustandes für den Umgang mit einer aktuellen Situation nicht ausreichen, initiiert der sympathische Zustand die Mobilisierung. Dieser aktiviert Energie und bereitet uns auf Kampf oder Flucht vor. In diesem Defensivzustand sind wir in höchster Alarmbereitschaft oder sogar aggressiv und somit nicht in der Lage, zu anderen

Menschen wirklich in Beziehung zu treten. Manchmal neigen wir in dieser Verfassung auch dazu, Gefahren zu sehen, wo keine sind.

Wir fühlen uns angespannt oder ängstlich und verlieren die Verbindung zur Impulskontrolle, zu unseren höheren kognitiven Fähigkeiten und zu anderen Exekutivfunktionen. Die Herzfrequenz ist erhöht, und wir atmen schnell und flach. Auch der Kortisolspiegel ist stark erhöht. Unser Blut fließt in die Muskeln, wir sind deutlich stärker als im Normalzustand, unsere Reflexe sind schneller, und unser Blick wird weiter, wohingegen die Fähigkeit von für die Verteidigung nicht erforderlichen Funktionen – Verdauung, Heilung und Sozialverhalten – abnimmt.

- *Metapher:* Wir werden aus dem Boot geschleudert und müssen aktiv mit den Wellen und Strömungen kämpfen.
- *Beschreibung:* Wir könnten sagen: »Wir werden aus der Bahn geworfen.«
- *Farbe:* Rot. Spiegelt die Funktion, das Fließen des Blutes durch den gesamten Körper zu verstärken. Interessanterweise wird die Farbe Rot häufig als Signal für Gefahr oder als Warnzeichen benutzt, etwa bei Feueralarm, in Verkehrsampeln und Warnzeichen.

### Dorsal-vagaler Shutdown – Wir haben das Gefühl, uns in einer unabwendbaren Gefahr zu befinden, und fühlen uns überwältigt

Wenn uns eine Gefahr als überwältigend oder unentrinnbar erscheint oder wenn wir krank oder anderweitig beeinträchtigt sind, sind wir handlungsunfähig (»abgeschaltet») und empfindungslos. Für diesen Zustand, der dem Parasympathischen Nervensystem zugerechnet wird, sind Abgetrenntheit und Kollaps charakteristisch. Funktional schont der Shutdown-Zustand unsere metabolischen Reserven. Wir ziehen uns dann womöglich zurück oder kollabieren. Dies ist ein letzter Versuch, unser Überleben zu sichern – ähnlich wie ein Tier sich tot stellt. In diesem Zustand fühlen wir uns hoffnungslos, neigen zum Vermeiden, sind inaktiv und dissoziieren manchmal.

Im Shutdown-Zustand wechseln wir in einen defensiven Modus, der physiologische Veränderungen zur Folge hat, verbunden mit der Ausschüttung natürlicher Opioide (Endorphine). Der Blutdruck sinkt, und Herzfrequenz und Atmung werden langsamer. Die Organe unterhalb des Zwerchfells verringern ihre Aktivität, um die Anforderungen des Metabolismus an den Körper zu verringern – was eine plötzliche Darmentleerung zur Folge haben kann. Die Funktionsfähigkeit des Gehirns wird verringert, was das Körpergewahrsein, die Kognition und das Erinnerungsvermögen beeinträchtigen kann. Die Gefahrenwahrnehmung (die Neurozeption) wird geschwächt, und wir nehmen unsere Umgebung weniger genau wahr.

- *Metapher:* Wir sinken unter die Wellen, um uns zu schützen, und vermeiden so die Turbulenzen an der Wasseroberfläche.
- *Beschreibung:* Wir könnten sagen: »Wir lassen uns fallen.«
- *Farbe:* Grau. Wenn dies mit dem Wetter assoziiert ist, kann es unheilvoll sein, und es deutet auf Mangel an Vitalität hin.

## Die natürliche Sequenz der ANS-Zustände

Die autonomen Zustände werden traditionell im Sinne einer »Hierarchie« beschrieben, was beinhalten kann, daß es verschiedene Ebenen der Wichtigkeit oder des Status gibt. Wir sollten unsere autonomen Zustände weder verklären noch verteufeln, denn jeder von ihnen ist eine adäquate physiologische Reaktion auf bestimmte aktuelle Umstände. Wir werden im folgenden die natürliche Sequenz der autonomen Zustände als »Kontinuum« beschreiben, das Bewegungen in beide Richtungen ermöglicht.

Die drei primären physiologischen Zustände verhalten sich in einer bestimmten voraussehbaren Ordnung. Wenn unsere Neurozeption einen Zustand der Sicherheit erkennt, erleben wir den ventral-vagalen Zustand, für den Verbundenheit charakteristisch ist. Er fungiert für uns als Ausgangsbasis, die uns die meisten Reaktions- und Verhaltensmöglichkeiten erschließt. Wird eine potentielle Gefahr erkennbar, reagiert das Nervensystem zunächst im Sinne sozialer Verbundenheit und Kooperation, um die Situation zu beruhigen. Bleibt die Gefahr bestehen, wird sie sogar noch stärker oder tritt plötzlich auf, wird die sympathische (Kampf oder Flucht ermöglichende) Reaktion aktiviert. Angesichts einer überwältigenden Bedrohung verweilen wir in einem dorsal-vagalen Zustand, der zum Shutdown und zur Immobilisierung führt. Nimmt die Bedrohung ab und identifiziert die Neurozeption wieder Anzeichen für Sicherheit, durchläuft das System die zuvor genannten Zustände in umgekehrter Reihenfolge erneut, vom dorsal-vagalen zum sympathischen und schließlich zurück zum ventral-vagalen Zustand.

Die Vagusbremse fördert die Bewegungen innerhalb dieses Kontinuums autonomer Zustände. Die Bremse wird gelöst, um die Aktivierung zu verstärken und die Herzfrequenz zu erhöhen. Wenn die Bremse reaktiviert wird, schlägt das Herz langsamer, und das Nervensystem nähert sich einem verbundenen ventral-vagalen Zustand.

Infolge abgestufter Aktivierung der Vagusbremse werden oft zwei oder mehr Zustände gleichzeitig ausgelöst, was die Entstehung »gemischter« oder »hybrider« Zustände zur Folge hat. Die primären physiologischen Zustände werden im Rahmen des Kontinuums durch die gemischten Zustände ergänzt.

## Das Kontinuum der Zustände

Im folgenden wird beschrieben, wie die primären und gemischten Zustände zum Ausdruck kommen können.

### Verbunden – Wir fühlen uns sicher: *Die ventral-vagale Bahn*

Im verbundenen ventral-vagalen Zustand fühlen wir uns sicher und sozial. Wir können zu anderen Menschen in Beziehung treten, uns gegenseitig regulieren (im Sinne von Co-Regulation), und befinden uns sowohl hinsichtlich unserer physischen Funktionsfähigkeit als auch der Emotionsregulation in einem optimalen Zustand.

### Spiel und Bewegung – Wir fühlen uns sicher und aktiv: *Ventral + sympathisch*

Hier ermöglicht uns unser Gefühl der Sicherheit, ein gewisses Maß an Aktivierung und Mobilisierung durch das sympathische System zuzulassen. Die Aktivierung hat nichts mit Furcht oder Defensivität zu tun, denn sie ist mit dem ventral-vagalen Pfad sozialer Verbundenheit gepaart. Wir sind in diesem gemischten Zustand produktiv und spielerisch und können in vielen Bereichen einen Flowzustand erreichen, der Spitzenleistungen ermöglicht.

### Stille Verbundenheit und Intimität – Wir fühlen uns sicher, still und ruhig: *Ventral + dorsal*

In diesem gemischten Zustand sind wir in der Lage, uns damit zufrieden zu geben, daß wir allein sind oder die sichere Präsenz anderer spüren, und wir können Augenblicke der Vertrautheit miteinander erleben. Die Defensivität weicht einem Gefühl der Sicherheit. Man stelle sich eine Mutter oder einen Vater vor, die ihr wunschlos zufriedenes Baby liebkosen. Dieser Zustand ermöglicht auch Augenblicke der Intimität, Umarmungen zwischen engen Freunden und Augenblicke der Ehrfurcht und des Staunens in der Natur.

### Aktiviert – Wir fühlen uns bedroht und sind bereit, zu kämpfen oder zu fliehen: *Sympathisches Nervensystem*

Ein aktivierter Zustand bereitet uns auf Kampf oder Flucht vor, damit wir einer Bedrohung oder Gefahr entkommen können. Eine Bedrohung ist nicht nur ein physisches Phänomen: Der aktivierte Zustand kann nicht nur durch physische Gefahr, sondern auch durch finanzielle Sorgen, verbale Angriffe und Mobbing, sensorische Überlastung und die plötzliche Konfrontation mit unerwarteten oder ungewohnten Situationen verursacht werden. All dies kann zu physiologischen Reaktionen führen, die mit Angstzuständen, perseverativem Denken und Hypervigilanz verbunden sind.

### Beschwichtigung – Unsere Gefährdung signalisiert den Drang, in Kontakt zu treten, wenn es nicht viele Verhaltensmöglichkeiten gibt: *Ventral + sympathisch + dorsal*

Im Bereich der Physiologie ist Beschwichtigung die Bezeichnung für einen unbewußten Mechanismus, der die Selbsterhaltung angesichts realer oder wahrgenommener extremer Gefahren zum Ziel hat. Beschwichtigung beinhaltet eine Kombination sympathischer und dorsaler Defensivität unter der Aufsicht des ventral-vagalen Systems. Anders als der Unterwerfungsreflex nutzt die Beschwichtigung das System für soziale Verbundenheit, um Rapport herzustellen und den Täter oder die Gefahrenquelle durch Co-Regulation zu neutralisieren.

Beschwichtigung wurde schon als eine »unbewußte Superkraft« bezeichnet – eine extreme Reaktion angesichts einer extremen Gefahr. Vielen Überlebenden, die auf Beschwichtigungsverhalten zurückgegriffen haben, wurde erst nach dem Ereignis bewußt, daß sie sich in Lebensgefahr befunden hatten. Einige von ihnen berichteten, daß sie sehr erleichtert gewesen seien, eine Erklärung für das sie selbst irritierende Verhalten gefunden zu haben, positiv zu einer Person oder Situation in Beziehung getreten zu sein, die ihnen ganz eindeutig zum Verhängnis hätte werden können.[3]

### Erstarren – Immobilisierung mit Furcht: *Sympathisch + dorsal*

Wie ein Reh im Scheinwerferlicht werden auch wir manchmal durch Furcht gelähmt, wenn wir uns mit einer Gefahr konfrontiert sehen, gegen die wir uns nicht zur Wehr setzen und der wir nicht entfliehen können. In diesem Zustand kommt die sympathische Aktivierung mit dem dorsalen Shutdown zusammen. Die sympathische Aktivierung ermöglicht uns, in einer aufrechten Position zu verharren und uns so still zu verhalten, daß wir nicht entdeckt werden können – möglicherweise bewegen wir in diesem Zustand nur die Augen. Der dorsal-vagale Zustand verlangsamt Herzfrequenz und Atmung, um unserem erstarrten Körper zu helfen, verborgen zu bleiben.

## Shutdown – Wir haben das Gefühl, uns in einer Gefahr zu befinden, der wir nicht entfliehen können, und die Situation ruft in uns das Gefühl hervor, überwältigt zu werden: *Der dorsal-vagale Pfad*

Extreme und überwältigende Bedrohungen rufen den dorsal-vagalen Shutdown-Zustand hervor. Herzfrequenz und Atmung werden verlangsamt, und wir erleben einen Zustand der Unverbundenheit, Dissoziation und Empfindungslosigkeit.

## Unterwerfung – Wir versuchen, durch Unterwerfung einen Konflikt zu vermeiden: *Sympathisch + dorsal*

Unterwerfungsverhalten dient der Sicherung des Überlebens und zielt darauf ab, einen Konflikt zu vermeiden. Es kann geltenden kulturellen Normen entsprechen und wird auch bei einem deutlichen Machtgefälle benutzt. Es handelt sich um einen Kompromiß, der an Einwilligung grenzt.

Durch Unterwerfungsverhalten versuchen Menschen, sich einem Täter oder Machthaber als ungefährlich darzustellen. Viele haben etwas gegen das Wort Unterwerfung einzuwenden, weil sie ihre Integrität dadurch zu unterminieren fürchten. Deshalb wurde als Alternative der Begriff *Beschwichtigen* vorgeschlagen. Jemanden zu beschwichtigen oder eine Situation zu beruhigen bedeutet, Feindseligkeit zu verringern, indem man besänftigend einwirkt oder Zugeständnisse macht. Beschwichtigen ist für Betroffene weniger mit Schamgefühlen belastet.

## Defensives Kreiseln – Wir sind in einem Teufelskreis aus Aktivierung und Shutdown gefangen: *Sympathisch + dorsal*

Für defensives Kreiseln ist charakteristisch, daß wir ständig zwischen den beiden primären Defensivzuständen pendeln, ohne die Möglichkeit zu haben, den ventralen Vagus und seine beruhigende und co-regulierende Wirkung kontaktieren zu können. Die Defensivreaktionen werden immer wieder neu getriggert, wodurch eine Pendelbewegung zwischen erhöhtem Arousal und Shutdown entsteht.

Die Kreisbewegung wird durch die starke metabolische Belastung perpetuiert, welche die Aufrechterhaltung der beiden Defensivzustände mit sich bringt. Ist die für das Verweilen im sympathischen Zustand erforderliche Energie verbraucht, wechselt das Nervensystem in einen dorsalen Shutdown. Da aber auch dieser sich nicht dauerhaft aufrechterhalten läßt, kommt es schließlich erneut zum Wechsel in den sympathischen Zustand.

Diese zyklische Bewegung kann sehr belastend sein, und ihr zu entkommen erfordert starke Signale für Sicherheit. Menschen mit komplexen Traumata sind oft in solch einem Teufelskreis gefangen, und das kann sich verheerend auf Beziehungen auswirken und die körperliche, mentale und emotionale Gesundheit stark beeinträchtigen.

## Die adaptive Flexibilität des Autonomen Nervensystems

Die soeben vorgestellten Möglichkeiten zeugen von der erstaunlichen Flexibilität des ANS in dem Bemühen, unsere Bedürfnisse nach Verbundenheit, Aktivierung und Shutdown im Einklang mit den von der Neurozeption identifizierten Signalen für Sicherheit oder Gefahr zu erfüllen. Unser Nervensystem ist stets auf unserer Seite.

Im Tagesverlauf wechseln wir in Reaktion auf Umgebungssignale bruchlos zwischen den verschiedenen physiologischen Zuständen. Das Erkennen von Signalen für Sicherheit führt zu einer reflexartigen Umorientierung hin zum verbundenen ventral-vagalen Zustand, der Gefühle der Ruhe und Neugier sowie Offenheit für soziale Verbindungen fördert. Hingegen initiieren Signale für eine Gefahr den Wechsel in einen überlebenssichernden Zustand – wobei zunächst das sympathische System aktiviert und später, wenn die Gefahr als überwältigend erscheint, eventuell ein unterwürfiger dorsal-vagaler Zustand initiiert wird. In Zuständen der Furcht oder Gefahrenabwehr können wir nicht vertrauen, nicht in Verbindung treten und nicht heilen.

Sich einzugestehen, daß Wechsel zwischen physiologischen Zuständen sehr häufig stattfinden, ist wichtig, weil unser aktueller Zustand die Grundlage unseres gesamten Verhaltens ist. Übertrifft die Anzahl der Gefahrensignale die der Signale für Sicherheit, beeinträchtigt das unsere Handlungsfähigkeit und Verbundenheit, was die Fähigkeit, klar zu denken, behindert, weil unser Körper sich auf die Verteidigung vorbereitet. Dies kann zur Fehldeutung der Worte anderer Menschen, ihrer Körpersprache und ihres Gesichtsausdrucks führen und unsere Fähigkeit, unsere Sicherheit in Anwesenheit anderer Menschen wahrzunehmen, behindern. Unser Zustand beeinflußt nicht nur die Neurozeption, sondern erzeugt auch eine Feedforward-Schleife, in der ein Zustand einen anderen Zustand hervorruft.

## Die autonome Tendenz

Für jeden von uns ist eine bestimmte autonome Tendenz charakteristisch.[4] Das bedeutet, daß wir in der Defensive einen bestimmten überlebenssichernden Zustand bevorzugen. Wahrscheinlich ist Ihnen beim Lesen dieses Satzes Ihre persönliche autonome Tendenz in den Sinn gekommen. Sie brauchen nicht besonders intensiv darüber nachzudenken: Entweder reagieren Sie in der Regel durch die Aktivierung der Kampf-oder-Flucht-Reaktion, oder Sie bevorzugen es, sich in den Zustand der Unverbundenheit oder des Shutdown zurückzuziehen. Es ist möglich oder vielleicht sogar wahrscheinlich, daß Sie sich in einer besonders belastenden aktuellen Situation in defensivem Kreiseln verfangen, was bedeutet, daß Sie unablässig zwischen dem mobilisierten sympathischen Zustand und dem immobilisierten dorsal-vagalen Zustand pendeln.

Die eigene autonome Tendenz zu kennen ist wichtig, weil Sie dann erkennen können, wann Sie sich in einem bestimmten Zustand befinden. Dies zu wissen hilft, die Trigger zu erkennen, die den Zustand hervorgerufen haben, und sich darüber klar zu werden, wie Sie daraus entkommen können, wenn dies als zweckmäßig erscheint.

## Wir alle sind miteinander verbunden

Unser autonomer Zustand ist die intervenierende Variable oder der Mediator zwischen einem Reiz in unserer Welt und unserer Reaktion auf diesen. Vereinfacht gesagt werden unsere Reaktionen auf das Leben bestimmt von dem Zustand, in dem wir uns in diesem Augenblick befinden; wir reagieren jedoch auf Ereignisse und Menschen oft, als wären *sie* die Ursache dessen, wie wir uns fühlen. Wenn wir uns darüber klar werden, daß unser Zustand eine mächtige intervenierende Variable ist, können wir ein besseres Verständnis unseres eigenen Verhaltens und des Verhaltens anderer entwickeln.

Betrachten wir Verhalten aus Sicht der Polyvagal-Theorie, wird klar, daß unser Verhalten von unserem autonomen Zustand beeinflußt wird und somit kein Resultat einer bewußten Entscheidung ist. Wir können die Reaktionen anderer ebenso wie unsere eigenen – etwa Wut oder Apathie – als Signale der Verteidigung statt als bewußte Vorwürfe oder als Geringschätzung verstehen. Wenn wir mit einem tiefer reichenden Mitgefühl oder mit Verständnis für das betreffende Verhalten reagieren – das gilt sowohl für unser eigenes als auch für das Verhalten anderer –, können wir empathischer und weiser agieren. Dies ist der auf Vergebung abzielende Aspekt der PVT.

Im übrigen wirken unsere autonomen Zustände ansteckend. Mittels Mimik, Stimmcharakteristik, Körpersprache und spezifischer Energie signalisieren wir anderen unbewußt unseren Zustand. Das Nervensystem der anderen Person wiederum beeinflußt aufgrund der Neurozeption intuitiv unser eigenes Verhalten und das Sicherheitsgefühl unseres Gegenübers. Ohne daß unser Bewußtsein es realisiert, synchronisieren sich unsere Nervensysteme und verstärken so Signale für Gefahr oder für Sicherheit. Defensivzustände können eine ständige Situationsverschlechterung initiieren. Ein ventral-vagaler Zustand hingegen vermag Sicherheit und Verbundenheit zu fördern.

Hoffnungsvoll mag ein Aspekt der PVT stimmen, insofern sich das ANS ebenso wie das Gehirn verändern kann. Die Reaktionen des Nervensystems werden durch Gewohnheiten und Erlebnisse geprägt, aber diese Muster sind nicht für alle Male festgeschrieben. Man kann sie sowohl verändern als auch neu entwickeln. Mit Hilfe unserer Aufmerksamkeit und Intention können wir unsere autonome Flexibilität verbessern und uns selbst und den Menschen in unserem Umfeld neue Möglichkeiten erschließen.

Wir *sind* in jedem Augenblick unser autonomer Zustand, weil unser jeweiliger Zustand die Grundlage aller unserer Empfindungen, Gedanken, Emotionen und Verhaltensweisen ist. Der Zustand unseres ANS wird durch die autonomen Zustände anderer Menschen beeinflußt, und umgekehrt beeinflussen wir ihren Zustand. Ungeachtet aller Unterschiede hinsichtlich des Alters, der Geschlechtsidentität, der sexuellen Orientierung, der ethnischen Herkunft, des sozioökonomischen Status, der Fähigkeiten, der Überzeugungssysteme oder der Kultur sind wir alle durch unsere Nervensysteme miteinander verbunden.

## Stärkung der autonomen Resilienz

Organisation und Tendenzen unseres Nervensystems zu verstehen ist der erste Schritt auf dem Weg zur Stärkung der autonomen Resilienz. Indem wir die mit unseren verschiedenen physiologischen Zuständen assoziierten Körperempfindungen, Gedanken, Emotionen und Verhaltensweisen erkennen, werden wir besser auf unser Nervensystem eingestimmt. Erstarkt dieses Gewahrsein, können wir uns aktiv der Co-Regulation widmen und an regulierenden Übungen und Aktivitäten teilnehmen, was die autonome Flexibilität und die Resilienz fördert.

Wiederholtes Erleben von Beeinträchtigungen des Nervensystems und der anschließenden Wiederherstellung durch Co-Regulation oder Selbstregulation stärkt die autonome Resilienz. Bei entsprechender Übung können wir unser ANS in den Zustand der Sicherheit und Verbundenheit geleiten und den Zustand autonomer Balance neu erlernen. Neben anderen Werkzeugen und Ansätzen kann auch das Safe and Sound Protocol uns helfen, unsere autonomen Reaktionen allmählich neu zu organisieren und unsere Flexibilität ebenso wie unsere Resilienz zu stärken.

# 2

# Das Safe-and-Sound-Protokoll

## Ein von der Polyvagal-Theorie geprägter völlig neuer Behandlungsansatz

Das Safe and Sound Protocol (SSP) ist eine auf der PVT basierende innovative auditive Therapie, die auf transformierende Veränderungen abzielt. Mit Hilfe von frequenzgefilterter Musik, die mit Unterstützung eines speziell geschulten und gut eingestimmten Praktikers Gefühle der Sicherheit hervorrufen soll, zielt das SSP auf ein Reset des ANS in seinen natürlichen Zustand, der Gesundheit, Entwicklung, Regeneration und Verbundenheit fördert. Sicherheit ist die Behandlung, der Klang ihr Vehikel. Das mag simpel klingen, doch die Mechanismen, die diese Veränderungen herbeiführen, sind in Wahrheit recht komplex und eng mit der Vielschichtigkeit des ANS verbunden.

### Erforschen des SSP und seiner Wirkung

Das evidenzbasierte SSP zielt darauf ab, Ausgewogenheit und Flexibilität des ANS zu fördern. In von Fachleuten geprüften Publikationen wurde festgestellt, daß es auditive Hypersensibilität verringert, die auditive Verarbeitung verbessert, das ANS beruhigt und Angst- und Depressionssymptome mildert. Diese Resultate fördern in ihrer Gesamtheit die soziale Verbundenheit.

Das SSP ist eine Hörtherapie. Sie nutzt Musik, die so gefiltert ist, daß die Frequenzen der menschlichen Stimme in den Vordergrund treten. Das Nervensystem registriert diese Klänge als Signale für Sicherheit, und sie wirken stimulierend auf die beruhigenden Attribute des Parasympathischen Nervensystems. In dem Frequenzfilter-Algorithmus, den das SSP benutzt, gibt es Zeitspannen, in denen die Sicherheit vermittelnden Klänge temporär abklingen, um später wieder zurückzukehren. Diese dynamischen Veränderungen fungieren als neuronale Übung, welche die autonome Fähigkeit trainiert, indem sie die Vagusbremse abwechselnd aktiviert und deaktiviert. Dieser Prozeß wiederholt sich über eine längere Zeit, er verbessert die Regulation der autonomen Zustände und er macht das Nervensystem flexibler.

Das SSP erfüllt seinen Zweck am besten, wenn Klienten in Anwesenheit eines eingestimmten und unterstützend wirkenden SSP-zertifizierten Klinikers daran arbeiten, denn Co-Regulation ist bei diesem Prozeß ein wichtiger Input. Auch ein Elternteil oder ein naher Verwandter kann ein Kind durch das SSP geleiten, sofern die betreffende Person von einem zertifizierten Kliniker unterstützt wird. Die Beziehung zwischen dem Betreuer und dem Klienten ist ebenso wichtig wie der klangliche Input.

Die SSP-Anbieter decken ein großes Spektrum therapeutischer Disziplinen ab. Und da jeder Klient einzigartig ist, gibt es keine einzig richtige Art der SSP-Anwendung. Trotzdem haben bestimmte Verfahrensweisen bei der SSP-Arbeit ein positives Erlebnis sowohl bei den Klienten als auch bei den SSP-Praktikern gefördert und sich als besonders wirksam erwiesen. Dabei handelt es sich um folgende:

- Zunächst lernen die beiden Beteiligten einander kennen, verständigen sich über den Kontext und formulieren ihre Erwartungen hinsichtlich der bevorstehenden SSP-Arbeit.
- Psychoedukation über das ANS aus Sicht der PVT hilft Klienten, die Rolle des Nervensystems in ihrem Leben zu verstehen.
- Erforschen des einzigartigen Nervensystems des Klienten und seiner autonomen Tendenzen.
- Gemeinsames Entwickeln einer Sprache zur Beschreibung des individuellen Nervensystems unter Verwendung von Metaphern, Farben und Geschichten, weil das meist besser verstanden wird als wissenschaftlicher Jargon.
- Gemeinsame Entscheidung über das Tempo der Präsentation der Hörbeispiele und ständiges Einschätzen einer bestmöglichen Dosierung der Zuhörphasen.
- Verarbeiten und Integrieren aller physischen und emotionalen Empfindungen während der verschiedenen Segmente der Playlist.
- Rekapitulieren dessen, was ein Klient seit seiner letzten Sitzung erlebt hat.
- Ständiges Anpassen des Hörerlebnisses, um es mit den Bedürfnissen eines Klienten in Einklang zu bringen und ihm zu ermöglichen, ständig die seiner Situation gemäße Co-Regulation zu erhalten.

Wichtig ist auch, sich darüber im klaren zu sein, was das SSP *nicht* ist. Das SSP ist *keine* neue Art von Redetherapie. Die Erzählung des Klienten ist zwar wichtig, aber sie braucht kein Bestandteil der Arbeit mit dem SSP zu sein. Deshalb wird dieser Ansatz von Menschen als so erfrischend empfunden, die eine Redetherapie als unangenehm oder uneffektiv empfinden. Außerdem ist das SSP deshalb für Menschen eines großen Spektrums von Altersstufen und Fähigkeiten geeignet, auch für diejenigen, die unter körperlichen und kognitiven Beeinträchtigungen leiden. Zwar ist die Erzählung eines Klienten nicht unbedingt Bestandteil der SSP-Arbeit, aber das Gewahrsein der eigenen viszeralen Reaktionen während einer SSP-Sitzung ist zweifellos in jedem Fall sehr nützlich.

Der SSP-Anbieter paßt seine Unterstützung an die Bedürfnisse des Klienten, an seine Situation und an sein individuelles Nervensystem an. SSP-Sitzungen können in Form eines physischen Treffens oder in Form einer Videokonferenz durchgeführt werden, je nachdem, wobei sich ein Klient am wohlsten und offensten fühlt. Die Therapie besteht darin, fünf Stunden Musik zu hören; die SSP-Arbeit kann aber zwischen zwei Wochen und mehreren Monaten dauern, je nach Beschaffenheit des individuellen Nervensystems und je nachdem, über welche besonderen Erscheinungen oder Symptome ein Klient berichtet und in welchem Kontext er lebt.

Das SSP kann mit anderen therapeutischen Modalitäten verbunden, aber auch separat angeboten werden. Die Kliniker, die diese Methode anbieten, arbeiten in über 50 unterschiedlichen professionellen Disziplinen, angefangen von der Ergotherapie und Physiotherapie über Pädagogik, Psychotherapie, Psychologie, somatische Therapien, Medizin, Suchtberatung, ADHS-Coaching, Sprech- und Sprachtherapie, Körperarbeit und vieles mehr.

Die SSP-Sitzungen verlaufen unterschiedlich im Einklang mit der Ursprungsdisziplin des Anbieters. Beispielsweise können Ergotherapeuten, Physiotherapeuten und Körperarbeiter das SSP in ihre Arbeit einbeziehen, indem sie ihren Klienten frequenzmodifizierte Musik vorspielen und sie gleichzeitig leichte Bewegungen ausführen lassen, ihnen eine Massage geben oder sie im Sinne einer manuellen Therapie behandeln. Psychologen und Psychotherapeuten können das SSP benutzen, um ihre laufende therapeutische Arbeit zu ergänzen. Lehrer oder Lernspezialisten können ihre Studenten während außerplanmäßiger Kurse damit bekannt machen. SSP-Anbieter beobachten oft, daß das SSP nicht nur Fortschritte im Rahmen anderer Behandlungsmodalitäten beschleunigt, sondern auch den Zugang zu neuen Bereichen der Therapie oder des Lernens erschließt. Die Klienten können durch die SSP-Arbeit sozialer, zugänglicher, verkörperter, neugieriger und bewußter werden.

SSP-Sitzungen dauern in der Regel eine Stunde, in der je nach bevorzugtem Therapieansatz des Anbieters die weiter oben beschriebenen Elemente einbezogen werden. Eine SSP-Sitzung umfaßt wohldosierte Hörphasen. Funktional erleben die Klienten das SSP als einen Zustandsmodulator, der ihnen hilft, sich einem autonomen Zustand der Ruhe und Zugänglichkeit zu nähern und sich aus einem Zustand auf Selbstschutz zielender Defensivität zu befreien. Die Neurozeption des Klienten dämpft reflexhaft die Gefahrenabwehr, zerstreut Gefühle von Streß und Angst und bewegt sich in Richtung eines ruhigen Zustandes, der spontane soziale Verbundenheit, Kreativität, Neugier und kognitive Funktionsfähigkeit stärkt.

Weil das SSP die ANS-Regulation im Hirnstamm beeinflußt und nicht auf die Kognition abzielt, eignet sie sich für alle Menschen. Bei denjenigen, die vom SSP profitieren, treten oft Verbesserungen der Regulation des Nervensystems und der sozialen Verbundenheit ein. Zu den deutlich erkennbaren Verbesserungen der sozialen Funktionsfähigkeit zählen eine bessere Intonation der Stimme, eine Stärkung des mimischen Ausdrucks, ein besserer Blickkontakt, eine differenziertere auditive Verarbeitung und eine Verbesserung von Co-Regulation und Verbundenheit.

Diese Verbesserungen können sich positiv auf andere vom ANS regulierte Körpersysteme auswirken, etwa auf das Herz, die Atmung, die Bauchorgane, den Stoffwechsel, die Muskeln, die Hormonspiegel, den Schlaf, die Immunabwehr, die Kognition, die Emotionen und die Energie, so wie es in Kapitel 1 beschrieben wurde. Klienten registrieren manchmal eine Abschwächung bisheriger körperlicher Symptome und die Entlastung von mit den genannten Systemen verbundenen Beschwerden. Primäres Ziel der SSP-Arbeit ist jedoch, Zustände der Dysregulation zu mildern. Der dem SSP zugrunde liegende Ansatz der Polyvagal-Theorie verlagert den Fokus von konkreten Diagnosen oder Krankheiten auf mit Defensivzuständen verbundene Empfindungen, Gedanken, Emotionen und Verhaltensweisen.

Klienten, die das SSP erlebt haben (sowie deren Eltern, Partner und andere ihnen nahestehende Menschen) haben folgende allgemeinere Verbesserungen in ihrem Erleben beschrieben:

- Wiederherstellung des Gefühls der Zugehörigkeit und Verbundenheit im Leben
- Bisher ungekannte Gefühle des Vertrauens und der Großzügigkeit
- Steigerung der Spontaneität
- Erste Umarmung durch ihr Kind
- Verstärkte und authentische Verbindung zu geliebten Menschen
- Fähigkeit, auf Herausforderungen mit Offenheit zu reagieren, statt sich durch sie triggern zu lassen
- Stärkeres Selbstmitgefühl
- Geringere Neigung, allein zu spielen, und verstärktes Interesse am Spiel mit anderen
- Verstärkte Neigung zum Lachen und Verstärkung des Sinns für Humor
- Verbesserte Fähigkeit, in Gesprächen nicht nur auf die Worte, sondern auch auf die Intention zu achten
- Erneuerung der Motivation
- Erholsamer Schlaf und mehr Energie beim Aufwachen
- Verbesserung der emotionalen Aufnahmebereitschaft
- Verbesserung des Selbstgewahrseins und der Verkörperung
- Bessere Konzentrationsfähigkeit
- Bessere Fähigkeit, sich authentisch auszudrücken
- Verstärkung der Fähigkeit zur Co-Regulation und zum Eingehen von Beziehungen
- Wiedererwachen des Interesses daran, am Leben teilzuhaben.

Die Wirkung des SSP auf unseren autonomen Zustand – die intervenierende Variable zwischen Reiz und Reaktion – beeinflußt unsere Reaktionen auf Ereignisse in der

Welt und in unserem Leben sehr stark. Ist unser ANS fließend und wir können uns leicht in einen ventral-vagalen Zustand versetzen, werden wir offener und reagieren weniger defensiv. Dinge, die uns früher einmal irritiert haben, wirken nun weniger irritierend auf uns. Das Murmeln von Angst, Aufregung oder Furcht läßt nach. Diese Veränderungen zum Positiven kommen nicht nur der Person, welche die SSP-Arbeit tut, zugute, sondern greifen auch auf ihre Familie, Freunde, Klassenkameraden und Kollegen sowie auf alle, mit denen sie interagiert, über.

Das SSP kann dieses Sich-sicher-Fühlen und die Verbesserung der Zugänglichkeit initiieren und eine Möglichkeit erschließen, darauf zu vertrauen, daß es wieder ungefährlich ist, sich sicher zu fühlen. Dies ermöglicht mehr Offenheit, Vertrauen, Rapport und Verbundenheit.

## Das System für soziale Verbundenheit *(social engagement system – SES)*

Authentische, mitfühlende emotionale Verbindungen sind wichtig für die physische und psychische Gesundheit. Defensivität hingegen beeinträchtigt die soziale Verbundenheit und führt zu Isolation und Einsamkeit. Dies schadet nicht nur unserem emotionalen Wohlbefinden, sondern auch unserer Gesundheit. Wenn Menschen sich isoliert und nicht mit anderen verbunden fühlen, leidet ihre Gesundheit, und depressive Tendenzen und Suizidneigungen werden deutlich stärker. Die amerikanische Gesundheitsbehörde bezeichnet Einsamkeit als eine Epidemie und vergleicht die Wirkung sozialer Isolation auf die Physiologie mit dem Konsum von 15 Zigaretten pro Tag.[1]

Daß soziale Verbundenheit für uns Menschen so wichtig ist, hat seinen Ursprung vor Millionen von Jahren bei unseren Primatenvorfahren. Soziale Bindungen sind die Grundlage unserer Familien und Gemeinwesen, in denen nicht der Eigennutz, sondern die Kooperation im Vordergrund steht. Daran dachte wohl auch Theodosius Dobzhansky, ein bedeutender Genetiker und Evolutionsbiologe, als er der bekannten Darwin zugeschriebene Formel des »Überlebens der Stärksten« eine völlig andere Orientierung gab, indem er formulierte: »Der Tauglichste [Überlebensfähigste] kann auch der Zarteste [Einfühlsamste] sein« (Dobzhansky 1962/1965, dt. S. 165)[2]. Und beides ist nur möglich, wenn ein ANS in der Lage ist, Alarmreaktionen auf Gefahren abzumildern und statt dessen Verbundenheit und Zusammenarbeit zu fördern.[3]

Die PVT erklärt uns, wie und wann wir uns sicher und verbunden fühlen können. Sie beschreibt soziale Verbundenheit als »biologischen Imperativ« für Menschen, weil unser Überleben von anderen, denen wir vertrauen können, abhängt. Die Entstehung des Systems für soziale Verbundenheit ist hierfür der Beweis. Als ein

Cluster von Funktionen, die durch Nerven vermittelt werden, die unmittelbar vom Hirnstamm ausgehen, orchestriert das SES unsere Fähigkeit, soziale Verhaltensweisen als adäquat zu erkennen und auszudrücken. Die miteinander verbundenen Nerven lösen eine Kettenreaktion aus, die das Gesicht eines Menschen schnell aufleuchten lassen kann, um Freude auszudrücken.

Das SES ist so wichtig für unser Gedeihen, daß es bei reif geborenen Babys schon unmittelbar nach der Geburt funktionsfähig ist. Im Uterus wird der Zungen-Rachen-Nerv in Verbindung mit dem Gesichtsnerv und dem Trigeminusnerv zu einem Bestandteil des ventral-vagalen Komplexes (mit dem wir uns in Kapitel 3 eingehend befassen werden) und trägt zur Ausdrucksfähigkeit der Stimme und ihrer Melodiosität bei. Die Stimme, ein wichtiger Indikator für unseren autonomen Zustand, beeinflußt, wie andere Menschen uns wahrnehmen. Werden wir mit Bedrohungen konfrontiert, signalisieren subtile Veränderungen des Stimmklangs – beispielsweise ein harter, schriller oder flacher Ton – den Menschen in unserer Umgebung, daß wir gestreßt und deshalb vielleicht nicht ansprechbar sind. Fühlen wir uns hingegen sicher und offen, spiegelt unsere Stimme auch das. Ein sanfter und melodiöser Klang deutet darauf hin, daß wir bereit sind, zu anderen Menschen in Kontakt zu treten.

Der Klang unserer Stimme, die Art, wie wir Gesprochenes deuten, und wie wir selbst wahrgenommen werden, unterliegen dem starken Einfluß unseres eigenen Nervensystems und der Nervensysteme anderer Menschen. Aufgrund der wichtigen Rolle der Stimme und ihres Klangs für unsere Fähigkeit, in Kontakt zu treten, war es naheliegend, das auditive System – und insbesondere das Anhören von Musik – für das SSP zu nutzen.

## Der Gebrauch von Musik

»Die Musik nimmt insofern eine Sonderstellung unter den Künsten ein, als sie vollkommen abstrakt und gleichzeitig zutiefst emotional ist. Sie besitzt nicht die Fähigkeit, etwas Besonderes oder Äußeres darzustellen, aber sie vermag auf einzigartige Weise innere Zustände oder Gefühle zum Ausdruck zu bringen. Musik kann direkt zum Herzen sprechen; sie bedarf keiner Vermittlung«[4], schreibt Oliver Sacks, der berühmte britisch-amerikanische Neurologe.

Untersuchungen über Musiktherapie belegen, daß Musik auf die emotionale, physische, kognitive und soziale Situation eines Menschen positiv einwirken kann. Untersuchungen über Musik und Streß aus dem Jahre 2020 lassen den Schluß zu, daß Musik die Herzfrequenz und den Kortisolspiegel senken kann, die Endorphinproduktion anregt, generell unser Wohlbefinden verbessert, uns ablenkt, körperlichen und emotionalen Streß verringert und streßbasierte Symptome mildert; dies gilt sowohl für klinische Zusammenhänge als auch für das Alltagsleben.[5]

Musik beinhaltet mehr als die rein auditiv hervorgerufenen Empfindungen; sie beinhaltet ein Kulturen, Epochen und Kontexte überspannendes gemeinsames Erleben. Ganz gleich, ob es sich um das pulsierende Mitschwingen in einem Kreis von Trommelnden, inspirierende Bewegungen auf einer Tanzfläche, das Resonieren in einem großen Konzertsaal oder das Streaming auf einer digitalen Plattform handelt, »Musik ist eine soziale Symphonie und bietet uns eine Sprache, die uns miteinander verbindet.«[6] Ob es sich um Protest-Songs handelt, die zu sozialer Veränderung anregen wollen, oder um Hymnen, die den Nationalstolz stärken, Musik hat zu allen Zeiten und auf der ganzen Welt Menschen miteinander verbunden. Auch das gemeinschaftliche Singen – ob am Lagerfeuer oder in einer Karaoke-Bar – fördert Gefühle der Kameradschaft und der Zugehörigkeit.

Aus therapeutischer Sicht betrachtet aktiviert Musik Gehirnregionen, die für Belohnung, Empathie, Emotionen, Gedächtnis und Motivation wichtige Rollen spielen, und erschließt ein großes Spektrum vorteilhafter Entwicklungen, indem sie beispielsweise den emotionalen Ausdruck und die Regulationsfähigkeit verbessert, Streß reduziert, die Stimmung hebt und die kognitive Funktionsfähigkeit stärkt. Wichtig ist auch, daß Musik soziale Verbundenheit und Zusammenarbeit fördert, kulturelle und sprachliche Unterschiede überwindet und so Menschen auf eine anderen Kunstformen kaum mögliche Weise zusammenbringt.[7] Das SSP nutzt diese therapeutischen und sozial förderlichen Eigenschaften der Musik, um seine Ziele zu erreichen.

## Die Musik des Safe-and-Sound-Protokolls

Die Musik des SSP umfaßt zwei Komponenten: die Musik-Playlist und die gezielte Frequenzfilterung, *Filtrierungspfade* genannt.

### Die Playlists

Mittlerweile gibt es viele Playlists für das SSP, die klassische Musik, populäre Songs, Fusion-Musik und Musik speziell für Kinder enthalten. Jede dieser Playlists ist in drei Versionen mit unterschiedlichen Filtrierungsalgorithmen erhältlich, die im folgenden genauer erläutert werden. Auf diese Weise soll unabhängig von der Wahl der Musik ein konsistentes therapeutisches Resultat ermöglicht werden.

Die Auswahl der Playlist ist Sache der Nutzer; sie können also eine Musikart wählen, die ihren Vorlieben entspricht. Unter den Playlists gibt es solche, die Pop- und Folk-Musik von den 1970ern bis zu den 1990ern enthalten, sowie eine vielfältige Mischung aus Instrumentalstücken, Pop- und Rock-Musik sowie stark rhythmischer Musik. Darüber hinaus gibt es spezielle Playlists für Kinder, die Songs aus Filmen,

Kinderlieder und Schlaflieder enthalten. Weiterhin gibt es Playlists mit klassischer Musik und Fusion-Musik, wobei ganz bewußt Musikstücke ohne Text verwendet wurden, um jeden Einfluß von Worten und Bedeutungen auf den Therapieprozeß auszuschließen. Die Playlists sollen Menschen grundsätzlich jeden Alters und aus allen Ländern und Kulturen ansprechen.

Erwähnt werden sollte auch, daß die Frequenzfilterung den Klang der Musik leicht verändert. Berufsmusiker sollten darauf ausdrücklich aufmerksam gemacht werden, weil ihnen wahrscheinlich besonders schnell auffällt, daß die Musik etwas anders klingt, als sie ursprünglich vom Künstler eingespielt wurde.

## Die Filterungen

Es gibt drei unterschiedlich starke Filterungen für die Playlists. Welche davon man wählt, ist bei der Anwendung des SSP von zentraler Bedeutung. Der SSP-Praktiker entscheidet das zusammen mit dem Klienten, wobei die speziellen Bedürfnisse und Empfindlichkeiten sowie die Intensität der Eigenarten und Symptome berücksichtigt werden müssen. Die drei wichtigsten Filterungen werden im folgenden in absteigender Reihenfolge aufgrund ihrer Stärke beschrieben, wobei zuerst ein Filterungsgrad von therapeutischer Stärke und zum Schluß eine Präsentation der Playlist ohne jede Filterung erwähnt wird.

### SSP Core

SSP Core ist die Bezeichnung für fünf Stunden Musikaufnahmen mit dem ursprünglichen Filterungsalgorithmus. Dies ist die wirksamste Version und das zentrale Thema dieses Buches. Wann immer im Text bisher der Begriff SSP auftauchte, ging es um SSP Core.

Die Musik der Playlists wird mit Hilfe eines Algorithmus gefiltert, der sich im Laufe der fünf Stunden Musikaufnahmen dynamisch verändert. Zunächst läßt die Filterung nur ein enges Frequenzband passieren, das mit der menschlichen Stimme assoziiert wird; dabei handelt es sich um Frequenzen, die Zuhörer unabhängig von ihrem konkreten autonomen Zustand oder vom neuronalen Tonus ihres auditiven Systems aufnehmen können. Diese Klänge wurden ausgewählt, weil sie eine destillierte Essenz von Sicherheit repräsentieren.

Im weiteren Verlauf verändern sich die Frequenzen der Musikaufnahmen dynamisch und progressiv, wodurch das mit dem Hören assoziierte neuronale Netzwerk trainiert wird. Das Frequenzband wird im Laufe der fünfstündigen Musikwiedergabe allmählich bis zum Maximum erweitert. Das Frequenzband wird außerdem im Laufe einer jeden Stunde in einem Bereich zwischen 200 und 5 000 Herz expandiert und kontrahiert. Das ist ein deutlich engerer Frequenzbereich als der für kommerzielle Musikproduktionen typische von 50 bis 15 000 Hz.

### SSP Balance

SSP Balance nutzt einen schwächeren Filteralgorithmus mit einem etwas umfassenderen Frequenzband als SSP Core. Wichtig ist weiterhin, daß die Filterung beim SSP Balance im Laufe der fünfstündigen Musikaufnahmen nicht dynamisch fortschreitet und folglich das auditive neuronale Netzwerk nicht herausgefordert wird. Die SSP-Praktiker nutzen den Modus SSP Balance, um nach Abschluß der Arbeit mit dem SSP Core die positive Wirkung der Arbeit zu erhalten und mit Hilfe der modifizierten Musik als »Zustandsveränderer« das Nervensystem zu beruhigen. Auch die Arbeit mit SSP Balance wird von einem Anbieter begleitet, aber dieser muß nicht anwesend sein, wenn Klienten sich die Musik anhören.

SSP Balance wird unterschiedlich genutzt. Manche Eltern nutzen dieses Programm morgens, um den täglichen Streß bei der Vorbereitung ihrer Kinder auf den Gang zur Schule zu verringern. Menschen mit Flugangst hören sich die Playlist vor Flügen und während eines Flugs an. Andere benutzen sie vor einem Behandlungstermin beim Zahnarzt. Bekannt ist auch, daß SSP Balance die Produktivität erhöht und die Neigung zum Aufschieben verringert.

### SSP Connect

Die Musik für SSP Connect wird gar nicht gefiltert. Sie klingt genau so, wie sie im Radio oder beim Streaming klingt.

Manchmal wird SSP Connect vor SSP Core verwendet, damit die Hörer sich mit der Musik vertraut machen können, bevor sie einer Filterung ausgesetzt werden. Dies erzeugt ein Gefühl der Voraussehbarkeit. Vielen gefällt es, sich nach der Arbeit mit SSP Core die SSP-Connect-Version der Musik anzuhören, weil ihnen die benutzte Playlist zusagt und weil sie diese mit den Gefühlen der Ruhe und Verbundenheit assoziieren, die sie in den SSP-Core-Sitzungen erlebt haben.

Obwohl die Frequenzfilterung bei SSP Connect entfällt, wirkt sich auch die ungefilterte Musik positiv auf die Therapie aus. Im Rahmen einer frühen Studie über das SSP (das damals noch Listening Project Protocol genannt wurde) wurden einige Kinder in einer Kontrollgruppe zusammengefaßt, die ungefilterte Versionen der verwendeten Playlist zu hören bekamen. Diese Kinder profitierten zwar nicht im gleichen Maße von der Arbeit wie die Experimentalgruppe, doch wurden auch bei ihnen positive Auswirkungen hinsichtlich der Spontansprache (des unaufgeforderten Gebrauchs der Sprache zwecks Mitteilung von Gedanken und Ideen) und des Zuhörens (der Fähigkeit, gesprochene Wörter ohne ergänzende visuelle oder kontextuelle Signale zu verstehen) beobachtet.[8]

## Was das SSP von vielen anderen Therapieansätzen unterscheidet

Viele als wirksam anerkannte Psychotherapien verfolgen einen Top-down-Ansatz – was bedeutet, daß sie sich darauf konzentrieren, das Wohlbefinden kognitiv mit Hilfe von Gedanken, Überzeugungen und Emotionen zu beeinflussen. Meistens erfordern sie aktive Beteiligung am Therapieprozeß und Engagement mit dem Ziel, Einsichten und Selbstgewahrsein zu fördern und Fertigkeiten zu stärken, um im Leben der Klienten wichtige Veränderungen zu erreichen. Einige Behandlungsansätze nutzen Medikamente wie Antidepressiva oder Antipsychotika und medizinische Verfahren wie Transkranielle Magnetstimulation (TMS) oder Tiefe Hirnstimulation (THS).

Das SSP nutzt einen völlig anderen Weg. Es wirkt auf das ANS ein, indem es mit Hilfe von Musik und direkter Stimulation des Systems für soziale Verbundenheit (SES) Signale für Sicherheit übermittelt. Wir können das SSP als einen bidirektionalen, passiven, nichtinvasiven, akustischen Stimulator des Vagusnervs verstehen. Das Verständnis dieser Konzepte hilft, die Funktionsweise des SSP zu begreifen.

### Das SSP nutzt sowohl Top-down- als auch Bottom-up-Prozesse

Top-down-Ansätze (kognitive Ansätze) spielen in der Psychotherapie seit langem eine wichtige Rolle. Beispiele hierfür sind die Kognitiv-behaviorale Therapie (KBT), die Dialektisch-behaviorale Therapie (DBT), die Acceptance-and-Commitment-Therapie (ACT), die psychodynamische Therapie und die Gestalttherapie.

Seit der Einbeziehung der Neurowissenschaft in die Psychotherapie und der Entstehung eines tieferen Verständnisses des Nervensystems und seiner Bedeutung für die psychische Gesundheit hat das Interesse an Bottom-up-Ansätzen (somatischen Ansätzen) und ihrer Einbeziehung in die psychotherapeutische Praxis deutlich zugenommen. Diese Methoden sind besonders wirksam bei Menschen, deren kognitive Fähigkeiten infolge von Traumata, chronischer Defensivität, Krankheiten und Behinderungen möglicherweise eingeschränkt sind. In Kapitel 1 wurde beschrieben, daß der Körper in Defensivzuständen nicht die Exekutivfunktionen oder die höheren kognitiven Fähigkeiten priorisiert und daß Top-down-Ansätze deshalb bei manchen Klienten weniger wirksam sind. Bottom-up-Ansätze wie Biofeedback, Somatic Experiencing, Sensumotorische Psychotherapie, Yoga-Therapie und Therapien, die auf die Körperempfindungen und das ANS fokussieren, sind Beispiele für die Nutzung des komplexen Wechselspiels zwischen Gehirn und Körper für die Wiederherstellung der psychischen Gesundheit und des Wohlbefindens.

Das SSP kombiniert Elemente kognitiver und somatischer Ansätze, um die Fähigkeiten des Nervensystems zu stärken. Unter der Anleitung eines kompetenten

SSP-Praktikers, der adäquat über die PVT informieren kann, verstehen Klienten die Wirkung ihres autonomen Zustands und ihrer individuellen autonomen Tendenzen besser. Dies ist ein Top-down-Ansatz.

Bei der Anwendung des SSP ist das Hören selbst ein Bottom-up-Prozeß, weil der sensorische Input der gefilterten Musik über die Verbindung zwischen Körper und Gehirn zum Hirnstamm übermittelt wird. Die Co-Regulation zwischen dem SSP-Praktiker und dem Klienten jedoch ist ein Bottom-up-Input, weil dabei sowohl visuelle Signale als auch die nonverbalen und unbewußten Prozesse der Neuozeption und der Interozeption wichtige Rollen spielen.

Indem man einem Klienten hilft, den eigenen physiologischen Zustand und die mit diesem verbundenen Empfindungen, Gedanken, Emotionen und Verhaltensweisen zu erleben, fördert man bei ihm das Verständnis, daß diese Merkmale nicht zwangsläufig willentlich beeinflußt werden, sondern auch adaptive und reflexhafte Auswirkungen des ANS sein können.[9] Dies beinhaltet sowohl Bottom-up- als auch Top-down-Prozesse.

## Der Hirnstamm und die Verbindung zwischen Körper und Gehirn

Der Hirnstamm tief im Gehirn moduliert ohne Kenntnis des Bewußtseins mit Hilfe des ANS wichtige Körperfunktionen wie die Herzfrequenz, die Atmung, die Temperaturregulation, den Gleichgewichtssinn, die Reflexe, die Verdauung und den Schlaf. Diese wichtigste Verbindung zwischen Gehirn und Körper fungiert als Integrations- und Übermittlungsstation für sensorische (Empfindungen/Gefühle betreffende) und motorische (Verhalten betreffende) Nervenbahnen, wobei er bei der Einschätzung unserer Sicherheit oder Bedrohtheit und bei der Nutzung unserer Ressourcen und der Veränderung unseres autonomen Zustandes eine wichtige Rolle spielt.

Vom Körper ausgehende sensorische Informationen werden zunächst zum Hirnstamm übermittelt und von dort in höhere Gehirnregionen wie Thalamus, Amygdala und Präfrontalkortex weitergeleitet. Anschließend assimilieren und interpretieren zahlreiche Netzwerke die sensorischen Erlebnisse und die viszeralen Empfindungen. Unter dem Einfluß der Signale in diesen Netzwerken bewegen sich Befehle vom motorischen Kortex abwärts zum Hirnstamm und treten zu Nerven, Organen und Muskeln in Verbindung, um Bewegungen und Verhaltensweisen zu initiieren.

Der Hirnstamm fungiert nicht nur als Relaisstation, sondern er integriert und moduliert auch sensorische und motorische Informationen, um autonome Reaktionen wie die der Atmung, der Herzfrequenz und der Verdauung zu koordinieren. Dies geschieht mit Hilfe zahlreicher Feedbackschleifen, deren Aufgabe es ist, unsere körperlichen Ressourcen sinnvoll zu nutzen und die Homöostase aufrechtzuerhalten.

Die Feedbackschleifen nutzen vorhandene Ressourcen, um physiologische Zustände der Verbundenheit, der Aktivierung oder des Shutdown zu unterstützen.

Mittels des Hirnstamms und der Feedbackschleifen wirken der Sicherheit vermittelnde Input der gefilterten SSP-Musik und die Co-Regulation des SSP-Praktikers auf die Herzfrequenz, die Atmung und die soziale Verbundenheit ein. Je mehr Signale für Sicherheit den Hirnstamm erreichen, um so mehr beruhigende Signale mit dem Potential, Offenheit, Verbundenheit und allgemeines Wohlbefinden zu stärken, werden in den Körper übermittelt.

## Das SSP ist eine passive Therapie

Als passive Therapie ermöglicht das SSP den Zugang zum ANS von Klienten, ohne daß diese in irgendeiner Weise selbst aktiv zu werden brauchen. Die frequenzgefilterte Musik präsentiert dem Nervensystem ein Klangmuster, das dieses unmißverständlich als Folge von Signalen für Sicherheit deuten kann. Die Klänge, die das Nervensystem erreichen, beeinflussen direkt das ANS, ohne daß die Klienten die Wirkung bewußt wahrzunehmen brauchen oder daß sie durch einen physischen Prozeß bestätigt werden müssen.

In unserem Alltagsleben gibt es auch andere Formen von passivem Input, da uns ständig Signale aus unserer Umgebung und von anderen Menschen erreichen. Mimischer Ausdruck, Körpersprache, auditive Signale, der Kontext der Umgebung, soziale und visuelle Signale – all dies kann sich auf unser Sicherheitsgefühl auswirken.

Sobald wir uns in einem sicheren Zustand befinden, wird unser gesamtes Nervensystem einschließlich der höheren Gehirnstrukturen für weitere Veränderungen mittels aktiverer Ansätze aufgeschlossener, wozu viele therapeutische Modalitäten und Disziplinen zählen, beispielsweise Psychotherapie, Ergotherapie, Tanz-, Spiel- und Bewegungstherapie sowie Atemarbeit, Gesang, Rezitation, Yoga-Haltungen und Meditation, also auch Dinge, die wir selbständig und ohne Hilfe praktizieren können.

Indem das SSP den Vagusnerv und das System für soziale Verbundenheit (SES) aktiviert, unterstützt und erweitert es die Veränderung mit Hilfe der genannten und anderer Verfahren. Wahrscheinlich wird sowohl die Wirkung des SSP als auch die der anderen Modalität durch die Kombination beider verstärkt. So könnten Veränderungen durch das SSP kumulativ wirken und sich selbst erhalten.

## Das SSP als nichtinvasiver akustischer Stimulator des Vagusnervs

Das SSP wurde sehr treffend als »akustischer Vagusnervstimulator« bezeichnet und entsprechend patentiert, um das Verfahren von der Funktionsweise von Geräten für die herkömmliche Art der Vagusnervstimulation (VNS) zu unterscheiden. VNS-Geräte stimulieren den Vagusnerv elektrisch, um auf Störungen wie Epilepsie und behandlungsresistente Depression therapeutisch einzuwirken. Die Food and Drug Administration der USA hat dieses Verfahren im Jahre 1997 zunächst für die Behandlung von Epilepsie und 2005 auch von Depression genehmigt. Die ersten VNS-Geräte wurden noch implantiert, aber mittlerweile existieren nichtinvasive VNS-Geräte, bei denen die Stimulation durch die Haut erfolgt. Mittlerweile gibt es zahlreiche nichtinvasive Vagusnervstimulatoren, die für die Behandlung eines umfassenderen Spektrums von Störungen wie Migräne, Angst und Entzündungsprozesse gedacht sind.

VNS-Geräte ähneln Prothesen, welche die Vagusnervaktivität künstlich verstärken, um bestimmte Symptome zu reduzieren. Doch anders als das SSP wirken sie meist nur vorübergehend. Wird das VNS-Gerät ausgeschaltet, verschwinden die Reaktionen, die seinem Einfluß zuzuschreiben sind. Eine Studie mit Jugendlichen, die unter funktionellen Abdominalbeschwerden litten, zeigte, daß die Schmerzen während der VNS-Behandlung nachließen, nach Ende der Stimulation jedoch zurückkehrten.[10]

So wichtig VNS-Geräte für die Linderung von Symptomen sein mögen, so wenig ist erwiesen, daß sie längerfristige Veränderungen bewirken oder das ANS flexibler und resilienter zu machen vermögen. *SSP Balance* ähnelt dem Standardmodus der VNS, weil dieser Modus ein stabiles Frequenzband hat und weil er das mit dem Hören assoziierte neuronale Netzwerk nicht proaktiv trainiert. Allerdings verändert er im gegenwärtigen Augenblick zeitweise den autonomen Zustand. Trotz der Fähigkeit des Modus, den autonomen Zustand eines Klienten einem ruhigeren, einladenderen ventral-vagalen Zustand näher zu bringen, hängt die Dauer dieser Wirkung von der Resilienz des ANS des betreffenden Klienten zum gegebenen Zeitpunkt ab.

Hingegen ist *SSP Core* als neuronale Übung gedacht, welche die Zustandsregulation stärkt, um die Resilienz zu verbessern. Wie ein VNS-Gerät stimuliert auch *SSP Core* den Vagusnerv, erreicht dies aber durch eine umfassendere Herausforderung des Nervensystems. Die gefilterte Musik des SSP aktiviert und deaktiviert die Vagusbremse und bringt dadurch das ANS des hörenden Klienten dazu, zwischen Defensivzuständen und einem ventral-vagalen Zustand häufig hin und her zu pendeln. Diese Bewegung verstärkt Flexibilität und Leistungsfähigkeit des ANS. Durch *SSP Core* erreichte Verbesserungen können lange anhalten und wirken sich auf verschiedene Bereiche wie Verhalten, Emotionen, Empfindungen und Physiologie aus. Das SSP fördert Resilienz und Flexibilität des physiologischen Zustandes, wie Körpertraining die Muskeln stärkt. Krankheiten, Verletzungen und unzuträgliche Erlebnisse können diese Verbesserungen zeitweilig beeinträchtigen, aber SSP-Praktiker haben festgestellt, daß die Verbesserungen durch Wiederholung der SSP-Arbeit wiedererlangt werden können.

## Zusammenfassung vorliegender Untersuchungen in Form von Diagrammen, Tabellen und Graphiken

Im Folgenden fassen wir die wissenschaftlichen Untersuchungen zusammen, die über das Listening Project Protocol (LPP) und über das Safe and Sound Protocol (SSP) durchgeführt wurden. Wir skizzieren die Resultate dieser Arbeit und präsentieren die zentralen Erkenntnisse in Diagrammen, Tabellen und Graphiken.

### Das SSP verbessert die auditive Verarbeitung[11]

*SCAN-Standard-Scores* von Teilnehmern mit Autismus-Spektrum-Störung (ASD) vor und nach der Intervention, verglichen mit den Resultaten bei Teilnehmern einer Kontrollgruppe. Die Fehlerbalken repräsentieren +/– zwei Standardabweichungen vom Mittelwert. ** = p<.01.

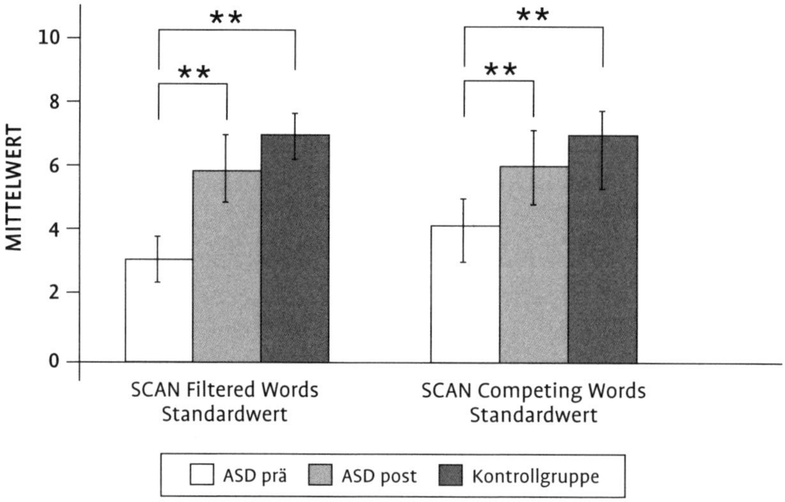


In einer mittels Peer-Review geprüften Studie wurden autistische Personen mit geringerem Unterstützungsbedarf unter Verwendung des LPP, des Vorläufers des SSP, getestet. Die Assessments umfaßten Fragebögen für die Eltern, einen Test der auditiven Verarbeitung und die Überwachung der Herzfrequenz. Die Studie zeigte, daß sich die auditive Verarbeitung nach der Intervention gebessert hatte.

War die auditive Verarbeitung bei der Stichprobe aus Patienten mit ASD vor der Intervention stark beeinträchtigt gewesen, so erreichte sie danach ein Niveau, das demjenigen bei der Kontrollgruppe sehr ähnlich war. Die auditive Verarbeitung wurde mit Hilfe des SCAN-3-Tests für Störungen der auditiven Verarbeitung evaluiert (SCAN-3:C für Kinder und SCAN-3:A für Erwachsene und Jugendliche). SCAN-3 ist ein zuverlässiges Assessment-Instrument für die Evaluierung von Störungen der auditiven Verarbeitung. Die beiden Subskalen – *Filtered Words* und *Competing Words* – zielen auf die Fähigkeit, auf Klänge und ihre Bedeutung zu fokussieren, wobei konkurrierender auditiver Input ausgefiltert wird. In einer Untersuchung, an der 33 Personen mit ASD im Alter von 6 bis 21 Jahren und 49 Angehörige einer Kontrollgruppe im Alter von 6 bis 21 Jahren beteiligt waren, konnten bei der ASD-Gruppe signifikante Verbesserungen hinsichtlich der Situation vor der Intervention verglichen mit der Situation danach beobachtet werden. Die Veränderungen waren so stark, daß sich die Post-Interventions-Werte der ASD-Gruppe auf den SCAN-3-Subskalen nicht mehr signifikant von den Werten der Kontrollgruppe unterschieden.

Außerdem wurde mit Hilfe der Amplitude der Respiratorischen Sinusarrhythmie (RSA) die Regulation des ventral-vagalen Zustandes getestet. Der Studie zufolge hatte sich die Regulation des Vaguszustandes nach der Intervention gebessert.

**Das SSP verbessert Hörempfindlichkeit, Spontansprache, Hören und Emotionskontrolle**[12]

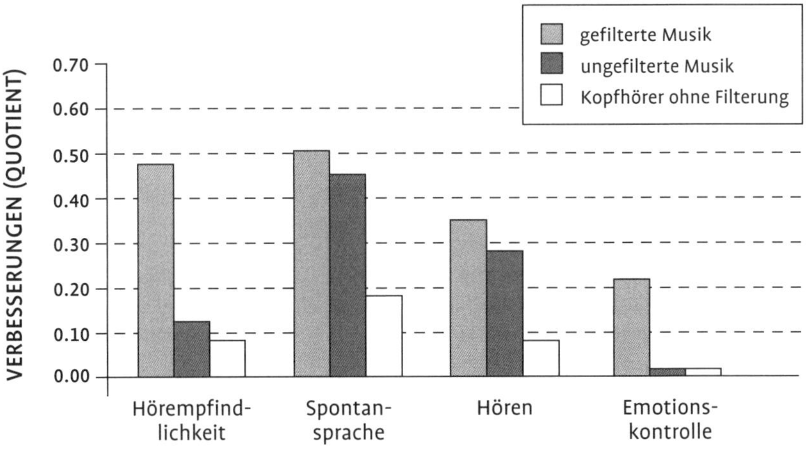

In einer zweiten, ebenfalls in Form von Peer-Review geprüften Studie wurden in zwei Versuchen autistische Kinder evaluiert, die das LPP genutzt hatten. Versuch 1 testete den Unterschied zwischen ruhigem Spiel, während die Probanden über Kopfhörer frequenzmodifizierte Musik hörten und während sie über die Kopfhörer keine Musik hörten. Versuch 2 testete den Unterschied zwischen der Nutzung der Intervention mit frequenzmodifizierter Musik und beim Anhören nicht modifizierter Musik. Obwohl die Eltern der Kinder nicht wußten, welcher der beiden Gruppen ihr Kind angehört hatte, berichteten diejenigen, deren Kinder in beiden Versuchen die Intervention vollständig erhalten hatten, über signifikante Verbesserungen hinsichtlich der Hörempfindlichkeit, des Hörens, des Sprechens und der Emotionskontrolle. Die Aufteilung der Studie in zwei Versuche ermöglichte den Forschern, die Wirkung gefilterter Musik und normaler, ungefilterter Musik zu unterscheiden. Das Diagramm veranschaulicht die aus den beiden Versuchen gewonnenen Resultate.

Wie das Diagramm zeigt, verringerte das Anhören frequenzgefilterter Musik selektiv die Hörempfindlichkeit und verbesserte die Emotionskontrolle, wohingegen das Anhören sowohl der frequenzgefilterten als auch der ungefilterten Musik die Spontansprache und das Hören verbesserte. Weitere Evaluationen ergaben, daß bei einer Teilgruppe der Kinder, bei denen nach der Intervention eine Verbesserung der Hörempfindlichkeit festgestellt worden war, bei der Ausführung eines zehnminütigen semistrukturierten spielbasierten Protokolls auch das Sharing-Verhalten gestärkt wurde.

## Das SSP verbessert bei Menschen mit Autismus die Regulation von Hypersensibilitäten[13]

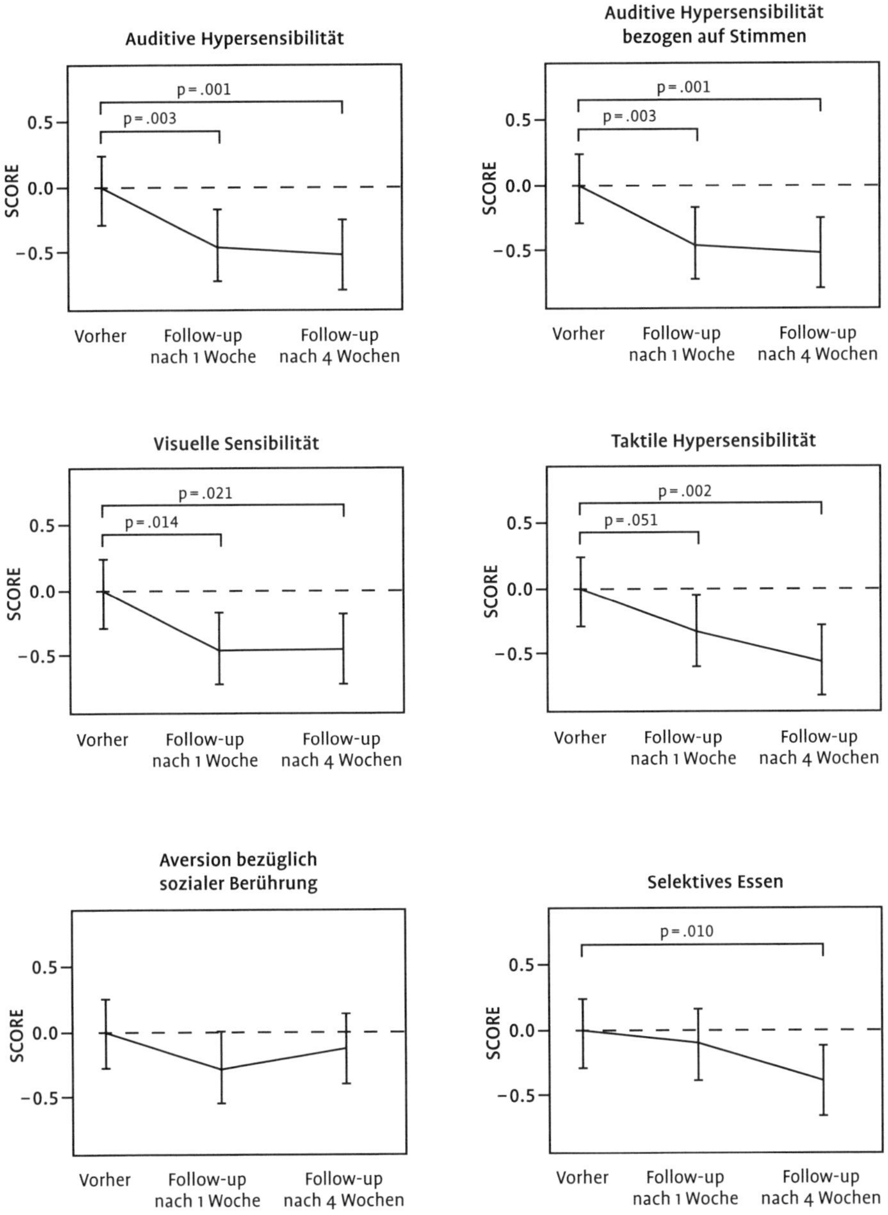

Dies ist die erste Studie, die sich mit der Wirkung des SSP auf Hören, Sehen, taktile Sensibilität und selektives Essen befaßt, sowie die erste Studie über die Wirkung des SSP auf Autismus-Spektrum-Störungen (ASD) aus Deutschland. Im Rahmen der Studie wurden 37 Kinder und Erwachsene mit Autismus dem SSP entsprechend behandelt. Die mit Hilfe der *Brain-Body Center Sensory Scales* (BBCSS) gewonnenen Resultate ließen anläßlich der beiden Follow-up-Assessments eine Woche und vier Wochen nach der Behandlung eine Verringerung der auditiven Hypersensibilität, der Hyposensibilität für die menschliche Stimme und der visuellen Hypersensibilität erkennen. Hinsichtlich der taktilen Hypersensibilität und des selektiven Eßverhaltens wurde beim Follow-up-Assessment nach vier Wochen ein signifikanter Rückgang festgestellt.

### Das SSP verbessert die Resultate hinsichtlich autonomer Reaktivität, Angst und Depression[14]

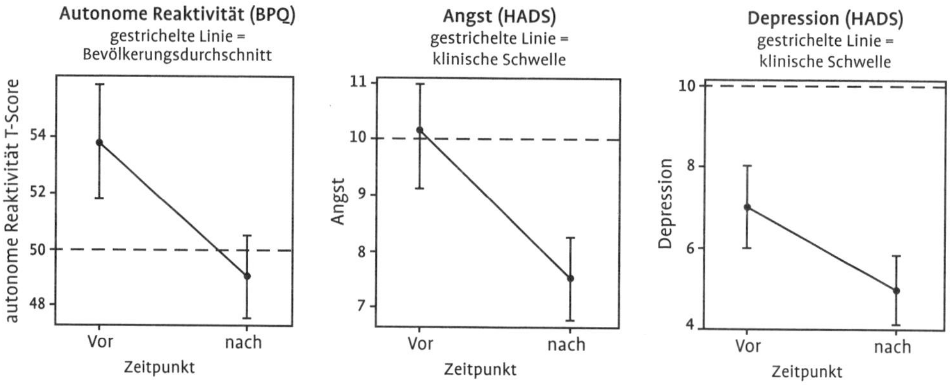


Die Kurzform des *Body Perception Questionnaire* (BPQ) [siehe Arielle Schwartz: *Traumabehandlung mit Yoga.* Lichtenau 2025, S. 208 f.], eine vom Porges-Labor entwickelte Skala, und die *Hospital Anxiety and Depression Scale* (HADS) wurden vor und nach der Anwendung des SSP bei 33 Klienten, die unter Problemen hinsichtlich ihrer Stimme, der Kehle und der Atmung litten, appliziert. Die Untersuchungen ergaben einen signifikanten Rückgang der Probleme bei allen Teilskalen. Das SSP verringerte nicht nur die Angst- und Depressionssymptome und wirkte sich auf die Funktionsfähigkeit des ventralen Vaguskomplexes aus, wie die reduzierten Werte auf der supradiaphragmatischen Teilskala belegen, sondern es kam offenbar auch zu einer Reduktion der Symptome, die in den vom dorsalen Vagus regulierten Organen zum Ausdruck kommen. Insgesamt deuten diese Resultate darauf hin, daß bei den Teilnehmern der Studien nach der SSP-Anwendung eine Verbesserung hinsichtlich der autonomen und emotionalen Regulation eintrat.

## Das SSP verbessert das Verhalten hinsichtlich sozialer Verbundenheit und körperlicher Bewegung und unterstützt die Reduzierung von Symptomen funktioneller neurologischer Störungen[15]

Messungen mittels der *Depression, Anxiety and Stress Scales* (DASS) und des *Body Perception Questionnaire* (BPQ) vor und nach der Behandlung

| | Messung & Bereich | vor SSP | 1 Monat nach SSP |
|---|---|---|---|
| Depression, Anxiety + Stress Scales | Depression Scale | 18 *(klinischer Bereich)* | 2 *(normaler Bereich)* |
| | Anxiety Scale | 21 *(klinischer Bereich)* | 1 *(normaler Bereich)* |
| | Stress Scale | 17 *(klinischer Bereich)* | 8 *(normaler Bereich)* |
| | **Gesamt-DASS-Score** | 56 *(klinischer Bereich)* | 11 *(normaler Bereich)* |
| Body Perception Questionnaire | Body Awareness (T-Score) | 63.4 *(klinischer Bereich)* | 42 *(normaler Bereich)* |
| | Supradiaphragmatische Reaktivität (T-Score) | 70.6 *(klinischer Bereich)* | 43.7 *(normaler Bereich)* |
| | Subdiaphragmatische (Bauch) Reaktivität (T-Score) | 72.8 *(klinischer Bereich)* | 36.6 *(normaler Bereich)* |

In einer von der *Harvard Review of Psychiatry* veröffentlichten Fallstudie wurde bei einem Kind mit einer funktionellen neurologischen Störung, das auf andere Behandlungen nicht angesprochen hatte, nach einer SSP-Behandlung eine transformierend wirkende Reaktion dokumentiert. Insbesondere seine soziale Verbundenheit und die körperliche Mobilität verbesserten sich signifikant. Das Kind mußte unter anderem keinen Rollstuhl mehr benutzen, es konnte wieder normal gehen, und es erlangte seine Fähigkeit zu klettern und sich an Spielen zu beteiligen wieder.

Wie das Diagramm veranschaulicht, veränderte sich die Situation hinsichtlich Angst und Depression verglichen mit dem Zustand vor der SSP-Behandlung so deutlich, daß die Werte aus dem ursprünglich bedenklichen klinischen Bereich in den Normalbereich zurückfielen. Außerdem kehrten die mit dem Body Perception Questionnaire gemessenen Werte für Körpergewahrsein und autonome Reaktivität aus dem ursprünglich bedenklichen klinischen Bereich in den Normalbereich zurück.

## Das SSP mildert Hyperarousal, einen negativen Gemütszustand und kognitive Symptome[16]

In einer noch unveröffentlichten Pilotstudie wurden PTBS-Klienten mit traumabewußter Psychotherapie z. T. in Verbindung mit dem SSP (19 Teilnehmer) und teilweise ohne SSP (12 Teilnehmer) behandelt. Die Resultate zeigen, daß die zusätzliche Nutzung des SSP die klinischen Resultate positiv beeinflußte, was sich in Form von statistisch signifikanten Symptomrückgängen niederschlug. Die Teilnehmer der mit SSP behandelten Gruppe berichteten anläßlich des Follow-up-Assessments nach einer Woche über eine stärkere Besserung der PTBS-Symptome als die ausschließlich psychotherapeutisch behandelte Gruppe (13.67 versus 2.50, $p < .05$). Post-hoc-Analysen zeigten, daß die Differenzen zwischen den Gruppen auf Verringerungen des Hyperarousal ($p < .01$) und negativer Stimmungen und Kognitionen ($p < .05$), jedoch nicht von Reinszenierungs- oder Vermeidungssymptomen beruhten. Alle signifikanten Effekte (PTBS-Symptome, Hyperarousal und negative Stimmungen und Kognitionen insgesamt) hatten beim Follow-up-Assessment (nach 4 Wochen) weiterhin Bestand. Die Klienten berichteten, daß sie mit der SSP-Arbeit gut zurechtkamen. 75 Prozent berichteten, die Arbeit habe ihnen geholfen, die Behandlungsziele zu erreichen, und 87.4 Prozent sahen den Hörsitzungen freudig entgegen.

## Real-World-Evidenz

*Real-World-Evidenz* (RWE) nutzt Daten, die nicht im Rahmen von traditionellen klinischen Versuchen und kontrollierten Experimenten gewonnen wurden, etwa in Form von medizinischen Aufzeichnungen, Krankenakten und sogar durch Gesundheits-Apps auf Smartphones. Solche Daten geben Aufschluß darüber, wie Behandlungen wirken und ob es gefahrlos möglich ist, sie im Alltag zu nutzen. RWE hat gegenüber den Resultaten klinischer Untersuchungen verschiedene Vorteile. Sie spiegelt das Verhalten in der realen Welt, bezieht größere und diversere Teilnehmergruppen ein und liefert schneller Resultate. Allerdings hat sie auch gewisse Nachteile, etwa den, daß sie auf Variablen und potentiell verzerrende Tendenzen einen geringeren Einfluß hat.

Unyte Health sammelt RWE aufgrund von Online-Assessments, die von den Klienten von SSP-Praktikern stammen. Die Daten geben Aufschluß darüber, wie Klienten unter alltäglichen Lebensbedingungen auf SSP-Behandlungen reagieren; es werden aber keine Vergleiche mit anderen Behandlungsarten angestellt, und es werden auch keine individuellen Faktoren untersucht, die Resultate beeinflussen können. Die Klienten von SSP-Praktikern haben Zugang zu verschiedenen Online-Assessments auf dem Dashboard von Unyte. Der SSP-Praktiker empfiehlt dem Klienten ein bestimmtes Assessment, und der Klient entscheidet frei darüber, ob er das Assessment durchführen will. Nachdem die Daten in das System eingegeben wurden, werden alle auf die Identität des Teilnehmers verweisenden Informationen entfernt.

Anders als Laborstudien und klinische Studien sind hier keine Parallelstichproben mit Kontrollgruppen und kein selektives Sampling auf ein spezielles medizinisches Problem hin im Spiel, und es geht auch nicht um eine bestimmte Vorgeschichte. Die Daten geben vielmehr Aufschluß über die Wirkung auf Klienten, die eine SSP-Behandlung von einem Praktiker erhalten haben, der die Methode im Rahmen seines Behandlungsansatzes nutzt. Die meisten Praktiker nutzen das SSP als adjunktive Therapie. Die Daten repräsentieren die Veränderung der Reaktionen eines Klienten nach Abschluß des fünfstündigen SSP-Programms. Dabei ist zu beachten, daß die Zeitspanne, in der das fünfstündige Programm durchgearbeitet wird, stark variieren kann und daß Klienten manchmal zusätzliche therapeutische Unterstützung erhalten.

Die berichteten Assessments spiegeln Symptome, die mit einer Diagnose verbunden sind; sie stellen also nicht selbst eine Diagnose dar. Klienten, die bei SSP-Praktikern vorstellig werden, werden häufig gebeten, gängige Assessment-Instrumente für bestimmte Störungsbilder durchzuarbeiten, die auf dem Diagnostischen und Statistischen Manual Psychischer Störungen (DSM-5) basieren, nämlich solche für Angst (*General Anxiety Disorder-7* oder GAD-7), Depression (*Patient Health Questionnaire-9* oder PHQ-9) und für Posttraumatische Belastungsstörungen (*PTSD*

*Checklist-5* oder PCL-5). Betreuern von Kindern, die sich mit beeinträchtigten psychosozialen Funktionen vorstellen, wird die viel benutzte *Pediatric Symptom Checklist* (PSC) vorgelegt.

Die RWE entsprach den Ergebnissen klinischer Untersuchungen und Laborstudien. Alle Assessments ließen einen Rückgang der Symptome erkennen, und 80 bis 90 Prozent der Klienten berichteten über Zustandsverbesserungen. Noch ermutigender war die Wirkung des SSP bei denjenigen, deren Daten berechtigten Grund zur Sorge vermuten ließen. In dieser Untergruppe hatte nach der SSP-Behandlung etwa die Hälfte kein Besorgnis rechtfertigendes Symptomprofil mehr.

### Real-World-Evidenz

| Assessment | Funktion | Stichproben-größe | Besserung | klinisch→ nicht-klinisch | T-Wert | Signifikanz-niveau |
|---|---|---|---|---|---|---|
| GAD-7 | Angst | 313 | 86% | 61% | 21.8 | p<.0001 |
| PHQ-9 | Depression | 208 | 81% | 54% | 10.7 | p<.0001 |
| PCL-5 | PTBS | 120 | 91% | 63% | 13.7 | p<.0001 |
| PSC | psychosoziale Funktion | 94 | 83% | 47% | 8.0 | p<.0001 |

Obwohl das SSP erst seit kurzer Zeit zu den therapeutischen Methoden zählt, hat es sich als sehr wirksam bei der Arbeit an mit autonomer Dysregulation zusammenhängenden Symptomen und Merkmalen erwiesen, weil es das Nervensystem in einen Zustand der Sicherheit zu versetzen vermag. Das SSP läßt sich problemlos mit vielen anderen Disziplinen verbinden, und es ist in der Lage, die Bereitschaft für die Arbeit mit anderen Modalitäten und die Fähigkeit, damit Fortschritt zu erzielen, zu verbessern. Viele von Experten begutachtete Studien, klinische Untersuchungen und Fallstudien haben gezeigt, daß das SSP unabhängig davon, ob es separat oder als Ergänzung zu anderen Methoden eingesetzt wird, zur Verbesserung der Flexibilität und Adaptabilität des ANS beiträgt, was sowohl für das psychische als auch für das körperliche Wohlbefinden von großer Bedeutung ist.

# 3

# Wie das Safe-and-Sound-Protokoll wirkt

Basierend auf der PVT und mit dem Ziel entwickelt, die Regulation des autonomen Zustandes zu verbessern und die Verbindung zu anderen Menschen zu stärken, beruht die Wirkung des SSP auf der Infusion einer *Essenz von Sicherheit* in das Nervensystem des Klienten. Dies ist der erste Schritt auf dem Weg zu jeder Heilung.

Die PVT zeigt auf, daß unser Überleben und unsere Fähigkeit zu gedeihen von der Beeinflussung unseres physiologischen Zustandes mit Hilfe sozialer Verbundenheit abhängt. Ein wichtiges Beispiel hierfür – auch wenn nicht jeder Mensch es persönlich erlebt hat – ist die tiefe Verbindung zwischen einer Mutter und ihrem Baby und die außergewöhnlich starke Verbundenheit zwischen ihnen, wenn sie voll und ganz auf einander bezogen sind. Beider Mimik, Bewegung und Energie werden im Zustand der Co-Regulation synchronisiert. Ihre spürbare Verbundenheit belegt die Bidirektionalität sozialer Interaktion. Nicht nur die Mutter reguliert das Kind, sondern das Kind reguliert auch die Mutter. Diese Verbundenheit ist wichtig für das emotionale Wohl und die physische Gesundheit von Mutter und Kind.

Das Gefühl des Vertrauens und der Sicherheit kann durch Klänge übermittelt werden, etwa durch ein Schlaflied, das die Mutter singt. Das SSP kann zwar nicht die intime Verbindung zwischen einer Mutter und ihrem Kind reproduzieren, aber die Signale für Sicherheit, die es aussendet, sind eine wertvolle Alternative und ein wichtiger Beitrag für die Förderung von Vertrauen.

## Warum das SSP wirkt

Die bisherigen wissenschaftlichen Untersuchungen über das SSP reichen nicht aus, um alle Wirkmechanismen dieses Ansatzes zu verstehen. Doch läßt sich seine Wirkmacht mit Hilfe der Konzepte und Prinzipien der PVT, mit denen wir uns im folgenden befassen werden, erklären. Außerdem werden wir untersuchen, wie das SSP bestimmte körpereigene Systeme verändert, und wir erkunden den Beitrag anderer Systeme und Funktionen zu dem, was SSP-Praktiker und ihre Klienten erleben.

Ein wichtiger Aspekt der SSP-Arbeit ist, daß die Klienten nicht völlig verstehen müssen, *wie* diese vor sich geht, *damit* sie stattfinden kann. Entscheidend ist, daß die Klienten zusammen mit ihren Betreuern im gegenwärtigen Augenblick präsent bleiben und daß sie eine tiefreichende Beziehung zueinander aufbauen. Doch für die Neugierigen unter den Lesern erklärt dieses Kapitel die dem SSP zugrunde liegenden Mechanismen.

## Neueinstimmung des ANS durch das SSP

Wenn Klienten sich die SSP-Playlists anhören, wird ihre Vagusbremse abwechselnd aktiviert und deaktiviert. Dies fördert Veränderungen ihrer Position auf dem Kontinuum autonomer Zustände im Einklang mit den Frequenzveränderungen der gefilterten Musik. Die dynamischen Frequenzveränderungen geben vielfach Gelegenheit, einen verbundenen ventral-vagalen Zustand zu erleben und aus einem Defensivzustand in jenen zurückzukehren. Dieses Üben der Bewegung im Kontinuum autonomer Zustände verbessert die Fluidität und Flexibilität und reorganisiert und kalibriert so allmählich das ANS und verbessert die Fähigkeit, nach einer schwierigen Situation in den Zustand der Homöostase zurückzukehren.

Dieser Prozeß trägt zum Aufbau und zur Verstärkung neuronaler Verbindungen in den myelinisierten Nervenbahnen bei. Das Myelin, eine fettreiche Schicht von Axonen (den Nervenfasern, die elektrische Signale übermitteln) beschleunigt nicht nur die Signalübermittlung in einem neuronalen Netzwerk, sondern macht die Kommunikation auch reibungsloser und effizienter.

Die neuronalen Netzwerke des ANS werden durch Aktivierung gestärkt. Durch wiederholtes Trainieren der Bewegung im autonomen Kontinuum mit Hilfe der Regulation durch die Vagusbremse verstärken wir die neuronalen Verbindungen. Dieses Training des Nervensystems stärkt die autonome Flexibilität und Resilienz.

Auch nach Abschluß der SSP-Arbeit bleiben die neuen Muster autonomer Flexibilität im Nervensystem erhalten, und sie werden weiter gestärkt. Bei unseren alltäglichen Aktivitäten in der Welt und bei der Pflege sozialer Kontakte spielen der auditive Input und die Neurozeption auch weiterhin wichtige Rollen. Sind die Signale für Sicherheit oder Gefahr, die durch die Stimmen von Menschen und durch Umgebungsgeräusche übermittelt werden, mit den von diesen Beziehungen und Umgebungen ausgehenden Gefühlen der Sicherheit oder Gefahr im Einklang, stimmt sich das Nervensystem durch entsprechende Bewegungen im autonomen Kontinuum weiterhin neu ein.

## Die Macht der Co-Regulation

Co-Regulation ist die reziproke und unterstützend wirkende Bezogenheit zwischen Menschen (und tierischen Gefährten), die durch Aktivierung des Systems für soziale Verbundenheit (SES) gefördert wird. Sie wird gespeist durch die authentische Verbindung zwischen Menschen, die zu anderen auf positive Weise in Kontakt treten können. In solchen Beziehungen fühlen sich alle geschätzt und gehört und befinden sich in Synchronie mit ihrem Gegenüber.

Worte sind für die Co-Regulation nicht erforderlich. Wie bereits erwähnt wurde, spüren Babys die Verbindung, ohne sprachliche Mittel zu benutzen, und tatsächlich können wir alle das. Die vom Nervensystem eines Menschen ausgehenden und einen anderen Menschen erreichenden Signale sind viszeraler Natur und wirken reziprok, und sie aktivieren mit Hilfe des ventralen Vaguskomplexes eine Physiologie der Verbundenheit. Wenn wir eine oder mehrere co-regulierende Beziehungen zu anderen Menschen pflegen, fühlen wir uns sicher und verbunden. Dies zu erleben ermöglicht uns die Selbstregulation, wenn wir auf uns gestellt sind.

Die eingestimmte Präsenz eines mitfühlenden SSP-Praktikers und die gefilterte Musik des SSP sind hochwirksame Aspekte der Co-Regulation. Beides verbindet sich zu einer sich vervielfältigenden Wirkung.

## Aktivierung des Systems für soziale Verbundenheit (SES)

Bestandteil unserer Physiologie ist ein bidirektionaler Schaltkreis für die Kommunikation zwischen Körper und Gehirn, dessen Ausgangspunkt der Hirnstamm ist. Von dort ausgehend – genauer gesagt vom ventralen Vaguskomplex aus – ist die ventrale Bahn des Vagusnervs, unsere beruhigend wirkende Nervenbahn, mit vier weiteren Kranialnerven (KN) verbunden, die zusammen das System für soziale Verbundenheit (SES) bilden. Die fünf am SES beteiligten Kranialnerven sind der Trigeminusnerv (CN V), der Gesichtsnerv (CN VII), der Zungenschlundnerv (CN IX), der Vagusnerv (CN X) und der Akzessorius (CN XI).

Diese Nervengruppe innerviert die Muskeln des Kopfes, des Gesichts, der Ohren, der Kehle, des Herzens und der Lunge. Haben Sie eine erfreuliche Begegnung mit einem Freund, und Ihre wie auch seine Mimik und Stimme werden durch die Freude am Kontakt zum anderen belebt, so ist diese Reaktion ein Resultat der Aktivität der Kranialnerven, die zum System für soziale Verbundenheit gehören.

Diese Nerven umfassen sowohl afferente (sensorische) als auch efferente (motorische) Bahnen, die unsere sozialen, emotionalen und physischen Funktionen beeinflussen. Afferente Nervenbahnen verlaufen vom Körper zum Gehirn, wo sie Informationen über die Situation des Körpers und über die Neurozeption zum ventralen Vaguskomplex übermitteln und signalisieren, ob es angezeigt ist, den Vagus zu stimulieren oder zu dämpfen. Auf dieser Information basierend übermitteln die efferenten Nervenbahnen Informationen vom Gehirn in den Körper, um das soziale Verbundenheit stärkende Verhalten zu regulieren, was den stimmlichen Ausdruck, das Zuhören, die Mimik, die Haltung des Kopfes und die Regulation des Herzens und der Lunge einschließt.

Signalisieren afferente sensorische Signale vom Körper zum Hirnstamm eine Atmosphäre der Sicherheit, reagiert der ventrale Vaguskomplex darauf mit einer Verstärkung der Vagusstimulation und mit einer Förderung des ventral-vagalen Zustandes. Diese physiologische Veränderung führt zu einer Verringerung der Hypersensibilität bezogen auf Klänge, verbessert die Fähigkeit zur Wahrnehmung der menschlichen Stimme, verstärkt den mimischen Ausdruck (wodurch ein echtes Lächeln möglich wird, das an Fältchen in den Augenwinkeln zu erkennen ist), fördert eine voll klingende, melodiöse Stimme, eine fließende Atmung, ein Sinken der Herzfrequenz, Offenheit für sozialen Umgang, Gefühle der Zugehörigkeit und die Bereitschaft, sich auf Kontakt einzulassen. Erleben wir hingegen eine Neurozeption von Gefahr, findet das Gegenteil der aufgeführten Veränderungen zum Positiven statt. Dann weicht die Freundlichkeit aus unserem Gesicht, unsere Fähigkeit, menschliche Sprache wahrzunehmen, nimmt ab, unsere Stimme verändert sich, und unser gesamtes Verhalten strahlt aus, daß wir nicht bereit sind, zu anderen Menschen in Beziehung zu treten. Diese Dynamik erzeugt eine Feedbackschleife, in der unsere Physiologie unser System für soziale Verbundenheit beeinflußt und dieses wiederum auf die Physiologie einwirkt. Das Zusammenwirken ist ein Beleg für die schwierige Beziehung zwischen unserem physiologischen Zustand und unserem sozialen Verhalten, was die Bedeutung einer unterstützenden Umgebung für die Erhaltung der autonomen Balance hervorhebt.

## Die Wirkung von Klang und Hören auf den autonomen Zustand

Jedes der Zielorgane des Systems für soziale Verbundenheit ermöglicht uns, den ventralen Vaguskomplex zu aktivieren; doch für das Safe-and-Sound-Protokoll (SSP) wurde das auditive System gewählt, weil akustischer Input für uns relativ leicht zugänglich ist und weil es uns – wie übrigens auch allen anderen sozialen Säugetieren – angeboren ist, uns in Reaktion auf melodiösen vokalen Ausdruck zu beruhigen.

## Klangfrequenzen und das Autonome Nervensystem

Das ANS registriert bestimmte Klangqualitäten als Signale für Sicherheit, eine neutrale Situation oder eine Gefahr. Im Frequenzspektrum hörbarer Klangwellen liefern verschiedene Frequenzbereiche (ähnlich den verschiedenen Kanälen eines Funkgeräts) unserem Nervensystem unterschiedliche Informationen. Niedrige Frequenzen signalisieren in der Regel Gefahr (man denke an das Dröhnen von Donner, das Brüllen eines Löwen oder die Vibrationen bei einem Erdbeben), wohingegen hohe Frequenzen eine Atmosphäre der Dringlichkeit und Wachsamkeit erzeugen (man denke an Alarmanlagen, Sirenen von Rettungsfahrzeugen, Schreien oder an die hochfrequenten Geräusche, durch die ein Baby signalisiert, daß es in Not ist).[1] Im mittleren Frequenzbereich, den Sängerinnen ebenso wie Mütter, die ihrem Baby ein Schlaflied vorsingen, benutzen, sind die Laute einer einladenden menschlichen Stimme lokalisiert.

Unsere ersten Klangerlebnisse haben wir im zweiten Drittel der Schwangerschaft im Mutterleib. Die dort vorherrschenden Geräusche werden vom Herzschlag und von der Stimme unserer Mutter hervorgerufen. Im sechsten Monat unserer Entwicklung im Mutterleib nehmen wir die Prosodie der mütterlichen Stimme wahr – den Rhythmus, die Intonation und die Melodik ihres Sprechens. Die Stimme unserer Mutter ermöglicht uns unser frühestes wichtiges Klangerlebnis, das uns Behagen und Freude beschert.[2] Nach der Geburt ist das Gefühl der Verbundenheit mit unseren Bezugspersonen und ihre Regulation für uns unverzichtbar – so wichtig, daß wir es als biologisch zwingend, als eine Art biologischen Imperativ bezeichnen können. Neben der Aktivität anderer Systeme trägt unsere Reaktion auf die Prosodie zu unserem Gefühl der Sicherheit und unserer Fähigkeit, Beziehungen aufzubauen, bei.

Untersuchungen belegen die wichtige Rolle der Stimmen von Bezugspersonen für ein junges Nervensystem. Das gilt insbesondere für den mittleren Frequenzbereich (von ca. 1500 bis 3500 Hz) der Stimme der Mutter oder einer anderen wichtigen Bezugsperson sowie ihrer Sprachmelodie, weil diese offenbar das Unbehagen eines Säuglings zu lindern vermögen und die autonome Regulation nach Erleben eines Stressors verbessern können.[3] Außerdem besteht eine Korrelation zwischen der Stärke der autonomen Regulation des Kindes und den prosodischen Eigenschaften der mütterlichen Stimme, wobei die Mutter ihrerseits auf Signale des Unbehagens ihres Kindes reagiert.

## Sich mit Hilfe der Mittelohrmuskeln auf bestimmte Frequenzen einstimmen

Die Nervensysteme aller sozialen Säugetiere, nicht nur die von Menschen, zeichnet eine besondere Affinität zur Prosodie aus, und unsere Ohren verfügen über Strukturen, die sich auf die Frequenzen von Vokalisationen und Intonationen einstimmen können. Die kleinsten Muskeln im Körper, die Mittelohrmuskeln, kalibrieren unsere auditive Wahrnehmung für die Aufnahme verschiedener Frequenzbereiche. Sind diese Muskeln angespannt, versteifen sie die Kette der Gehörknöchelchen, kleiner Knochen im Mittelohr. Dadurch wird das Trommelfell gedehnt und für die Übermittlung der für die menschliche Stimme charakteristischen Frequenzen optimiert, die dann über den Hörnerv zum Kortex übermittelt und dort verarbeitet werden. Während diese Frequenzen im mittleren Bereich vom Gehirn wahrgenommen und verarbeitet werden, dämpft das angespannte Trommelfell die tieferen Frequenzen.[4]

Das Trommelfell funktioniert wie die Bespannung einer Kesselpauke: Der Grad seiner Angespanntheit entscheidet darüber, welche Frequenzen das Instrument hervorbringen kann. Je stärker die Anspannung, um so höher sind die Frequenzen, die es produziert. Perkussionisten benutzen das Pedal einer Kesselpauke, um das Resonanzfell stärker zu spannen oder es zu lockern und so die Stimmung des Instruments zu beeinflussen. Ähnlich verändert unser autonomer Zustand, gefördert durch den ventralen Vaguskomplex, über das Trommelfell in unserem Ohr die Aktivierung der Mittelohrmuskeln – konkret der Trommelfellspanner und der Steigbügelmuskel, die mit dem fünften und siebten Kranialnerv verbunden sind –, um die Anspannung des Trommelfells zu verändern und ihm so die Möglichkeit zu geben, sich dynamisch an verschiedene Arten von Klang und unterschiedliche Frequenzen anzupassen.

Befinden wir uns in einem verbundenen ventral-vagalen Zustand, versteifen sich die Mittelohrmuskeln, dehnen das Trommelfell und ermöglichen so weicheren, höherfrequenten Klängen, durch die Mittelohrstrukturen in das Innenohr zu gelangen und von dort über den Hörnerv das Gehirn zu erreichen. Dies verstärkt die Wahrnehmung der für die menschliche Stimme charakteristischen Frequenzen. Musik und stimmliche Äußerungen, die den Frequenzen der menschlichen Stimme entsprechen, können den natürlichen Wechsel in einen ventral-vagalen Zustand fördern.

In defensiven autonomen Zuständen entspannen sich die Mittelohrmuskeln – und folglich entspannt sich auch das Trommelfell –, was lauteren nieder- und hochfrequenten Klängen, die mit Gefahr und Angst assoziiert werden, Gehör verschafft, wohingegen die für die menschliche Stimme charakteristischen Frequenzen herausgefiltert werden. Der Hintergrundlärm, der uns umgibt und der sowohl niedrige als auch hohe Frequenzen umfaßt, kann die Stimmen von Menschen, mit denen wir interagieren, überdecken, was die Aktivierung eines Defensivzustandes zur Folge haben kann.

Im folgenden wird beschrieben, was Menschen erleben, deren Mittelohrmuskeln nicht normal ihre Funktion erfüllen oder deren Fähigkeit, sich korrekt auf die Frequenzen der menschlichen Stimme einzustimmen, aus anderen Gründen gestört ist. Eine Dysfunktion der Mittelohrmuskeln kann durch verschiedene weit verbreitete Faktoren zustande kommen:

- Infektionen der Ohren können Flüssigkeitsansammlungen im normalerweise nur mit Luft gefüllten Mittelohr zur Folge haben. Die Flüssigkeit in diesem Bereich kann Unbehagen verursachen und die Kontraktion der Mittelohrmuskeln behindern. Eine Einschränkung der Funktionsfähigkeit der Muskeln kann außerdem die Flüssigkeitsableitung durch die eustachischen Röhren beeinträchtigen, was einen Teufelskreis immer wieder neu aufflammender Ohreninfektionen initiieren kann, was die Mittelohrmuskeln noch unbeweglicher macht.
- Bei Menschen mit einem generell eingeschränkten Muskeltonus kann auch der Tonus der Mittelohrmuskeln reduziert sein. Dieser Zustand wird Hypotonie genannt und geht häufig mit bestimmten Erkrankungen und Störungen einher, wozu das Down-Syndrom, das Ehlers-Danlos-Syndrom, das Hypermobilitätssyndrom, das Prader-Willi-Syndrom, die Autismus-Spektrum-Störung und Muskeldystrophie zählen.
- Traumata, die chronische Defensivzustände hervorrufen können, führen häufig zu einer adaptiven Rekalibrierung der Mittelohrmuskeln, was ihre Responsivität bezüglich niederfrequenter und hochfrequenter Geräusche und Klänge im Gegensatz zur menschlichen Stimme priorisiert.
- Menschen mit einer Bell-Lähmung – einer Lähmung des Gesichtsnervs, die auch den Nervenstrang betrifft, der den Steigbügelhalter genannten Mittelohrmuskel und das Trommelfell reguliert –, berichten über Lärmempfindlichkeit und Schwierigkeiten, Sprache aus Hintergrundgeräuschen herauszufiltern.

Im Laufe der Zeit kann die Immobilität der Mittelohrmuskeln infolge eines der soeben genannten Probleme eine »erlernte Nichtnutzung« der Mittelohrmuskeln zur Folge haben und eine adaptive Rekalibrierung des gesamten Systems für soziale Verbundenheit einleiten. Doch mit Hilfe des SSP lassen sich die Mittelohrmuskeln reaktivieren und wieder auf die für die menschliche Stimme charakteristischen Frequenzen rekalibrieren.

## Das SSP reaktiviert und stärkt die Fähigkeit, Stimmen wahrzunehmen

Wie in der Beschreibung des SSP-Core-Programms in Kapitel 2 erwähnt wurde, beginnt die Filterung der dem SSP zugrunde liegenden Musik in der ersten Stunde damit, daß in den Aufnahmen ein sehr enges Frequenzband isoliert wird, das dem Frequenzbereich der menschlichen Stimme entspricht. Weil dies der einzige Input ist, werden diese destillierten Signale für Sicherheit unabhängig von der Befindlichkeit der Mittelohrmuskeln anfangs direkt vom auditiven Kortex empfangen.

Einige der Klienten, die mit dem SSP arbeiten, haben seit langem keine Sicherheit signalisierenden Geräusche und Klänge gehört. Kleine Kinder, deren Ohren an einer

Infektion erkrankt waren oder bei denen eine Autismus-Spektrum-Störung diagnostiziert wurde, reagieren erfreut auf die beruhigenden Klänge, und daß diese sich generell positiv auf ihr Verhalten auswirken, ist ganz offensichtlich.

Bei anderen – und das gilt insbesondere für Menschen, die von einer Vertrauensperson betrogen worden sind – rufen Sicherheit signalisierende Klänge Gefühle der Verletzlichkeit hervor. Wenn sie Signale für Sicherheit als bedrohlich empfinden, kann ihr Nervensystem darauf adaptiv mit einer Neurozeption der Verletzlichkeit reagieren. Deshalb können Menschen, die in der Vergangenheit sehr schwierige Situationen erlebt haben, gefilterte Musik manchmal anfangs nur jeweils für sehr kurze Zeit an sich heranlassen. Die SSP-Praktiker müssen die Reaktionen solcher Klienten sehr genau verfolgen und die Exposition jeweils der aktuellen Situation entsprechend anpassen.

Im weiteren Behandlungsverlauf wird die Filterung der Musik um das Frequenzspektrum der menschlichen Stimme herum expandiert und kontrahiert. Manchmal werden die Klänge in diesem Frequenzbereich so stark gedämpft, daß die Sprache unverständlich wird, was später wieder verändert wird. Dieses Variieren trainiert die Mittelohrmuskeln und kann eine erschöpfende Wirkung haben. Viele SSP-Klienten berichten, sie selbst oder ihr Kind hätten nach einer SSP-Sitzung tief geschlafen. Die Mittelohrmuskeln sind schnell zuckende Muskeln und ermüden deshalb schnell, was sich auf den ganzen Körper auswirken kann.

Die dem SSP implizite neuronale Übung wird so moduliert, daß sie den physiologischen Besonderheiten und Notwendigkeiten Rechnung trägt. So wie ein Sportler auf einem Laufband allmählich den Anstieg, die Geschwindigkeit und die Zeitspanne erhöht, um bestimmte Muskelgruppen zu beanspruchen und leistungsfähiger zu machen, stellt die allmählich gesteigerte Filterung der Musik sicher, daß die Arbeit mit dem SSP das Nervensystem des Klienten nicht übertrainiert, nicht überfordert und nicht erschöpft.

Nach Abschluß der Arbeit nach dem SSP-Core-Programm können Klienten die Frequenzen der menschlichen Stimme auch dann wahrnehmen, wenn sie mit dem vollständigen Klang- oder Geräuschspektrum konfrontiert werden. Diese Fähigkeit wird auch nach Abschluß der SSP-Arbeit weiter gestärkt, weil der Umgang mit anderen Menschen in einer Welt, in der das vollständige Frequenzspektrum ständig präsent ist, auch permanent die Mittelohrmuskeln trainiert.

## Das SSP verbessert den autonomen Zustand und die auditiven Verarbeitungsprozesse

Die Stärkung der Fähigkeit, Stimmen wahrzunehmen, wirkt regenerativ auf das ANS. Sind wir in der Lage, das vollständige Frequenzspektrum zu hören, können wir subtile Unterschiede der Tonhöhe und Klangcharakteristik sowie sprachliche Nuancen einschließlich der Betonung bestimmter Worte erkennen. Aufgrund dieser Hörschärfe ist es uns möglich, die Bedeutung von Wörtern, die mit ihnen verbundenen Emotionen und ihre Intention zu verstehen. Das schließt Ironie, Humor, Sarkasmus, den Ton und andere soziale Signale ein, die Klienten vor der SSP-Behandlung überhört haben.

Das korrekte Hören von Wörtern wird durch die Frequenzen menschlichen Sprechens ermöglicht. Konsonanten beanspruchen gewöhnlich höhere Frequenzen (im Bereich zwischen 1000 und 4000 Hertz). Werden diese Frequenzen aufgrund des Zustandes des ANS oder wegen Problemen, welche die Ohren betreffen, gedämpft, sind viele Konsonanten (insbesondere *s, f, sch, th* und *z*) schwer zu identifizieren. Weil sich viele Konsonanten am Ende von Wörtern befinden und weil sie weniger stark betont werden, kann es schwierig sein, Wörter zu unterscheiden, Anweisungen zu verfolgen und Gesprochenes klar zu verstehen.

Wenn wir etwas, das andere zu uns gesagt haben, falsch verstehen, kann das die Kommunikation mit ihnen stark beeinträchtigen. Dies erleben viele Menschen, deren System für soziale Verbundenheit aufgrund eines Entwicklungstraumas, von PTBS, Autismus, Angst, Depression oder anderen Arten autonomer Dysregulation gestört ist.

Ein ventral-vagaler Zustand trägt nicht nur zu besserer Sprachwahrnehmung und auditiver Verarbeitung bei, sondern kann auch auditive Hypersensibilität verringern. Hypersensibilitäten können Unbehagen und Schmerz verursachen, die Geräuschtoleranz beeinträchtigen, emotionale Belastungszustände verursachen und sogar die soziale Isolation verstärken. Streß, Angst und Depression können eine verstärkte Wahrnehmung von Lautheit und Unbehagen zur Folge haben, aber autonome Regulation vermag die Hypersensibilität zu verringern.

Jede der vier Komponenten auditiver Funktionen – die akustischen Eigenschaften von Klängen und Geräuschen, der autonome Zustand, die auditive Verarbeitung und die auditive Hypersensibilität – kann mit dem ANS interagieren, und sie alle können einander positiv beeinflussen. Dadurch entsteht eine synergistische Beziehung, durch die Verbesserungen hinsichtlich eines Faktors zu Verbesserungen hinsichtlich eines anderen Faktors führen können.

Entwicklungsgeschichtlich war die Fähigkeit, Hintergrundgeräusche auszublenden und auf bestimmte Frequenzen zu fokussieren, für Säugetiere wichtig, weil dies die Identifikation von Mitgliedern der eigenen Spezies ermöglichte. Heute spielt die Fähigkeit, sich auf die Stimmen anderer Menschen einzustimmen, eine wichtige Rolle hinsichtlich der Neurozeption von Sicherheit, des autonomen Zustandes, der auditiven Verarbeitung und der Verringerung von Hypersensibilität.

## Die Wirkung des SSP auf bestimmte Systeme

Andere noch nicht gründlicher erforschte biologische Mechanismen wie Signalreaktionen (*signaling responses*), Systeme, bei denen der Kortex und das Mittelhirn eine Rolle spielen, das endokrine System, das Immunsystem, das Neuropeptidsystem, die sensorischen Systeme und das limbische System, Entzündungsprozesse, Neurotransmitter, Muskeln, Faszien und die inneren Organe spielen bei den durch das SSP bewirkten Veränderungen wahrscheinlich ebenfalls eine Rolle. Diese umfassende Perspektive wird durch aktuelle neurowissenschaftliche Untersuchungen gestützt, die neuronale Verbindungen dokumentieren, welche Gehirn und Nervensystem mit allen Körperstrukturen und -funktionen verbinden. Wir hoffen, daß dies Kliniker und Wissenschaftler dazu motivieren wird, das SSP weiter intensiv zu erforschen.

Unser Fokus ist in diesem Buch auf das Autonome Nervensystem (ANS) und die Polyvagal-Theorie (PVT) gerichtet. Auf der Grundlage dieser Ansätze versuchen wir, eine plausible Erklärung für den möglichen Einfluß des SSP auf verschiedene Bereiche zu finden, in denen häufig beobachtbare Veränderungen stattfinden.

Alle im folgenden beschriebenen funktionalen Systeme wurden bisher als von unterschiedlichen neuronalen Schaltkreisen abhängig verstanden, obwohl sie tatsächlich durch das ANS und den physiologischen Zustand miteinander verbunden sind. Das SSP optimiert diese Systeme und Funktionen mit Hilfe des regulierenden Schaltkreises des ventralen Vaguskomplexes im Hirnstamm. Konkret präsentiert das SSP ein akustisches Muster, das die Neurozeption als Signal für Sicherheit identifiziert, das Reaktionen auf Gefahr abzumildern vermag. Auf diese Weise erlauben die Klänge und Geräusche dem Nervensystem buchstäblich, seine Defensivreaktionen aufzugeben und dadurch Offenheit, Co-Regulation und Soziabilität zu stärken.

### Sensorische Systeme

Zwischen dem autonomen Zustand und der Sensibilität bezogen auf Klang, Licht und Berührung besteht eine starke Beziehung. Dies ist Klinikern, die mit Autisten, Traumatisierten und Angstpatienten arbeiten, sowie anderen, die sich von der SSP-Arbeit eine Linderung ihrer Probleme erhoffen, wohlbekannt.

Wenn das ANS in einen Defensivzustand eintritt, wird die Funktionsfähigkeit des ventralen Vaguskomplexes beeinträchtigt, was eine deutliche Verringerung der Möglichkeiten sozialen Verhaltens beispielsweise in Form von Voreingenommenheit hinsichtlich der mit bestimmten Vokalisationen verbundenen Intention zur Folge hat. In überlebenssichernden autonomen Zuständen wird die vagale Regulation der Herzfrequenz und der sensorischen Systeme, die auf soziale Signale ausgerichtet sind, unterdrückt, und an ihre Stelle tritt eine verstärkte Sensibilität für Bedrohungssignale. Dies senkt die sensorischen Schwellen im taktilen, visuellen und auditiven Bereich und verringert gleichzeitig die Fähigkeit, Signale für Offenheit und Bereitschaft zu sozialer Interaktion zu erkennen. Diese Schwächung des Systems für soziale Verbundenheit (SES) ist für viele psychische Störungen und Verhaltensprobleme von zentraler Bedeutung.

Durch Beeinflussung des ventralen Vaguskomplexes beruhigt das SSP den autonomen Zustand und verringert Hypersensibilität in mehreren Bereichen. Das SSP vermag Hypersensibilität, wie sie in Verbindung mit Autismus und komplexen Traumata vorkommt, offenbar verläßlich zu verringern; das gleiche gilt offenbar auch für speziellere Sensibilitäten wie Misophonie. Die primären Wirkungen des SSP auf das sensorische System werden erreicht durch Beruhigung des autonomen Zustandes und die Aktivierung der Mittelohrmuskeln mit dem Ziel, das Signal-Stör-Verhältnis zwischen den Klangrepräsentationen der menschlichen Stimme und Hintergrundgeräuschen zu verbessern. Außerdem bewirkt das SSP eine generelle Verstärkung der parasympathischen Aktivierung, die sensorische Systeme wie den Sehsinn beeinflussen kann. Die Folgen sind die Verengung der Pupille und die Verringerung visueller Hypersensibilität.

## Kognitive Funktionen

Der autonome Zustand beeinflußt auch die kognitiven Funktionen. Wir alle haben schon erlebt, daß uns unsere höheren Denkfähigkeiten in Streßsituationen im Stich ließen, weshalb es uns schwerer fiel, uns an die Namen bestimmter Menschen und Objekte oder an bestimmte Wörter zu erinnern. Beispielsweise ist es manchmal, wenn man »spät dran« ist, schwierig, sich daran zu erinnern, wo man die Schlüssel aufbewahrt. Und wenn man einmal krank ist, fällt es einem manchmal schwer, sich an die eigenen Fragen oder die Antworten des Arztes zu erinnern, obwohl sie sehr wichtig sind. Weil wir als Menschen generell zum Entwickeln von Narrativen neigen, verfahren wir auch mit unseren Gedächtnisproblemen so, ohne zu merken, daß diese auf temporären Veränderungen unseres physiologischen Zustandes beruhen. Wird ein Defensivzustand chronisch, ist es nachvollziehbar, daß unser Zugang zu unseren Exekutivfunktionen und höheren kognitiven Fähigkeiten eingeschränkt wird.

Eine frühe SSP-Behandlung veranschaulicht dies. Bei einem Jungen, dessen IQ vor einer SSP-Behandlung bei 70 lag, wurde nach der Behandlung ein IQ von 140 festgestellt. Allerdings hat das SSP seinen IQ nicht erhöht, sondern durch die damit verbundene Beruhigung des ANS konnten die kognitiven Fähigkeiten des Jungen korrekter gemessen werden.

Oberste Priorität des Gehirns ist grundsätzlich das Überleben. Werden die überlebenssichernden Schaltkreise für die Verteidigung aktiviert, werden die kognitiven Möglichkeiten des Kortex eingeschränkt. Der Zusammenhang zwischen adaptiven

Reaktionen zur Sicherung des Überlebens und kognitiver Funktionsfähigkeit wird deutlich, wenn der Abruf von Informationen aus dem Gedächtnis sowie die Fähigkeiten, Entscheidungen zu treffen, die Aufmerksamkeit zu fokussieren und Probleme zu lösen, angesichts von Bedrohungsgefühlen beeinträchtigt sind. Hingegen nutzt ein ruhiger ventral-vagaler Zustand höhere Gehirnschaltkreise und verstärkt so die Fähigkeit, der Lösung von Problemen dienende Aktivitäten wie längere Aufmerksamkeitsspannen und den Abruf von Informationen aus dem Gedächtnis zu bewältigen. Dieser Zustand fördert die Kreativität, Einsichten und den Flow.

### Emotionsregulation

Die Gehirnbereiche, die Emotionen, Erinnerungen und Empfindungen verarbeiten und erleben, liegen über den für den autonomen Zustand wichtigen Bereichen des Hirnstamms. Sind die das ANS regulierenden Hirnstammbereiche auf die Überlebenssicherung fixiert, kann dies alle über dem Hirnstamm liegenden neuronalen Schaltkreise beeinflussen, was Emotionen wie Furcht, Frustration, Traurigkeit, Wut und Angst hervorrufen kann.

Weil das SSP beruhigend wirkende Bereiche des Hirnstamms aktiviert, werden die darüber angesiedelten neuronalen Schaltkreise zugänglich, wodurch es möglich wird, ein komplexeres Gewebe von Emotionen zu erschließen, die ein großes Spektrum von Gefühlen und damit verbundenen Erinnerungen repräsentieren, und das gilt insbesondere für unter einem tiefreichenden Trauma und einer Bindungsstörung leidende Menschen.

Tritt dies ein, müssen erfahrene Kliniker mitfühlend daran arbeiten, ihren Klienten zu helfen, diese Erinnerungen und Gefühle anzuerkennen, auszudrücken und zu integrieren. Im Anschluß daran können diese Klienten eine völlig neue Richtung einschlagen, weil sie sich in ihrem Leben nun Freude, Hoffnung und andere zuvor unerreichbare Möglichkeiten erschließen können.

### Chronischer Schmerz

Chronischer Schmerz ist von akutem Schmerz zu unterscheiden, denn letzterer ist eine adaptive Reaktion des Nervensystems auf eine Verletzung oder Erkrankung, die bestimmte genau identifizierbare Schmerzrezeptoren, Nozizeptoren genannt, in Anspruch nimmt. Diese Nervenzellenenden, die schädliche Stimuli entdecken und dementsprechend Signale an das Gehirn übermitteln, befinden sich in der Haut, in tieferen Gewebeschichten und in den meisten Viszeralorganen, wo sie jederzeit auf chemische, mechanische und thermische Reize reagieren können. Akuter Schmerz entsteht in Reaktion auf die Entdeckung eines schädigenden Reizes, etwa wie bei Schmerz infolge einer Verbrennung, wenn wir versehentlich etwas zu Heißes angefaßt haben. Medizinische Interventionen können akuten Schmerz meist sehr effektiv lindern.

Chronischer Schmerz hingegen läßt sich meist nicht in einer bestimmten sensorischen Nervenbahn lokalisieren, und er spricht weniger gut auf medikamentöse oder anderweitige medizinische Behandlungen an. Er entsteht, weil sich das Nervensystem in einem Abwehrverhalten verfangen hat, wobei Gefahrensignale weiter ausgesendet werden, obwohl die ursprüngliche, reale Gefahrenquelle gar nicht mehr existiert. Chronischer Schmerz ist im Grunde der Ausdruck eines Nervensystems, das Signale von sensorischen Nervenbahnen empfängt, als würde weiterhin eine Schädigung stattfinden. Wegen dieses Mechanismus könnte das SSP bei Bemühungen um die Verringerung chronischer Schmerzen nützlich sein.

Wie andere Defensivmechanismen ist auch chronischer Schmerz mit einer Dysregulation des ANS verbunden, was den Stoffwechsel stark beansprucht und oft eine Erhöhung der Herzfrequenz, Verdauungsstörungen und eine verstärkte Entzündungsneigung zur Folge hat. Durch die Aktivierung des ventralen Vaguskomplexes schwächt das SSP die überlebenssichernden Zustände des Nervensystems. Dieser Prozeß kann die Homöostase wiederherstellen, die Entzündungsneigung verringern und das Empfinden chronischer Schmerzen und damit verbundener Emotionen auf ein erträglicheres Niveau senken.

## Immunfunktion, endokrine Funktion und Neuropeptidfunktion

Das Immunsystem arbeitet eng mit dem ANS zusammen. Die Polyvagal-Theorie postuliert die Existenz eines »erweiterten« ANS, das die endokrine Funktion, die Immunfunktion und die Neuropeptidfunktion (z. B. Oxytocin und Vasopressin) einschließt.[5] Deshalb werden, wenn das ANS in einen Zustand der Bedrohungsabwehr wechselt, zwecks Aufrechterhaltung des Defensivzustandes neurochemische Stoffe wie proinflammatorische Zytokine, Adrenalin, Kortisol und Vasopression ausgeschüttet.

Durch Aktivierung des ventralen Vaguskomplexes und des Systems für soziale Verbundenheit beruhigt das SSP nicht nur das ANS, sondern auch die neurochemischen »Partner«-Systeme, welche die homöostatischen Prozesse der Gesunderhaltung, Entwicklung und Wiederherstellung sowie der Soziabilität unterstützen. Diese miteinander verbundenen Aktivitäten unterstützen die Heilung chronischer Krankheiten und chronischer Entzündungsprozesse.

SSP-Praktiker haben über die starke Verringerung von Symptomen berichtet, die mit Long COVID, Autoimmunkrankheiten und Chemikalienunverträglichkeiten in Verbindung gebracht werden. Dr. Sue Carter, die Entdeckerin der Beziehung zwischen Oxytocin und der Entwicklung sozialer Bindungen, hat die Vermutung geäußert, die Förderung der Beruhigung im ANS durch die Wirkung des SSP könnte auch mit der Initiierung einer neurochemischen Kaskade zusammenhängen, die zur Ausschüttung von Oxytocin führt.

Stressoren, denen wir in unserem Leben ausgesetzt sind, können das Nervensystem so stören, daß verschiedene Symptome auftreten, während unser Körper sich um die Sicherung unseres Überlebens bemüht. Schon die *Erwartung* einer Schädigung kann unser ANS in einen Defensivzustand versetzen. Diese dem Schutz dienenden Reaktionen können bewirken, daß wir uns in einer Defensivhaltung verfangen, die unser Wohlbefinden und unsere soziale Verbundenheit beeinträchtigt. Doch weil der Einfluß des ANS so stark ist, werden dem SSP umfassende Verbesserungen hinsichtlich der körperlichen, emotionalen und psychischen Gesundheit zugeschrieben. Durch die Arbeit an der Wiederherstellung einer optimalen ANS-Regulation initiiert das SSP einen positiven Zyklus der Transformation und erschließt uns neue Möglichkeiten.

# 4

# Selbstgesteuerte Veränderung und Heilung

## Neueinstimmung des Nervensystems

Das SSP ist nur einer von Hunderten, wenn nicht sogar Tausenden wirksamer therapeutischer Ansätze, die den Prozeß der Veränderung und Heilung zu unterstützen vermögen. Diese verschiedenen Möglichkeiten umfassen uralte wie moderne, östliche wie westliche Traditionen, und sie schließen sowohl wohlerprobte Top-down-Modalitäten wie die Kognitiv-behaviorale und die Dialektisch-behaviorale Therapie als auch Bottom-up-Ansätze wie Somatic Experiencing, Sensumotorische Psychotherapie und Biofeedback ein. Darüber hinaus gibt es zahlreiche sehr spezielle Verfahren, darunter die pferdegestützte Therapie, die Kunsttherapie sowie die achtsamkeitsbasierten Techniken. Weil das SSP Flexibilität und Kapazität des ANS verbessern kann, kann es viele der genannten therapeutischen Ansätze ergänzen und verstärken.

Wir erleben zur Zeit eine Art Goldenes Zeitalter der Therapie, weil Therapie heute aufgrund größerer Bekanntheit, stark ausgeweiteter Forschungsaktivitäten und umfassenderer Anerkennung der Realität psychischer Probleme sowie aufgrund neuer technologischer Errungenschaften viel leichter zugänglich ist. Von einem geeigneten Therapeuten unterstützt, können sich Menschen über das Wesen ihrer Probleme besser klar werden, sie können geeignete Bewältigungsstrategien entwickeln, sich selbst besser zu verstehen lernen, ihre Beziehungen pflegen und Hindernisse überwinden. Ein wichtiger Bestandteil einer erfolgreichen Therapie ist eine von Sicherheit und Vertrauen geprägte Beziehung zum Therapeuten.

### Sicherheit ist der Anfang jeder Heilung

Aus Sicht der Polyvagal-Theorie beginnt Heilung mit einem Gefühl der Sicherheit, das die Ausgeglichenheit und Anpassungsfähigkeit des ANS fördert. Das ANS bemüht sich unablässig um unser Wohlbefinden, indem es unsere physiologischen Reaktionen auf unsere Umgebung reguliert. Fühlen wir uns sicher, kommt das unserem Potential zugute. Indem wir uns zentrieren und einen Zustand der Balance zu erreichen suchen, initiieren wir eine positive Feedbackschleife, die unser Nervensystem zu einem der Verbundenheit, Veränderung und Heilung förderlichen Zustand geleitet. Indem wir uns die natürliche Unterstützung unseres ANS sichern, ermöglichen wir eine sinnvolle Form der Heilung.

## Alternativen zu einer formellen Therapie

Es gibt viele kostenlose oder zumindest preisgünstige Möglichkeiten, Sicherheit und Wohlbefinden zu fördern. Dazu zählen die Teilnahme an Yoga-Kursen, die Mitwirkung in einem Chor oder einem Trommelkreis, die Teilnahme an T'ai-chi- und Qi-Gong-Kursen, die Mitgliedschaft in einem Buchklub oder einer informellen Unterstützergruppe, die Teilnahme an den Sitzungen einer Therapiegruppe oder die Mitgliedschaft in einer Wander- oder Radfahrergruppe, die Übernahme eines Ehrenamtes in der Gemeinde und die Teilnahme an themenspezifischen Gruppen, die über die sozialen Medien zusammenfinden. Im übrigen bieten viele therapeutisch Arbeitende Probestunden und Gruppenaktivitäten in Form von Webinaren und Online-Kursen, an denen man von überall auf der Welt aus teilnehmen kann.

Wir werden viele Aktivitäten und Übungen beschreiben, die Sie allein oder mit anderen zusammen ausführen können, um Flexibilität und Ausgeglichenheit Ihres Nervensystems zu fördern. Diese Möglichkeiten sind auch im Abschnitt über den Regulierungswerkzeugkasten (s. S. 94 ff.) aufgeführt, der drei Tabellen empfohlener Aktivitäten enthält, jeweils eine für die drei primären physiologischen Zustände. Kleine Schritte sind wichtig, weil schon winzige Verbesserungen der Flexibilität des Nervensystems sich sehr deutlich auf das Wohlbefinden auswirken können.

## Aufwärtsspiralen: Kleine Schritte führen zu langfristigen Veränderungen

Wenn wir uns in einem ventral-vagalen Zustand befinden, ist das nicht nur angenehm, sondern für unser Nervensystem auch metabolisch effizienter. Es fördert die Gesundheit und schafft eine neuronale Grundlage für inneren Frieden und Zufriedenheit. Je mehr Zeit man im ventral-vagalen Zustand verbringt, um so leichter wird es, in ihn einzutreten. Auf diese Weise entsteht eine positive Feedbackschleife, die auf den folgenden Seiten als »Zustand erzeugt Zustand« bezeichnet wird und eine aufwärtsgerichtete Spirale des Wohlbefindens initiiert.

Die Forscher Bethany Kok und Barbara Frederickson[1] gehen von einer reziproken Beziehung zwischen vagalem Tonus und psychischem Wohlbefinden aus. Demnach regt der vagale Tonus Menschen dazu an, aktiv soziale und emotionale Gelegenheiten zu nutzen, Verbundenheit und positive Emotionen zu stärken und den vagalen

Tonus zu steigern. Die so entstehende »Aufwärtsspirale« unterstreicht, daß sich kurze positive Erlebnisse mit der Zeit akkumulieren und die persönlichen Ressourcen stärken können, wodurch das generelle Wohlbefinden deutlich gesteigert wird.

Ich möchte Sie nun bitten, sich das folgende Beispiel einer Aufwärtsspirale einmal genauer anzuschauen. Es veranschaulicht, wie auch kleine Schritte zu dauerhaften Veränderungen führen können:

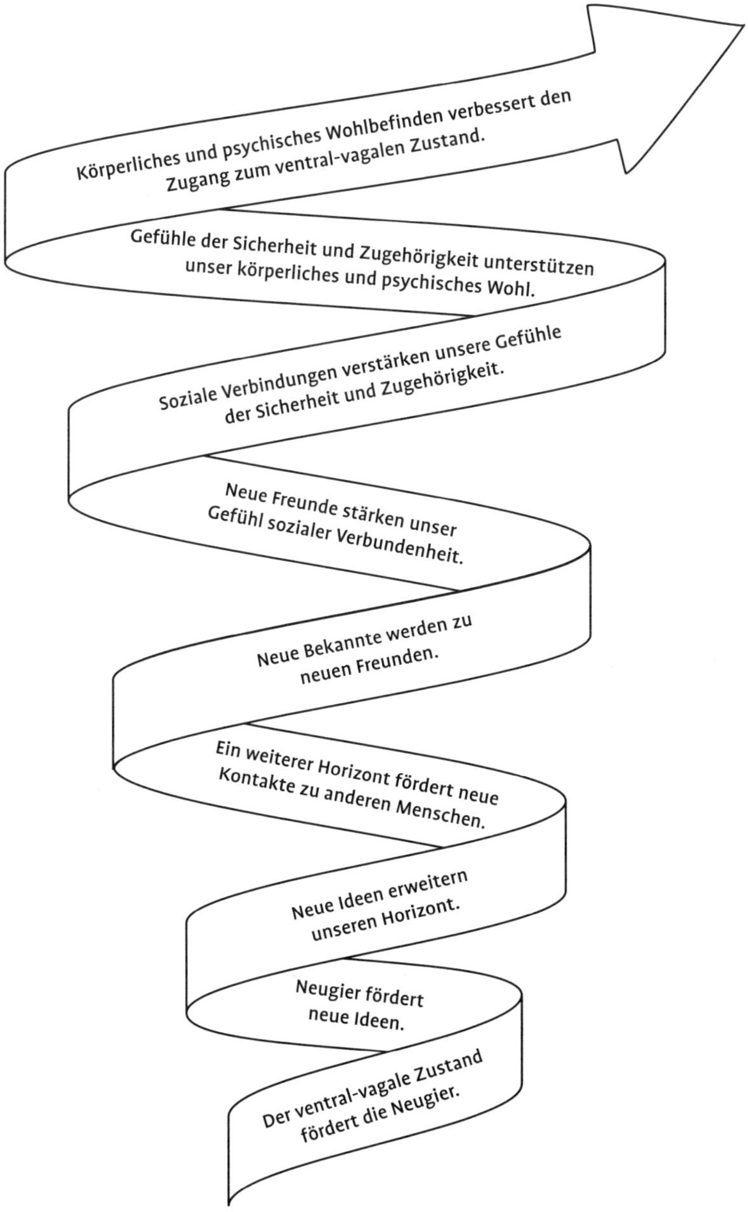

## Vorbereitende Schritte zur Unterstützung Ihrer Regulationsübungen

Aktivitäten, die das Nervensystem regulieren und einen ventral-vagalen Zustand fördern, sind eine Möglichkeit, den vagalen Tonus zu stärken. Es gibt zahlreiche Übungen, die man allein oder mit einem Freund ausführen kann, um das ANS in einen Zustand der Balance zurückzuversetzen. Die Übungen sind zweckmäßig, lassen sich auf jede konkrete Situation abstimmen und erfordern nicht viel Zeit. Wenn Sie sich regelmäßig ein paar Minuten Zeit dafür nehmen, können Sie Ihre Regulationsfähigkeit erheblich verbessern und Ihre Verbundenheit fördern.

Vergegenwärtigen Sie sich zunächst die folgenden Vorbereitungsschritte, die Sie bei der Auswahl förderlicher Aktivitäten und des optimalen Zeitpunkts ihrer Ausführung unterstützen sollen:

1. Werden Sie sich über Ihren momentanen physiologischen Zustand klar.
2. Stimmen Sie sich auf die mit Ihrem autonomen Zustand verbundenen körperlichen Empfindungen ein.
3. Gestehen Sie sich Ihre aktuellen Gedanken, Emotionen und Verhaltensweisen ein.

Über Ihr Vorgehen entscheiden Sie im Einklang mit den konkreten aktuellen Umständen. Vermeiden Sie Selbstbeurteilungen, und vergleichen Sie sich nicht mit anderen. Bleiben Sie neugierig; es gibt keine festen Regeln dafür, was richtig oder falsch ist.

### Erkennen Sie Ihren aktuellen physiologischen Zustand

Sich darüber im klaren zu sein, wie sich der eigene physiologische Zustand im Tagesverlauf verändert, ist von unschätzbarem Wert, weil unser jeweiliger Zustand beeinflußt, wie wir uns fühlen, wie wir denken und handeln. Indem wir innehalten und uns über unser Befinden klar werden, machen wir uns unseren aktuellen Zustand bewußt, und wir vergegenwärtigen uns, wie wir an den Punkt gelangt sind, an dem wir uns momentan befinden.

Unsere physiologischen Zustände verändern sich ständig innerhalb des autonomen Spektrums, so wie unsere Neurozeption sie führt. Jeder dieser Zustände erfüllt einen bestimmten Zweck, indem er uns an eine bestimmte Art von Situation anpaßt. Wir sollten uns darüber im klaren sein, daß wir uns nicht jeden Augenblick in einem ventral-vagalen Zustand befinden werden, und das ist auch nicht Ziel unserer Bemühungen. Vielmehr geht es darum, daß wir fließend zwischen den verschiedenen Zuständen navigieren können, ohne uns in einem Defensivzustand zu verfangen.

Betrachten Sie Ihren momentanen Zustand mitfühlend, und akzeptieren Sie ihn. Durch das Entwickeln von Gewahrsein stärken wir unsere Resilienz und verwandeln wir das ANS in unseren Verbündeten, statt darin unseren Feind zu sehen.[2]

## Stimmen Sie sich auf die mit Ihrem physiologischen Zustand verbundenen physischen Empfindungen ein

Wie Sie sich in Ihrem jeweiligen physiologischen Zustand fühlen, kann sehr unterschiedlich sein. Auf die aktuellen physischen Empfindungen zu achten ist eine Möglichkeit, den eigenen momentanen Zustand zu erkennen. Nehmen wir beispielsweise an, Sie fokussieren auf Gesicht und Kopf. Fällt Ihnen eine Anspannung auf? Stellt sich ganz natürlich ein Lächeln ein? Oder beißen Sie die Zähne aufeinander? Reagieren Sie besonders empfindlich auf Klänge und Geräusche? Fokussieren Sie nun auf den Brustbereich. Rast Ihr Herz? Wie würden Sie Ihre Art zu atmen charakterisieren? Fühlt sich Ihr Körper schwer oder leicht und weit an?

Nehmen Sie sich ein wenig Zeit, um auftauchende Empfindungen zu registrieren und zu bezeichnen, ohne eine Geschichte auf der Grundlage früherer Assoziationen damit zu verbinden. Diese Pause ermöglicht Ihnen, zu erforschen und sich darüber klar zu werden, wie sich Empfindungen im Einklang mit den aktuellen Umständen verändern können.

Unsere durch die Neurozeption aktivierten Gefühle sind nicht immer unmittelbar direkt mit ihren realen Ursprüngen verbunden. Indem wir auf den Prozeß der Interozeption fokussieren, ohne von einer direkten Ursache auszugehen, öffnen wir uns dafür, die Trigger zu erforschen und zu verstehen, die unsere Neurozeption entdeckt hat und die unsere autonomen Zustände der Bedrohung und der Sicherheit zuverlässig beeinflussen. Dies hilft uns, den Einfluß persönlicher Erzählungen, die dem Geschehen fälschlich eine intendierte Verursachung zuschreiben, zu verringern.

Wenn wir die mit unseren Zuständen verbundenen körperlichen Empfindungen erkennen, können wir beginnen, unser ANS zu regulieren und gleichmütig zu bleiben. Auch können wir Trigger für bestimmte autonome Zustände besser identifizieren und lernen, besser mit diesen Triggern fertig zu werden. Diese Fähigkeiten können wir wie jede andere Fähigkeit durch Übung verfeinern.

## Erkennen Sie Ihre aktuellen Gedanken, Emotionen und Verhaltensweisen an

Wenn uns unsere Gedankenmuster, Emotionen und Verhaltensweisen bewußt sind, ermöglicht uns das wichtige Einblicke in die Reaktionen unseres Nervensystems auf unsere Umgebung. Wir können unsere Reaktionen aus Sicht der Polyvagal-Theorie verstehen und lindern, was ein entspannteres Verhalten zur Folge hat und die Reaktivität verringert. Außerdem erschließt die Sicht der PVT ein umfassenderes Verständnis, das unseren Beziehungen zugute kommen kann.

Zwar wird oft das Gehirn und insbesondere der Kortex als die primäre Kontrollinstanz angesehen, doch sollten wir uns darüber im klaren sein, daß unsere Gedankenmuster, Emotionen und Verhaltensweisen durch körperliche Empfindungen und unsere Art, dieselben zu deuten, beeinflußt werden. Wenn wir auf diese Empfindungen eingestimmt bleiben, sind wir besser in der Lage, die Ursprünge unserer Gedanken, Emotionen und Verhaltensweisen zu verstehen.

## Möglichkeiten, den Werkzeugkasten für die Regulation zu nutzen

Der Werkzeugkasten für die Regulierung soll zur Nutzung von Übungen und Aktivitäten anregen, die der Resilienz unseres Nervensystems zugute kommen. Der Werkzeugkasten ist im Einklang mit den primären autonomen Zuständen – des verbundenen ventral-vagalen, des aktivierten sympathischen und des dorsal-vagalen Shutdowns – organisiert, und er empfiehlt vielfältige Aktivitäten.

Die empfohlenen Aktivitäten ergänzen die SSP-Arbeit und können sowohl vor und während der SSP-Sitzungen als auch zwischen Sitzungen genutzt werden. Sowohl die SSP-Praktiker als auch ihre Klienten können eine oder zwei der beschriebenen Aktivitäten vor einer Sitzung ausführen, um dafür zu sorgen, daß sie während der SSP-Sitzung zur Aufnahme des Tonmaterials bereit und in der Lage sind. Durch die Einbeziehung solcher Aktivitäten in die SSP-Sitzungen wird die Wirkung des Protokolls verstärkt. Zwischen den Sitzungen helfen die Empfehlungen, Veränderungen zu integrieren und die Balance zu erhalten.

Weil unser Nervensystem auf jeden Augenblick, den wir erleben, reagiert und sich auf die Reize, mit denen wir konfrontiert werden, einstellt, ist eine ständige Regulation notwendig, und wir müssen unsere Aufmerksamkeit regelmäßig darauf konzentrieren, die Balance zu erhalten und uns um unser Wohlbefinden zu kümmern. Es folgen nun einige Ideen bezüglich der regelmäßigen Nutzung des Werkzeugkastens.

- Selbstfürsorge Nehmen Sie sich einen Moment Zeit, um festzustellen, wie Sie sich fühlen. Statt unermüdlich eine Verpflichtung nach der anderen zu erledigen, könnten Sie sich auch eine kurze Pause gönnen, um die Aufmerksamkeit zu refokussieren und sich ein wenig Mitgefühl und Selbstfürsorge zukommen zu lassen.

- INNEHALTEN UND GEWAHR WERDEN Nachdem Sie sich Ihren aktuellen Zustand vergegenwärtigt haben, können Sie sich ein wenig Zeit nehmen, um sich klar zu machen, wie Sie sich in Ihrem Körper fühlen und welche Gedankenmuster und Emotionen Sie aktuell erleben.
- ERFORSCHEN Untersuchen Sie, welche Aktivitäten im Werkzeugkasten mit Ihrem aktuellen autonomen Zustand im Einklang stehen. Diese der Selbstfürsorge gewidmeten Aktivitäten sollen Ihr Nervensystem rekalibrieren, die fließenden Bewegungen zwischen den autonomen Zuständen fördern und das Gefühl, nicht weiterzukommen, verringern.
- EXPERIMENTIEREN Probieren Sie alle aufgelisteten Aktivitäten aus, um herauszufinden, welche Ihnen am besten liegen. Wenn Sie eine Aktivität entdecken, die Sie als besonders unterstützend empfinden, können Sie diese markieren, um sie schneller wiederzufinden.
- ANPASSEN Nutzen Sie den Blanko-Werkzeugkasten in Anhang 3, um Übungen zusammenzustellen, die den Besonderheiten Ihres Nervensystems, Ihren Empfindungen, Gedankenmustern, Emotionen, Verhaltensgewohnheiten und Vorlieben am besten entsprechen.
- FORTFAHREN Kehren Sie immer wieder zu Ihrem Werkzeugkasten und zu anderen Übungen zurück, mit denen Sie Ihr Nervensystem in einen ausgewogenen Zustand versetzen und seine Flexibilität erhalten können.

## Der Werkzeugkasten für die Regulation: Durch selbstgesteuerte Aktivitäten den Zustand des ANS regulieren

Unser Wohlbefinden hängt von unserer Fähigkeit ab, unser Nervensystem zu beeinflussen und in einem ausgewogenen Zustand zu halten. In den im folgenden beschriebenen Werkzeugkästen finden Sie zahlreiche Übungen und Aktivitäten für die autonome Regulation. Aktivitäten, deren Erklärung nicht schon in ihrer Bezeichnung enthalten ist, werden anschließend ausführlicher erläutert.

## WERKZEUGKASTEN FÜR DIE REGULATION DES VENTRAL-VAGALEN ZUSTANDES

### Erkenne deinen physiologischen Zustand

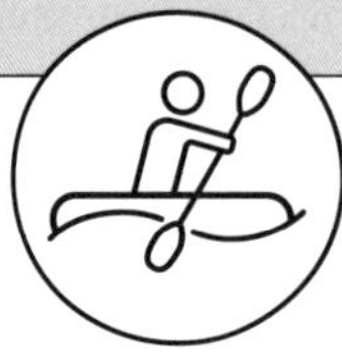

*Metapher:* Wir sitzen in einem Schlauchboot – elastisch, leicht zu manövrieren und trotz Wind und Wellen stabil.

*Beschreibung:* »Wir gleiten mühelos dahin.«

*Farbe:* Grün

### Werde deiner physischen Empfindungen gewahr

- Aktivierte Gesichtsmuskeln – insbesondere beim Lächeln in den Wangen sowie um die Augen
- warmes/ruhiges Gefühl im Bauch
- Gefühl des Einklangs und der Integration von Kopf bis Zehen
- fließende Bewegung
- entspannte Muskeln
- fühlt sich lebendig, aber auch geerdet an
- Herzfrequenz stabil
- HRV erhöht
- Atem gleichmäßig
- positive Energie
- Hörschärfe
- klare, prosodische Stimme

### Gestehe dir deine Gedanken, Emotionen und Verhaltensweisen ein

- fähig, Mitgefühl und Verständnis zu entwickeln
- ruhig und verbunden
- aufmerksam und klar denkend
- präsent und »bereit«
- flexibel
- kaum besorgt wegen der Meinung anderer und kaum negativer innerer Monolog
- achtsam und verkörpert
- Zugang zu den höheren Denkprozessen und zur Impulskontrolle
- kreativ, flexibel und spielerisch
- sozial
- fähig zur Anpassung an Veränderungen
- offen
- kühn – risikobereit
- ergiebiges Denken
- empfindet Ehrfurcht

### Fördern der Regulation im ventral-vagalen Zustand

- Genieße das Gefühl!
- Notiere dir, was diesem Zustand voranging, damit du leichter wieder in ihn eintreten kannst.
- Trete zu Freunden in Verbindung, und bemühe dich mit ihnen um Co-Regulation.
- Nimm die Ebenmäßigkeit deiner Atmung wahr.
- Dehne dich, und heiße die Bewegungsfreiheit willkommen.
- Produziere Laute: Summen, Seufzen, Singen, Pfeifen, Lachen, ein Blasinstrument spielen
- Bewege dich, gehe, tanze.
- Meditiere
- Höre Musik, die dir gefällt.
- Erlebe die Natur und was dich inspiriert.
- Widme dich kreativen Aktivitäten.
- Aktiviere deine Sinne.

## WERKZEUGKASTEN FÜR DIE REGULATION DES SYMPATHISCHEN ZUSTANDES

### Erkenne deinen physiologischen Zustand

*Metapher:* Wir sind aus dem Boot gefallen und kämpfen gegen die Wellen und Strömungen an.

*Beschreibung:* »Wir rasten aus.«

*Farbe:* Rot

### Werde deiner physischen Empfindungen gewahr

- Herzfrequenz erhöht
- Atmung eingeschränkt
- HRV niedriger
- fühlt sich ängstlich
- angespannte Muskeln
- Enge in Brust und Kehle
- erhöhte Erregung
- ruhelos
- überspannt
- Verlust des Gefühls der Ganzheit des Körpers
- Gefühl der Desorganisiertheit
- Verdauungsprobleme
- Schlafprobleme
- Kopfschmerzen
- Schwitzen
- Probleme mit der Sprachwahrnehmung; Hörschwäche
- laut, zittrig oder angespannt klingende Stimme

### Gestehe dir deine Gedanken, Emotionen und Verhaltensweisen ein

- ängstlich und unsicher
- auf sich selbst, nicht auf andere fokussiert
- hypervigilant
- erregt
- reaktiv (nicht responsiv)
- wütend
- Schwarzweißdenken
- Konzentrationsschwierigkeiten
- Gedankenrasen
- impulsiv
- reizbar und streitsüchtig
- unfähig zu kritischem Denken
- übermäßiges Essen/übermäßiger Alkoholkonsum/übermäßiges Körpertraining
- streitsüchtig
- furchtsam
- Reagiert empfindlich auf die vermeintliche Meinung anderer.
- Schwierigkeiten, zu anderen Menschen in Beziehung zu treten.

### Fördern der Regulation im sympathischen Zustand

- beruhigende Atemübungen: Verlängern der Phase des Ausatmens
- »Hand aufs Herz« üben
- Erzeugen von Geräuschen: Knurren, Seufzen, Summen, Sätze in die Länge ziehen
- Spüren/Scannen des Körpers üben
- angespannte Bereiche im Körper registrieren
- progressive Muskelentspannung
- Kiefer und Hals massieren
- sich bewegen, sich schütteln, tanzen
- Stanley Rosenbergs Grundübung
- meditieren
- etwas Spielerisches ausprobieren
- Zu einem Freund in Kontakt treten und sich ihm mitteilen.
- den Humor entdecken
- beruhigende Erinnerungen hervorrufen
- Behagen spüren
- Valsalva-Manöver
- Erleben Sie die Natur und das, was beruhigend auf Sie wirkt.
- Kindhaltung (Yoga)
- Box-Breathing
- beruhigende Schmetterlingsumarmung
- vereinfachtes Self-Havening
- heilende Kopfhaltung
- Hören beruhigender Musik

## WERKZEUGKASTEN FÜR DIE REGULATION DES DORSAL-VAGALEN ZUSTANDES

### Erkenne deinen physiologischen Zustand

*Metapher:* Wir befinden uns unter den Wellen, weil wir Schutz suchen und die Turbulenz der Wasseroberfläche meiden wollen.

*Beschreibung:* »Wir sinken«.

*Farbe:* Grau

### Werde deiner physischen Empfindungen gewahr

- niedrige Herzfrequenz
- flache Atmung
- hohles Gefühl im Bauch
- bewegt sich langsam, sitzt viel
- Körper fühlt sich schwer an
- gebeugte Haltung
- wenig Energie
- fühlt sich matt und flau
- wenig Darmbewegung
- erschöpft
- schläft zu viel
- benommen
- schwach
- Übelkeit
- Hörschwäche; Probleme mit der Sprachwahrnehmung
- monotone Stimme, emotional ausdruckslos und ohne Energie

### Gestehe dir deine Gedanken, Emotionen und Verhaltensweisen ein

- unverbunden
- vermeidend
- empfindungslos
- auf »Autopilot«
- Gedächtnis- und Konzentrationsschwäche
- schwache Emotionen
- Negativität
- Katastrophieren
- Grübeln
- geringe Motivation
- Mangel an Kreativität
- überfordert
- apathisch
- hoffnungslos
- Gehirnnebel
- Probleme mit dem Kontakt zu anderen Menschen

### Fördern der Regulation im dorsal-vagalen Zustand

- sanfter Umgang mit sich selbst
- stimmliche Äußerungen: Stöhnen, Seufzen, Singen, Summen
- sich bewegen, die Haltung verändern, sich dehnen, mit Fingern und Zehen wackeln, gehen, sich wiegen oder schaukeln
- Massieren von Gesicht, Händen und Füßen
- aktivierende Atmung, beispielsweise durch Summen; Bienenatmung
- nährende Empfindungen erleben
- duschen oder baden
- sich in eine Decke hüllen (eventuell sogar in eine Decke mit Gewichten)
- Kopfmassage
- ein Kissen oder ein weiches Spielzeug umarmen
- sich an eine unterstützende Beziehung zu einem Freund erinnern; zu diesem eventuell in Kontakt treten
- die Natur erleben und Sonne, Regen oder Wind spüren
- Musik, die Sie lieben, anhören
- Stanley Rosenbergs Grundübung
- Katze/Kuh (Yoga), um den Körper aufzuwecken
- heilende Kopfhaltung (Yoga)
- der Cross Crawl/Cross over Shoulder Pull (Yoga)

## Ausführlichere Beschreibungen von Aktivitäten aus dem Werkzeugkasten für die Regulation

Zwar sind viele der regulationsfördernden Aktivitäten recht simpel und leicht zu verstehen, doch bei einigen könnte eine ausführlichere Erklärung nützlich sein. Deshalb folgen nun ein paar detaillierte Beschreibungen.

### Atemarbeit

Atemarbeit führt auf direktem Weg zum Nervensystem und verändert autonome Zustände sehr effektiv.[3] Außerdem sind wir ständig mit der Atmung in Kontakt. Verlängertes Ausatmen vermag augenblicklich die Vagusbremse zu aktivieren und die Herzfrequenz zu senken, wohingegen bewußtes Einatmen die Vagusbremse löst und dem ganzen System Energie zuführt. Das Herz schlägt beim Einatmen schneller und beim Ausatmen langsamer. Bei aktivierender Atemarbeit steht das Einatmen im Vordergrund, wohingegen bei beruhigender Atemarbeit das Ausatmen verlängert wird.

Donnalea van Vleet Goeltz stellt in einem Video Atemübungen vor, die auf einer psychoedukativen somatischen Intervention basieren. Am Ende dieses Kapitels wird unter der Überschrift »Videodemonstrationen« ein Link zu diesem Video aufgeführt.

### Stanley Rosenbergs Grundübung[4]

Eine Veränderung der Position der beiden obersten Halswirbel (C1 und C2) verbessert die Mobilität des Halses und der Wirbelsäule ebenso wie den Blutfluß zum Hirnstamm; außerdem kann dies den ventral-vagalen Tonus aktivieren und den Zugang zu stärkerer spontaner sozialer Verbundenheit verbessern. Sie liegen auf dem Rücken und halten Ihren Kopf in beiden Händen, wobei die Finger beider Hände verflochten und die Ellbogen weit nach außen gestreckt sind. Schauen Sie nun, ohne den Kopf zu bewegen, so weit wie möglich nach rechts; bewegen Sie dazu nur die Augen. Halten Sie am äußersten Punkt der Bewegung kurz inne, und richten Sie Ihren Blick dann wieder zur Decke. Wiederholen Sie die Bewegung Ihrer Augen dann nach links. Nehmen Sie sich Zeit, und verfolgen Sie eventuelle Reaktionen Ihres Körpers, etwa Gähnen, Seufzen oder Schlucken, die allesamt Hinweise auf eine Entspannungsreaktion sind. Seien Sie beim anschließenden Aufstehen vorsichtig. Falls Sie sich eine Videodemonstration der Grundübung von Arielle Schwartz anschauen möchten, können Sie dem entsprechenden Link im Abschnitt »Videodemonstrationen« am Ende dieses Kapitels folgen.

### Katze/Kuh

Eine Yoga-Sequenz mit Namen Katze und Kuh, bei der man zwischen zwei Yogahaltungen pendelt, trägt zur Entspannung bei. Beginnen Sie im Vierfüßlerstand auf Händen und Knien und mit flachem Rücken, und bewegen Sie die Wirbelsäule beim Ausatmen aufwärts, während Sie den Kopf in Richtung Boden senken, so daß Sie die »Katze«-Haltung einnehmen. Kehren Sie anschließend beim Einatmen wieder in die »Kuh«-Haltung zurück, indem Sie Ihre Brust nach vorn drücken und Ihren Bauch sinken lassen. Kopf und Steißbein bewegen sich dabei in Richtung Decke. Pendeln Sie sanft zwischen diesen beiden Positionen, atmen Sie derweil weiter ein und aus, und verbessern Sie so den Blutkreislauf, die Flexibilität der Wirbelsäule und die Mobilität.

### Kindhaltung

Die Kindhaltung ist eine stärkende Yogaübung, die entspannend und verjüngend wirkt. Sie löst Spannungen im Rücken und im Schulterbereich auf und dehnt sanft die Hüften. Sie beginnen im Vierfüßlerstand, setzen sich dann auf die Fersen und senken den Rumpf nach vorn, so daß Ihr Brustkorb zwischen den Oberschenkeln liegt oder so niedrig, wie es für Sie noch angenehm ist. Bringen Sie die Knie so weit zur Seite, daß Sie tief atmen können. Strecken Sie die Hände vor dem Körper aus, so daß die Arme gedehnt werden. Entspannen Sie die Stirn auf dem Boden. Sie können auch einen kleinen Ball unter die Stirn legen und diesen sanft von Seite zu Seite rollen lassen; dadurch wird zusätzlich nervöse Anspannung aufgelöst.

### Box-Breathing

Diese rhythmische Atemtechnik wird seit Tausenden von Jahren zur Aktivierung des Parasympathischen Nervensystems genutzt. Dadurch wird Angst gelindert, und autonome Zustände können verändert werden. Es handelt sich um eine Atemtechnik mit einem festen Rhythmus und vier gleichlangen Phasen: Einatmen, Innehalten, Ausatmen, Innehalten. Sie können diese Übung überall ausführen, und niemand außer Ihnen braucht zu merken, was Sie tun. Die Augen können Sie dabei offen oder geschlossen halten. Atmen Sie vier Zählzeiten lang durch die Nase ein, und halten Sie die Luft dann weitere vier Zählzeiten im Körper. Atmen Sie danach vier Zählzeiten lang durch Mund oder Nase aus, und achten Sie darauf, daß wirklich die gesamte Luft aus der Lunge austritt. Nach dem Ausatmen halten Sie erneut vier Zählzeiten lang inne, und wiederholen Sie diesen Ablauf drei bis fünf Minuten lang. Sie können Ihre Aufmerksamkeit auf die Vorstellung richten, daß Sie mit Ihrem Atem die vier Seiten einer Schachtel nachzeichnen.

## Hand aufs Herz

Dies ist eine Selbstberuhigungstechnik, die oft bei der Ausführung von Meditations- und Streßlinderungsübungen genutzt wird – eine einfache Möglichkeit der Selbstfürsorge durch unterstützende Berührung. Wie das Box-Breathing können Sie auch diese Übung jederzeit und überall diskret ausführen. Berührung (und insbesondere Kontakt von Haut zu Haut) aktiviert das Parasympathische Nervensystem und verhilft uns zu einem Gefühl der Sicherheit. Legen Sie eine Hand auf Ihr Herz, und legen Sie die andere Hand auf erstere. Spüren Sie den sanften Druck und die Wärme Ihrer Hände. Wenn Sie sich dabei wohl fühlen, können Sie die Augen schließen und das Heben und Senken der Brust spüren, während Sie weiter langsam und tief atmen. Nutzen Sie diese Übung, um Selbstmitgefühl zu entwickeln, sich zu beruhigen und sich zu zentrieren.

## Valsalva-Manöver

Das Valsalva-Manöver kann den Vagusnerv so beeinflussen, daß Ihre Herzfrequenz sinkt. Sie sollten diese Technik aber nicht benutzen, wenn bei Ihnen eine Herz- oder eine Netzhauterkrankung besteht oder wenn Sie künstliche Linsen im Auge haben. Führen Sie das Valsalva-Manöver im Sitzen oder Liegen aus. Schließen Sie dazu den Mund, und atmen Sie tief ein. Halten Sie die Atemluft im Körper, indem Sie zusätzlich die Luftröhre verschließen. Außerdem können Sie die Nasenöffnungen zukneifen. Versuchen Sie in diesem Zustand, kräftig auszuatmen, als würden Sie einen Luftballon aufblasen. Warten Sie dann mindestens eine Minute, bevor Sie den Vorgang wiederholen. Und beachten Sie, daß dieses Manöver sehr vorsichtig ausgeführt werden sollte, weil dabei auch dorsale Vagusbahnen aktiviert werden können. In Verbindung mit der Aktivierung der ventralen Vagusbahnen kann das zu einem dramatischen Absinken der Herzfrequenz und des Blutdrucks führen, was ausreichen kann, um Benommenheit zu verursachen oder gar eine Ohnmacht hervorzurufen.

## Beruhigende Schmetterlingsumarmung

Diese Übung und die folgenden werden mit freundlicher Genehmigung der *Association for Comprehensive Energy Psychology* wiedergegeben, die sie im Rahmen ihres Projekts *Resources for Resilience*[5] nutzt.

Führen Sie die *Beruhigende Schmetterlingsumarmung*[6] aus, wenn Sie sich unwohl fühlen oder wenn Sie Angst empfinden, und versuchen Sie, sich dadurch stärker auf Ihr Herz zentriert, entspannter und im Zustand der Balance zu fühlen. Überkreuzen Sie Ihre Arme vor der Brust, wobei die Hände jeweils im oberen Brustbereich auf der gegenüberliegenden Körperseite ruhen. Lassen Sie die Hände sanft abwechselnd auf die eine Seite der Brust und dann auf die andere tippen, als handle es sich um Flügelschläge eines Schmetterlings. Atmen Sie langsam und tief, bis Sie sich ruhig fühlen und Ihre Gedanken zur Ruhe gekommen sind.

### Vereinfachtes Self-Havening

Die *Vereinfachtes Self-Havening*[7] genannte Technik, die das Nervensystem nach einem belastenden oder traumatischen Ereignis beruhigen und zentrieren soll, fokussiert die Aufmerksamkeit wieder auf den Körper und den gegenwärtigen Augenblick. Überkreuzen Sie die Arme, und legen Sie die Hände jeweils auf die Schulter der anderen Körperseite. Lassen Sie die Hände von den Schultern abwärts zu den Ellbogen gleiten, wobei Sie festen, aber gleichzeitig auch sanften Druck ausüben. Sie können zusätzlich summen und von Zeit zu Zeit die Handflächen gegeneinander reiben.

### Heilende Kopfhaltung

Nutzen Sie die heilende Kopfhaltung (*Healing Head Hold*)[8], wenn Sie sich erschüttert, verängstigt oder beunruhigt fühlen. Legen Sie eine Hand auf die Stirn, wobei der kleine Finger über den Augenbrauen und der Daumen an der Haarlinie liegt. Setzen Sie die andere Hand vorsichtig an die Schädelbasis, und halten Sie mit ihr die Rückseite Ihres Kopfes. Atmen Sie. Verharren Sie in dieser Position, bis Sie sich ruhiger fühlen und den Puls in Ihren Fingern spüren. Dies wird etwa drei bis fünf Minuten dauern. Genauso können Sie den Kopf eines Freundes halten, um dessen Zustand zu verändern und ihn zu beruhigen.

### Der Cross Crawl/Cross over Shoulder Pull

*Der Cross over Shoulder Pull*[9] kann das Nervensystem durch bilaterale Stimulation beruhigen und in einen Zustand der Balance versetzen. Dies kann die Klarheit und die Fähigkeit zu fokussieren verbessern. Ziehen Sie die rechte Hand von der linken Schulter zur rechten Hüfte, verfahren Sie mit der linken Hand entsprechend, und wechseln Sie beim Ausführen der Bewegung weiter mit den beiden Händen ab.

## Förderung der Selbstregulation bei Kindern

Das Buch *Howling with Huskies*[10] erzählt von drei Schlittenhunden in Alaska, die Galena und ihrem Bruder Kimmo beibringen, wie sie angesichts schwieriger Emotionen etwas dafür tun können, daß sie sich besser fühlen. Geschrieben hat das Buch Linda Chamberlain, PhD, MPH, Wissenschaftlerin und ehemalige Hundeschlittenführerin. Es beschreibt die Selbstregulation fördernde Aktivitäten für Kinder, die diese jederzeit und überall ausführen können. Am Ende des vorliegenden Kapitels finden Sie einen Link zu einer Videodemonstration dieser und anderer von Dr. Chamberlain empfohlener Aktivitäten für Menschen aller Altersstufen.

### »Jaulen« oder stilles Seufzen

Legen Sie eine Hand auf den Bauch. Und beobachten Sie dann, wie sich Ihr Bauch beim Einatmen wie ein Ballon mit Luft füllt und wie er kleiner wird, wenn Sie die Atemluft wieder vollständig ausstoßen. Sie können auch einatmen und dann wie ein jaulender Husky einen langen Ton hervorbringen – »Awuuuuuuuh!« –, wobei Sie die Luft langsam wieder ausströmen lassen. Atmen Sie tief ein, und lassen Sie die Luft mit einem Ton wieder ausströmen, wann immer Sie etwas dafür tun wollen, daß Sie sich besser fühlen. Falls Sie sich an einem Ort befinden, wo Sie still sein müssen, können Sie einatmen und die Luft anschließend mit einem sehr leisen Geräusch, das nur Sie hören, wieder ausströmen lassen.

### Die eigenen Finger halten

Schauen Sie Ihre Hand an, und benennen Sie jeweils ein Gefühl, das Sie einem bestimmten Finger zuordnen. Ihr Daumen ist traurig. Ihr Zeigefinger ist verängstigt. Ihr Mittelfinger ist wütend. Ihr Ringfinger ist besorgt. Und Ihr kleiner Finger fühlt sich schlecht. Wählen Sie dann einen Finger und ein Gefühl, an dem Sie arbeiten möchten. Sie können dazu die rechte oder die linke Hand benutzen. Greifen Sie mit den Fingern der anderen Hand um den ausgewählten Finger. Angenommen Sie fühlen sich traurig: Sie umfassen den Daumen dann mit den Fingern der anderen Hand, und denken Sie unterdessen daran, daß Sie sich traurig fühlen. Drücken Sie aber nicht zu fest. Atmen Sie ein paarmal langsam, und stellen Sie sich vor, Sie würden das gewählte Gefühl aus der Daumenspitze herausblasen. Fahren Sie ungefähr eine Minute lang damit fort. Handelt es sich um ein sehr starkes Gefühl, können Sie den Finger auch länger festhalten. Sie können das jederzeit tun, indem Sie den Finger z. B. auf dem Schoß verbergen, so daß niemand es merkt.

### Schütteln

Wenn Sie sich gleichzeitig erregt und nervös fühlen oder wenn Sie zuviel Energie in sich spüren, können Sie diese aus Ihrem Körper schütteln! Das wird Ihnen helfen, sich ruhiger und fokussierter zu fühlen. Schütteln Sie Arme und Hände. Schütteln Sie ein Bein und dann das andere. Sie können auch tanzen, wie es Ihnen gefällt, und dabei den ganzen Körper schütteln!

### Das Herz öffnen

Atmen Sie tief ein, während Sie die Arme ausbreiten und zum Himmel öffnen. Stoßen Sie anschließend die Luft aus, und führen Sie die Hände zum Herzen. Dies vermag Sie daran zu erinnern, daß Sie allen Ihren Mitmenschen gegenüber gütig sein sollten.

## Videodemonstrationen von regulationsfördernden Aktivitäten

Die Anleitung von Experten liefert Ihnen wertvolle Hinweise für die Ausführung bestimmter Übungen. Sie können zu diesem Zweck auf der Website *soundstrue.com/safe-and-sound-bonus* englischsprachige Videos abrufen.

- Jill Miller, C-IAYT, Autorin der Bücher *Body by Breath* und *The Roll Model* und Mitbegründerin von tuneupfitness.com

  Jill demonstriert, wie man den Vagusnerv in drei Körperbereichen stimulieren und wie man dem Körper helfen kann, sich mittels der Atmung und durch myofasziale Selbstmassage zu beruhigen.

- Arielle Schwartz, PhD, drarielleschwartz.com

  Aktivieren Sie Ihren Vagusnerv auf natürliche Weise, indem Sie mit Hilfe von Stanley Rosenbergs Grundübung Ihre Augenmuskeln trainieren. In seinem Buch *Der Selbstheilungsnerv* beschreibt er, wie man durch Augenbewegungen den Hinterhauptmuskel entspannen und gleichzeitig die Blutzufuhr zum Hirnstamm und zum Vagusnerv verstärken kann. Probieren Sie Augenübungen und Dehnungen des Nackens aus, um diese positiven Wirkungen selbst zu erleben.

- Amber Elizabeth Gray, PhD, ambergray.com

  Die Bewegungsübung mit Namen *Yielding to Rise* ist eine Möglichkeit, das dynamische Spektrum neurophysiologischer Zustände zu erleben – den tatsächlichen Tanz unserer Vagusschaltkreise. Diese mehrteilige Übung, die kontemplative Bewegung, somatisches Gewahrsein und dynamischere Bewegungen umfaßt, schließt alle Körpervoraussetzungen und Bewegungsfähigkeiten ein.

- Jan Winhall, MSW, IPFOT, janwinhall.com

  Die *Felt Sense Polyvagal Grounding Practice* ist die grundlegende Embodiment-Übung des *Felt Sense Polyvagal Model*. Die Übung trainiert die beiden wichtigsten Prozesse der Verkörperung: die Interozeption *(felt sense)* und die Neurozeption (PVT).

- Betsy Polatin, MFA, SEP, AmSAT, humanual.com

  Zwei Übungen werden demonstriert. *Humanual Polyvagal Smile* verbindet das ventral-vagale System mit dem muskulären, respiratorischen und faszialen System und stärkt Gewahrsein, Erkundung und Bewegung. Die *Exploration of Support* untersucht die universellen Kräfte der Schwerkraft und Antischwerkraft und hilft, die Verbindung zum Grund herzustellen und sich in die Umgebung auszuweiten.

- Deb Dana, LCSW, rhythmofregulation.com

  Glimmer sind Mikromomente der Regulation, die Gefühle des Wohlbefindens fördern. Wenn wir Glimmer bemerken und benennen, beeinflussen wir unser System im Sinne von Regulation. Diese Übung hilft, Glimmer zu erkennen, innezuhalten und sie zu würdigen, um das eigene Nervensystem im Sinne von Regulation zu beeinflussen.

- Rebecca Bailey, PhD, LP, polyvagalequineinstitute.com

  Die Fähigkeit, sich co-regulieren zu lassen und einen anderen zu co-regulieren, ist in vielen Interaktionen zwischen Menschen und Tieren zu erkennen. Selbstregulation und Verlangsamung eigener Aktivitäten sind Voraussetzungen für Verbundenheit, und für viele Menschen erfordert dies Übung und den Mut, in Verbindung zu treten. Pferde sind besonders sensibel für die subtile Kommunikation von Signalen für Sicherheit und für das Streben nach Verbundenheit. In diesem kurzen Video wird die Kommunikation zwischen Pferd und Mensch dokumentiert.

- Linda Chamberlain, PhD, MPH, GCFP, C-IAYT, drlindachamberlain.com

  Drei simple Werkzeuge für die Beruhigung von Körper und Gehirn und für die Arbeit an Emotionen werden vorgestellt. Zwei dieser Werkzeuge stammen ebenso wie andere Ressourcen aus dem Buch *Howling with Huskies*. Diese Techniken können jederzeit benutzt werden und eignen sich für Menschen jeden Alters.

- Donnalea van Vleet Goeltz, PhD, continuummovement.com

  Atemübungen, die auf psychoedukativen somatischen Interventionen basieren, werden vorgestellt. Es handelt sich hier um einen edukativen und erlebensorientierten Lernprozeß, der das eigene Nervensystem zum Gegenstand hat, die Erkenntnisse der PVT nutzt und zur Zeit an der University of Florida Health erforscht wird. Atemtechniken und Bewegungen werden genutzt, um den physiologischen und psychischen Zustand zu verändern.

**Anmerkung:** Wie bei allen holistischen Praktiken ist es auch bei den hier vorgestellten ratsam, über die Nutzung mit einem Psychotherapeuten zu sprechen und die beschriebenen regulierend wirkenden Aktivitäten als Ergänzung zu herkömmlichen Behandlungsmethoden zu verstehen, statt sie als andere Ansätze ausschließende Alternativmethoden einzusetzen.

# TEIL II

## *Erzählungen über Verbundenheit, Veränderung und Heilung*

Der zweite Teil dieses Buches enthält authentische Berichte über die wichtige Rolle, die das Autonome Nervensystem (ANS) für unsere körperliche und psychische Gesundheit spielt. Wir erforschen darin anhand von Fallstudien die Möglichkeiten einer der Polyvagal-Theorie verpflichteten Arbeit mit dem Safe-and-Sound-Protokoll (SSP). Wir Menschen bevorzugen generell die Auseinandersetzung mit Geschichten, wenn wir ein tieferes Verständnis entwickeln wollen. Die im zweiten Teil des Buches wiedergegebenen Erzählungen dokumentieren die erstaunliche Rekalibrierungsfähigkeit unseres ANS und unser Veränderungspotential. Wir wollen mit Hilfe der folgenden Fallgeschichten nicht nur zur Vertiefung des Verständnisses des ANS und der Polyvagal-Theorie beitragen, sondern auch Hoffnung und Optimismus fördern.

Das vorliegende Buch basiert auf jahrzehntelanger sorgfältiger Forschungsarbeit, klinischen Experimenten und den Erfahrungen von über 200 000 Personen, die dem SSP gemäß behandelt wurden. Die hier erfaßten Fallbeispiele erfassen nur einen Bruchteil dieser Population, aber sie vermitteln einen Eindruck von den vielfältigen Möglichkeiten, die dieser auf der Polyvagal-Theorie basierende Ansatz erschließt.

Die Fallgeschichten werden aus der Perspektive der PVT analysiert. Man könnte sie sicherlich auch unter vielen anderen Gesichtspunkten betrachten, doch wir haben uns dafür entschieden, sie auf die Wirkung physiologischer Zustände, der sozialen Verbundenheit und der Fähigkeit des ANS, Veränderungen herbeizuführen, zu untersuchen.

## Störungen und Symptome, über die in den Fallstudien berichtet wird

Die im folgenden beschriebenen Fälle umfassen eine große Vielfalt von Problemen und ebenso viele Szenarien. Es geht darin um Entwicklungstraumata, PTBS, Trauer, Schock, Parkinson, flachen Affekt, Beeinträchtigung des Systems für soziale

Verbundenheit (SES), schwere COVID-Erkrankung, Brain Fog, Fatigue, Angst, Depression, chronische Schmerzen, Hypersensibilität, Ohrenschmerzen, Hörverlust, Perfektionismus, Schlafstörungen, Suizidgedanken, Suizidversuche, Selbstschädigung, schulischen Streß, ADHS, Störungen der auditiven Verarbeitung, Halluzinationen, Dissoziation, Panikattacken, Kriegserlebnisse, Bindungsdynamiken, selektiven Mutismus, soziale Angst, Geschlechtsdysphorie, Sprachstörungen, Suchterkrankungen und schnell einsetzende Dysregulation.

Zwar hat das SSP tatsächlich Symptome gelindert und das Leben vieler Klienten verbessert, es sollte aber ausdrücklich darauf hingewiesen werden, daß es falsch wäre, das SSP als eine Möglichkeit zur Lösung jedes körperlichen und psychischen Problems zu verstehen. Das SSP verspricht aufgrund seiner direkten Wirkung auf das ANS und wegen dessen großem Einfluß auf Gehirn und Körper bei zahlreichen Symptomen und Störungen eine Besserung zu erreichen, oft indem es einen autonomen Zustand fördert, der andere Behandlungen wirksamer macht. Doch trotz dieser möglicherweise sehr positiven Wirkung ist das SSP kein Allheilmittel.

## Der Wert von Fallstudien und Fallgeschichten

Fallstudien und Fallgeschichten spielen bei dem Bemühen, neue therapeutische Ansätze wie das SSP zu erklären, eine wichtige Rolle. Sie ermöglichen realitätsgetreue Einblicke in die praktische Anwendung einer Therapie und schildern konkret ihre möglichen Auswirkungen und Resultate. Durch ausführliche Beschreibungen individueller Erfahrungen veranschaulichen Fallstudien die unterschiedlichen Umstände, Herausforderungen und Transformationen, die Klienten bei der Arbeit mit dem SSP erleben können. Außerdem vermitteln sie einen Eindruck von der umfassenden Wirkung eines Behandlungsansatzes auf das soziale Ökosystem von Klienten, einschließlich ihrer Familien, der Menschen, die ihnen nahestehen, ihrer Schulen und der Gemeinschaften, in denen sie leben.

So wichtig randomisierte kontrollierte Untersuchungen (RCTs) für die Einschätzung der Wirksamkeit von Interventionen sein mögen, schenken sie oft der Vielfalt individueller Erlebnisse zu wenig Beachtung. RCTs beinhalten wenige Beobachtungen über viele Menschen; Fallstudien hingegen verhelfen zu einer Vielzahl von Beobachtungen über eine einzige Person. Und obwohl jeder Mensch, der an einer RCT teilnimmt, einzigartig ist, können die individuellen Erzählungen, Nuancen und komplexen Probleme all dieser Einzelnen in umfassenderen statistischen Analysen leicht untergehen.

Es ist wichtig zu erkennen, daß sowohl evidenzbasierte Praktiken als auch praxisbasierte Evidenz wichtige Rollen spielen. Während evidenzbasierte Praktiken zu einer auf anerkannten wissenschaftlichen Erkenntnissen basierenden Grundlage verhelfen, bietet praxisbasierte Evidenz wertvolle, auf realen klinischen Tatsachen und Beobachtungen basierende Erkenntnisse.

Wenn SSP-Praktiker sich die durch Fallstudien und Fallgeschichten erlangten Erkenntnisse aneignen, können sie bei der Anwendung des SSP ganzheitlicher und sachkundiger vorgehen, und die Klienten finden ihre eigenen Erlebnisse in den Erzählungen gespiegelt wieder. Die Erzählungen verbessern nicht nur unser Verständnis der Effektivität der Therapie, sondern sie inspirieren auch die laufende Exploration und Verbesserung der Arbeit, wodurch sie die Grundlage für zukünftige Untersuchungen und Innovationen schaffen.

Fallgeschichten verhelfen zu einem Einblick in das Leben anderer Menschen. Die im folgenden beschriebenen Fälle erzählen die Geschichte des Nervensystems. Sie offenbaren, was passiert, wenn jemand sich in einem Zustand chronischer Defensivität verfangen hat. Wir können dann Zustände der Dysregulation und ihre weitreichenden Auswirkungen beobachten. Mit Hilfe der Geschichten lernen wir, die mit unterschiedlichen autonomen Zuständen verbundenen Empfindungen, Emotionen und Verhaltensweisen zu erkennen und zu verstehen, wie es ist, sich im Spektrum autonomer Zustände zu bewegen und zu einer besseren inneren Balance zu gelangen. Jeder geschilderte Fall erschließt wertvolle Erkenntnisse über wirksame Strategien, was uns die Möglichkeit gibt, ähnliches in unserem eigenen Leben zu tun, um sinnvolle Veränderungen und Entwicklungen zu fördern.

## In den Fallgeschichten anklingende Themen

Die im folgenden vorgestellten Fälle umfassen vielfältige Situationen und Probleme, die zunächst zusammenhanglos wirken mögen. Doch aus Sicht der Polyvagal-Theorie lassen sich sowohl anhand der Erlebnisse der Therapeuten mit der SSP-Arbeit als auch anhand jener der Klienten gemeinsame Themen erkennen.

### Die Heilkraft der Polyvagal-Theorie

Oft leitet schon das bloße Kennenlernen der Polyvagal-Theorie den Heilungsprozeß ein. Klienten empfinden die PVT als nützlich, weil sie erklärt, wie ihr Körper und ihr Gehirn auf Streß und schwierige Erlebnisse reagieren. Sie lernen zu verstehen, daß ihre emotionalen und physiologischen Reaktionen adaptiv sind und grundsätzlich auf Selbsterhaltung und Weiterentwicklung abzielen. Die PVT erläutert, warum Klienten bestimmte Emotionen empfinden und wie ihr Körper reagiert. Dies zu erkennen wirkt sowohl validierend als auch befähigend, weil es ihnen die Sicherheit vermittelt, zu erkennen, daß es möglich ist, im eigenen Nervensystem einen Zustand der Balance und Flexibilität zu erreichen.

## Die Rückkehr in einen ventral-vagalen Zustand

Vielen Klienten erschien die Möglichkeit, in einen ventral-vagalen Zustand der Sicherheit und Verbundenheit einzutreten vor der Arbeit mit dem SSP als völlig utopisch. Während des Prozesses jedoch wurde es der Entdeckung eines Rettungsbootes auf stürmischer See ähnlich. Der Eintritt in einen ventral-vagalen Zustand verschaffte Linderung und nährte die Hoffnung auf Besserung.

Wenn Klienten das SSP durcharbeiten und wiederholt einen ventral-vagalen Zustand erleben, werden sie mit Empfindungen von Sicherheit und Ruhe in ihrem Körper vertrauter. Dieses Empfinden von Vertrautheit fungiert wie ein Wegweiser, der es erleichtert, in den besagten Zustand zurückzukehren. Obwohl es Rückschläge geben wird, erinnert dieser Bezugspunkt die Klienten daran, daß ein anderes, positiveres Erlebnis möglich ist.

## Potential erschließen

Die Gesellschaft büßt immenses Potential ein, wenn Menschen in Gefühlen der Bedrohung gefangen sind. Die Klienten demonstrieren in den im Folgenden beschriebenen Fällen, wie dieses verlorene Potential erschlossen und freigesetzt werden kann.

## Beziehungen für die Veränderung nutzen

Beziehungen und Co-Regulation sind für den Vagusnerv hochwirksame Stimulanzien. Insbesondere eine eingestimmte Verbindung zu einem SSP-Praktiker hat sich häufig als wichtiger Katalysator für Entwicklung und Heilung erwiesen. Außerdem kann ein rekalibriertes Nervensystem die Fähigkeit verbessern, sich in Beziehungen authentisch zu engagieren. Letztlich sind Beziehungen die Grundlage unserer Gesundheit und Zufriedenheit.

## Sicherheit erzeugt Sicherheit

Wenn Klienten ihre psychischen Abwehrhaltungen verringern, reagiert oft auch ihre Physiologie im Sinne einer generellen Entwicklung zum Positiven. Indem sie in ihrem Nervensystem ein Gefühl der Sicherheit fördern, kommt es zu einer Verringerung sowohl chronischer psychischer Beschwerden als auch körperlicher Probleme. Aufgrund der reziproken Beziehung zwischen mentalen und körperlichen Problemen, die dem Einfluß des ANS unterliegen, können Verbesserungen in einem der beiden Bereiche oft auch im anderen Symptome lindern.

## Funktionelle Störungen und medizinisch nicht erklärbare Symptome

Mediziner übersehen häufig die neuronale Regulation der Organe. Deshalb bezeichnen sie viele körperliche Symptome als medizinisch nicht erklärbar, weil deren schwer faßbaren Ursprünge im Rahmen traditioneller medizinischer Erklärungen keinen Sinn ergeben. Diese Symptome, die von chronischen Schmerzen und Erschöpfungszuständen über Magen-Darm-Probleme bis hin zu Autoimmunerkrankungen und Stimme und Kehle betreffenden Beschwerden reichen, sind sowohl für die Patienten als auch für alle in Heilberufen Arbeitenden eine große Herausforderung. Ein tieferes Verständnis des Zusammenwirkens zwischen der neuronalen Regulation und den Körperfunktionen könnte jedoch neue Erkenntnisse über die Behandlung solcher Probleme liefern, wie einige der im folgenden beschriebenen Fälle veranschaulichen.

## Das defensive Kreiseln *(Cyclic Defense Loop)*

Bei vielen Klienten besteht eine autonome Tendenz, die man defensives Kreiseln *(Cyclic Defense Loop)** nennen könnte – eine Art Oszillieren zwischen einem aktivierten sympathischen Zustand und einem dorsal-vagalen Shutdown. Die Betroffenen bleiben in einem Teufelskreis gefangen, der sie überdies immer tiefer in einen Abgrund führt. Allerdings eröffnen ihnen das hohe Maß an Sicherheit, das durch das SSP erschlossen wird, und die Unterstützung des Behandelnden eine Möglichkeit, sich aus diesem Teufelskreis zu befreien.

## Grundlegende Sicherheit

Wurde das Bedürfnis dieser Person nach Sicherheit in der Zeit ihrer frühen Entwicklung erfüllt? Diese Frage war in allen beschriebenen Fallgeschichten entscheidend. Frühe Erlebnisse von Sicherheit erhöhen deutlich die Chance, daß zwischen Klient und Therapeut eine Verbindung entsteht und daß der Klient seinem Therapeuten vertraut. Bei Menschen, denen in der frühen Kindheit das Erleben von Liebe und Sicherheit vorenthalten blieb, hat das SSP die Entwicklung der Fähigkeit zur Selbstregulation und schließlich auch der Verbundenheit und der Co-Regulation unterstützt. Die Wiederholung der SSP-Sitzungen oder die SSP-Booster können Klienten mit einem Entwicklungstrauma zusätzliche Unterstützung liefern.

---

* Die Übersetzung des ursprünglichen Begriffs *Cyclic Defense Loop* der englischen Originalausgabe wurde nach Absprache mit den Autoren im Deutschen als *defensives Kreiseln* wiedergegeben.

### Individualisierte SSP-Arbeit

Die beschriebenen Fälle veranschaulichen sehr vielgestaltige Möglichkeiten der Ausführung von SSP-Sitzungen. Wenn uns klar ist, daß jedes Nervensystem, jede Situation und jeder Tag einzigartig ist, erübrigt es sich, das SSP schematisch durcharbeiten zu wollen.

### Unsere Fähigkeit, uns zu verändern

Die Muster unseres Nervensystems entstehen durch unser Erleben und unsere Gewohnheiten. Aber auch das Gegenteil trifft zu: Das SSP fungiert als Katalysator für neuartiges Erleben und die Entwicklung neuer Muster für die Klienten in den beschriebenen Fällen.

### Die Struktur der Fallstudien

Jeder der folgenden Fallbeschreibungen liegt ein Standardformat zugrunde, was für Konsistenz sorgen, die Klarheit des Kontexts gewährleisten und eine möglichst problemlose Navigation ermöglichen soll. Es folgt eine schematische Darstellung der wichtigsten Bestandteile jedes der folgenden Kapitel.

- *Fallübersicht:* Zusammenfassung wichtiger Detailinformationen über SSP-Praktiker, Klienten, verwendete Assessment-Instrumente und die vorherrschende autonome Tendenz.
- *Beschreibung des Klienten:* Eine detaillierte Beschreibung des Klienten unter Einbeziehung von Hintergrundinformationen, Erkenntnisse über die Motivation für die Hilfesuche beim SSP, dominierende Symptome und Therapieziele.
- *Art der SSP-Anwendung:* Hier wird beschrieben, wie das SSP ausgeführt wurde, wobei Psychoedukation, Sitzungsstruktur, Dosierung, Art der Playlist sowie die genutzte Version sowie eventuelle zusätzliche Modalitäten eine Rolle spielen können.
- *Die Beobachtungen des Therapeuten über die Reaktion des Klienten auf das SSP:* Bericht über Veränderungen, die der Therapeut bemerkt hat, einschließlich des Feedbacks und der Reflexionen des Klienten während der SSP-Arbeit.
- *Assessments:* Hier werden die Resultate von Assessments zusammengefaßt (sofern sie genutzt wurden). Beschreibungen der Assessments folgen in Anhang 1.
- *Die Reflexionen der Klienten über ihre Reaktionen auf das SSP:* Wie die Klienten ihr SSP-Erlebnis sehen, einschließlich des Inputs von Familienmitgliedern oder Freunden, sofern das als sachdienlich erscheint. Handelt es sich beim Klienten um ein Kind, werden die Reflexionen von den Eltern beigesteuert.

- *Fallanalyse mit Dr. Porges:* Nach Fertigstellung des schriftlichen Berichts über einen Fall findet eine umfassende Diskussion statt, an der Dr. Porges, Karen Onderko und der SSP-Therapeut mit dem Klienten teilnehmen. Erkenntnisse, die durch diesen Dialog gewonnen werden, verbunden mit dem Inhalt des Falls, wurden genutzt, um eine sorgfältige Fallanalyse aus Sicht der Polyvagal-Theorie zu entwickeln.
- *Implikationen für das Alltagsleben:* Am Ende jeder Fallstudie untersucht eine kurze Reflexion, wie sich die Lektion, die dem Klienten durch das Erlebte vermittelt wurde, in seinem Privatleben auswirken könnte.

Zentrale Erkenntnisse der Polyvagal-Theorie veranschaulichen die PVT in Aktion. Statt diese Erkenntnisse in jeder Fallstudie in einem separaten Abschnitt zu isolieren, markieren wir jeweils die zentralen Momente, in denen die der Polyvagal-Theorie zu verdankenden Erkenntnisse deutlich werden, wobei wir die entsprechenden Erkenntnisse in Fußnoten wiedergeben. Diese speziellen PVT-Erkenntnisse werden in Anhang 4 (siehe S. 289 ff.) ausführlich erläutert.

## Wie die hier wiedergegebenen Fallbeschreibungen ausgewählt wurden

Die Zusammenstellung der Fälle für dieses Buch ähnelte der Montage eines komplizierten Puzzles. Jeder Fall wurde so ausgewählt, daß sich am Ende eine umfassende und ausgewogene Darstellung der Wirkung des SSP in vielen unterschiedlichen Zusammenhängen ergab.

Wir wollten sicherstellen, daß die in Teil II vorgestellten Fallbeschreibungen die enorme Diversität der Arbeit von SSP-Praktikern unter Berücksichtigung der vielen Disziplinen und Behandlungsmodalitäten, die sie vertreten, spiegelt. Außerdem bemühten wir uns, ein großes Spektrum von Klienten unter Berücksichtigung ihrer vielfältigen Charakteristika und Symptome einzubeziehen.

Darüber hinaus wollten wir die verschiedenen Möglichkeiten der SSP-Arbeit und die große Bandbreite der durch diese Arbeit erreichten Ergebnisse vorstellen. Statt uns auf die dramatischsten und überraschendsten Resultate zu fixieren, zielten wir darauf ab, die Arten von Behandlungsergebnissen zu präsentieren, die häufig beobachtet werden, wenn die Ausführung des SSP auf einer echten Verbindung und guter Einstimmung zwischen Therapeut und Klient basiert. Deshalb hoffen wir, daß wir unseren Lesern ein tieferes Verständnis dessen erschließen können, wie Kliniker das SSP effektiv in ihre Arbeit mit Klienten integrieren.

Weiterhin haben wir in unsere Darstellung Fälle einbezogen, deren Resultate unerwartet waren, weil wir dadurch hervorzuheben hoffen, daß sogar unvorhergesehene

Arten zu reagieren wertvoll sein und sinnvoll genutzt werden können. Diese Fälle veranschaulichen die Flexibilität und Anpassungsfähigkeit der SSP-Arbeit, und sie zeigen, daß jedes Resultat, ob vorhergesehen oder nicht, Potential für Wachstum und Heilung birgt.

## Hintergrundinformationen über die SSP-Praktiker und ihre Klienten

Die Praktiker, deren Arbeit in den folgenden Fallgeschichten beschrieben wird, repräsentieren einen vielfältigen Querschnitt der SSP-Anbieter. Sie decken zehn klinische Disziplinen ab und nutzen bei ihrer praktischen Arbeit zwanzig Behandlungsmodalitäten. Die meisten von ihnen stammen aus den USA, einige aus anderen Ländern. Unter ihnen befinden sich ein Mann und zwölf Frauen.

Unter den Klienten stammen sechs aus anderen Ländern als den USA. Die Gruppe umfaßt drei Männer, sechs Frauen und sechs Kinder (drei Mädchen und drei Jungen), wobei sich drei der Klienten der LGBTQIA+-Gemeinde zurechnen. Weiterhin erfassen die beschriebenen Fälle acht Ethnien.

## Schutz der Privatsphäre und Sorgfalt

Allen Teilnehmern der Fallstudien wurde angeboten, durch Nutzung von Pseudonymen und/oder durch leichte Änderungen bestimmter Ortsbezeichnungen oder spezieller Umstände ihre Privatsphäre zu schützen. Letztlich haben sich neun der dreizehn Klienten, deren Fälle in diesem Buch beschrieben werden, dafür entschieden, Pseudonyme zu benutzen, worauf in den Zusammenfassungen der Fallgeschichten jeweils deutlich hingewiesen wird.

Jeder Fall wurde auf der Grundlage enger Zusammenarbeit zwischen den Autoren dieses Buches, den SSP-Praktikern und den Klienten sorgfältig beschrieben, um Korrektheit der Darstellung und Authentizität sicherzustellen. Jede Fallbeschreibung wurde viele Male gelesen und überprüft, und die Texte wurden von den Klienten gelesen und genehmigt, bevor sie in dieses Buch aufgenommen wurden. Diese strikte Vorgehensweise war der Integrität des Buches und der Bereitschaft aller an der Erstellung der Texte Beteiligten geschuldet.

## Der Beginn eines Gesprächs

Wir hoffen, daß dieses Buch ein Gespräch initiiert, das die weitere Entwicklung der hier vorgestellten Arbeit befruchtet. So wie sich die Wirkung des SSP auf einen Klienten im Laufe der Zeit weiterentwickelt und ausweitet, werden sich auch unsere Vorstellungen über ein optimales Vorgehen und über die Mechanismen, die dabei eine Rolle spielen, mit der Zeit verändern und weiterentwickeln. Deshalb möchten wir Ihnen empfehlen, über Ihre persönlichen Erfahrungen und Ihre Behandlungsresultate zu reflektieren. Dies kann zu neuen Erkenntnissen und zur Entwicklung neuer Ansätze führen.

Durch das Erkennen und Klären der unterschiedlichen Reaktionen auf die SSP-Arbeit kann eine tiefer reichende Würdigung der Rolle des ANS und ihrer Wirkungen heranreifen. Ist die zentrale Rolle des ANS verstanden worden, können wir ihm den Respekt und die Unterstützung entgegenbringen, die es als Ursprung unserer körperlichen und psychischen Gesundheit verdient. Dies ist eine optimistische Einschätzung der zukünftigen Rolle des SSP und der vielen Möglichkeiten, es in unserem Leben zu nutzen.

Wenn das Nervensystem wieder auf Sicherheit eingestimmt ist, wird für uns Wohlbefinden im Überfluß erreichbar. Klienten, denen es gelingt, sich aus einem Defensivzustand zu lösen, öffnen sich für Gesundheit, Veränderung und Weiterentwicklung. Sie berichten über ein Erstarken ihrer Soziabilität, über Verbesserungen ihrer kognitiven Fähigkeiten, über eine bessere auditive Verarbeitung und Hörschärfe, über verringerte Hypersensibilität, bessere Emotionsregulation und ein allgemeines Wohlgefühl. Diese transformierenden Wirkungen werden in den folgenden Kapiteln ausführlicher beschrieben.

# 5
# Von schnell einsetzender Dysregulation zur Regeneration

## FALLÜBERSICHT

**SSP-Anbieterin:** Tracy Murnan Stackhouse, MA, OTR/L, pädiatrische Ergotherapeutin, geschäftsführende Direktorin, Programmleiterin und Mitbegründerin von Developmental FX. Website: *developmentalfx.org*

**klinische Disziplin:** Ergotherapie

**andere therapeutische Modalitäten und Kompetenzen:** Sensorische Integration, DIR/Floortime, Entwicklungspsychologische Behandlung, Treatment and Education of Autistic and Related Communication Handicapped Children, Early Start Denver Model, Kraniosakraltherapie und Myofascial Release, Theraplay

**Klientin:** Catie (ein Pseudonym) ist ein sechsjähriges Mädchen, das die Vorschule besucht. Vor einer Virusinfektion war sie verspielt und extravertiert und hatte viele Freunde. Nach der kurzen Zeit der Viruserkrankung kämpfte sie plötzlich mit starker Angst und mit Störungen ihrer sozialen und emotionalen Funktionsfähigkeit, die sich auf ihr gesamtes Leben auswirkten.

**Besonderheiten/Symptome:** Plötzliches Einsetzen von Angst und Symptomen einer Zwangsstörung nach einer kurzen Viruserkrankung. Die schwerwiegendsten Beschwerden waren Trennungsangst, extreme Dysregulation, sensorische Defensivität, Affektverflachung, Einschränkung der Nahrungsmittelauswahl, Schlafstörungen, verringerte soziale Aktivität und häufige Nutzung von Selbstberuhigungstechniken einschließlich genitaler Stimulation.

**autonome Tendenz:** Vor der Viruserkrankung und dem Auftreten von Problemen befand sich Catie die meiste Zeit über in einem ventral-vagalen Zustand. Zu Beginn der Behandlung pendelte sie zwischen dem sympathischen und dem dorsal-vagalen Zustand (defensives Kreiseln), verbunden mit einem ständigen Gefühl des Unwohlseins und der Furcht.

**Assessments:** Elterninterview, klinische Beobachtung und Short Sensory Profile wurden im Rahmen des Anamneseprozesses benutzt, formelle post-SSP-Assessments hingegen nicht.

## Beschreibung der Klientin

Catie, ein Mädchen im Vorschulalter, lebte mit seinen Eltern (Mutter und Vater) und einem älteren Bruder zusammen. Zwei Monate vor den hier beschriebenen Schwierigkeiten war sie in die Vorschule aufgenommen worden, wo ihre Mutter in der Verwaltung arbeitete. Catie entwickelte sich normal, war gesund, ein fröhliches Kind und hatte viele Freunde. Ihre Begeisterung beim Spiel zog andere Kinder in ihren Bann, sie konnte gut schwimmen und mochte es, zu Hause zu toben und Gymnastik zu treiben. Ihr Interaktionsstil wirkte bezaubernd, und es machte ihr oft viel Spaß, Erwachsene, mit denen sie vertraut war, hereinzulegen. Sie genoß es, mit Gleichaltrigen zu spielen, engagierte sich sehr eifrig für schulische Aktivitäten und Kunstprojekte und hatte große Freude daran, im Klassenraum als Helferin mitzuwirken.

Nach einer leichten Virusinfektion empfand Catie plötzlich starke Angst, und ihr Verhalten erinnerte an das von Patienten mit einer Zwangsstörung, was ihre Alltagsfunktionsfähigkeit und ihre Teilnahme an der Arbeit in der Schule stark beeinträchtigte. Deshalb bemühten sich ihre Eltern um medizinische und psychotherapeutische Unterstützung. Ihr wurde Ergotherapie bei Tracy empfohlen, die erkannte, daß bei Catie verschiedene Probleme bestanden. Hauptsächlich ging es dabei um Angst und extreme Dysregulation, verbunden mit einer sensorisch defensiven Haltung, die sie in der Wahl ihrer Kleidung einschränkte und ihr Unbehagen in verschiedenartigen Situationen verstärkte. Sie ließ verstärkte Angst, anhaltende ungreifbare Furcht, flachen Affekt sowie Einschränkungen der Bewegungsfähigkeit und der Energie erkennen. Besonders auffällig waren ihre intensive Aufmerksamkeit beim Händewaschen und bei der Nutzung von Toilettenpapier sowie ihre häufigen und ausgedehnten Besuche des Bades und insbesondere der Toilette. Auch ihre Nahrungspräferenzen wurden sehr stark eingeschränkt, und ihre Eß- und Schlafmuster wurden sowohl qualitativ als auch quantitativ immer schlechter.

Beunruhigend erschienen den Eltern auch die Selbstberuhigungstechniken ihrer Tochter, unter anderem tägliche stundenlange genitale Stimulation. Die Teilnahme Caties am Schulunterricht wurde immer schwieriger, und ihre Beziehungen sowohl zu Gleichaltrigen als auch zu Erwachsenen wurden erheblich beeinträchtigt. Catie bevorzugte selbst im Schlaf körperliche Nähe zu ihrer Mutter, verbunden mit einer starken Einschränkung ihrer Bereitschaft, von anderen Erwachsenen Unterstützung und Trost anzunehmen. Weil den Eltern klar war, daß Caties Symptome schwerwiegend waren, bemühten sie sich neben der Ergotherapie bei Tracy um medizinischen Rat und therapeutische Unterstützung von seiten eines Psychotherapeuten und Kinderarztes.

Tracys ergotherapeutische Evaluation mit Hilfe des *Short Sensory Profile* ergab, daß bei Catie die primitiven Haltungsreflexe und der Schreckreflex verstärkt waren. Außerdem lag eine Reduzierung der spielerischen Aktivitäten vor, und sie war in ihren feinmotorischen Fertigkeiten zurückgeblieben – erkennbar am Palmaren Greifreflex, bei dem die gesamte Handfläche und die Finger zum Ergreifen eines Objektes benutzt werden – ein für Neugeborene typisches Muster –, statt daß sie, wie sie es vorher getan hatte, den feineren dynamischen Griff benutzte. Infolge der plötzlich einsetzenden sensorischen Defensivität reduzierte Catie ihre Präferenzen hinsichtlich Nahrung und Kleidung (bei dieser beschränkte sie sich auf eine bestimmte Hose). Es fiel ihr schwerer, sich auf schulische Aufgaben zu konzentrieren, und auch ihre Problemlösungsfähigkeiten waren eingeschränkt. Dies führte zu emotionaler Dysregulation und schlechter Anpassungsfähigkeit.

Caties Hausarzt überwies sie nach einer Evaluation zu einem Spezialisten für Neurologie und Psychiatrie. Außerdem kontaktierte ihre Mutter Bekannte, die ihr zusätzlich wichtige Informationen über Immunologie und Neurologie gaben. Caties Angst war zunächst so stark, daß sie Hydroxyzindihydrochlorid erhielt, damit sie besser schlafen konnte und ihre Angst zumindest zeitweise etwas gemildert wurde. Bei einer MRT- und EEG-Untersuchung konnten keine neurologischen Störungen festgestellt werden, allerdings wurden die im Rahmen der ergotherapeutischen Evaluation entdeckten leichten Auffälligkeiten bestätigt. Obwohl offensichtlich ein Virus der Auslöser gewesen war, wurde nicht offiziell PANS (*Pediatric Acute-Onset Neuropsychiatric Syndrome*) oder PANDAS (*Pediatric Autoimmune Neuropsychiatric Disorders Associated with Streptococcal Infections*) diagnostiziert, worüber spekuliert worden war und was auch weiterhin als im Bereich des klinisch Möglichen liegend gesehen wurde.

## Art der SSP-Anwendung

Catie befand sich fast den gesamten Tag über in einem Zustand der Dysregulation. Sie pendelte zwischen Wut, Gereiztheit, Weinen und Versunkenheit. Es war ihr wichtig, in der Nähe ihrer Mutter zu sein, und sie nutzte Strategien der Selbstberuhigung. Das SSP wurde im Kontext der ergotherapeutischen Intervention für die Arbeit an der autonomen Dysregulation gewählt, der offenbar die meisten der von der Patientin berichteten Probleme zuzuschreiben waren.

Für den Beginn wurde eine dreiwöchige Intensivphase vorgeschlagen, um bei Catie an den Veränderungen ihrer Funktionsfähigkeit zu arbeiten. Zu diesem Zweck wurden vier bis fünf wöchentliche Sitzungen geplant. Im Vordergrund von Caties Behandlungsplan stand, daß es als wichtig erschien, auf Caties spezielle sensorische Bedürfnisse und Präferenzen im Kontext ihrer Umgebung sowie ihrer persönlichen und sozialen Situation einzugehen. Behandlungsziele waren, die sensorische Defensivität zu verringern, zu einem ruhigen ventral-vagalen Zustand zurück zu gelangen, ein inneres Empfinden von Sicherheit zu fördern, das interozeptive Gewahrsein zu verbessern und ganz generell die Bewältigungsfähigkeiten zu stärken, um die Zustandsregulation in unterschiedlichen Umgebungen und die Bewältigung typischer Herausforderungen des Alltagslebens zu ermöglichen, die eine Dysregulation hervorrufen konnten. Vor allem aber standen bei jedem Schritt des Prozesses warmherzige Verbundenheit, Vorhersehbarkeit und Sicherheit im Vordergrund.

Drei Wochen lang wurde in der Klinik in Gegenwart der Ergotherapeutin der insgesamt 15 Sitzungen umfassende SSP-Core-Prozeß durchgearbeitet, wobei fünf Stunden ausschließlich dem Zuhören gewidmet waren. Von der ersten Sitzung an – die ein siebenminütiges Hörsegment beinhaltete – wurde bei Catie eine deutlich beruhigende Wirkung beobachtet, die mit einer Verringerung des inneren Aufruhrs und der Besorgnis einherging. Aufbauend auf dieser positiven Reaktion wurde in den folgenden Sitzungen die dem Hören gewidmete Zeitspanne verlängert, wobei Catie selbst darum bat, mehr Zeit für das Hören der Tonaufnahmen zu bekommen. Weitere Elemente wie Bewegungsaktivitäten – etwa das Erforschen einer Schräge und das Schwingen in einer Lycra-Hängematte – wechselten mit Phasen des Hörens ab, was Caties Engagement und ihr Behagen bei der Arbeit steigerte.

Um eine angenehme und einladende Umgebung für das Hören zu schaffen, wurde für eine *Kuschelpartie* ein Kissenberg aufgehäuft, auf dem Catie, ihre Mutter und Tracy es sich bequem machten. Percy, ein mit einem Gewicht beschwertes Plüschtier, ein Pinguinspiel und Basteln ermöglichten Catie während der Sitzungen Kontinuität und Behagen. Im Laufe der Woche wurde ihr Enthusiasmus angesichts der Therapie allmählich stärker, was sie durch ihre Begierde, an den Sitzungen teilzunehmen, und ihr Engagement beim Aufbau des Kissenbergs für die Kuschelparty und bei der Auswahl der Therapiewerkzeuge zum Ausdruck brachte.

Die Hörsegmente wurden im Laufe der ersten Woche allmählich verlängert und erreichten am dritten Tag 30 Minuten pro Sitzung, bevor sie wegen des Wochenendes unterbrochen wurden. In der folgenden Woche wurden die dreißigminütigen Sitzungen in der Klinik durch eine gleichfalls dreißigminütige Sitzung zu Hause ergänzt, wobei die Mutter die Co-Regulation übernahm. Caties Enthusiasmus und ihre aktive Beteiligung wurden in jeder Therapiesitzung stärker und spiegelten, daß sie sich beim Therapieprozeß immer wohler fühlte und sich immer stärker dafür engagierte. Nach der ersten intensiven Therapiephase wurden ausgewählte SSP-Core-Sitzungen (Stunde 3 und 4) und SSP-Balance-Sitzungen zu einem Programm für zu Hause zusammengestellt, das auf drei weitere Monate ausgelegt war, so daß für das Hören eine Gesamtzeit von sieben Stunden zusammenkam.

In dieser längeren zweiten Phase fanden im Monatsabstand Therapiesitzungen mit Tracy statt, in denen die Stabilität von Caties Symptomen überwacht und die Verbindung zur Therapeutin, die sie sehr schätzte, aufrechterhalten wurde. Die Sitzungsfrequenz allmählich zu reduzieren war wichtig, um Catie die Möglichkeit zu geben, Vertrauen zu anderen co-regulierend wirkenden Partnern zu entwickeln, aber gleichzeitig auch die Unterstützung für ihre laufenden Entwicklungsbedürfnisse weiter zu sichern. Parallel dazu wurde angestrebt, Caties Fähigkeit zur aktiven Selbstregulation zu stärken und die Psychoedukation sowohl zu Hause als auch in der Schule zu verbessern.

## Die Beobachtungen der Therapeutin über die Reaktionen der Klientin auf das SSP

Als Caties Mutter Tracy erstmals kontaktierte, machte die starke Sorge der Mutter um das Wohl ihrer Tochter die Therapeutin sehr betroffen. Die schnelle Eskalation vom Beginn der Viruserkrankung zur deutlichen Minderung der Alltagsfunktionsfähigkeit Caties war schwer zu verstehen.

Weil einige Mitglieder ihrer Familie auch selbst schon unter starken Ängsten gelitten hatten, konnten sie für die emotionalen Probleme, von denen Catie geplagt wurde, ein gewisses Verständnis aufbringen; das völlige Verschwinden von Glücksgefühlen und die ersten sehr getriebenen Versuche des Kindes, seine Probleme zu bewältigen, wirkten auf die Menschen in ihrem Umfeld sehr belastend. Deshalb rangen Caties Eltern mit Betrübnis, überwältigendem Kummer und einem tiefen Gefühl der Hoffnungslosigkeit.

Zum Leid der Familie kam die Ungewißheit angesichts der Situation – weder war eine Ursache der Probleme identifiziert worden, noch gab es einen klaren Weg vorwärts, und die Empfehlungen medizinischer Fachleute, die teilweise nach kostspieligen und invasiven Untersuchungsverfahren gegeben wurden, waren widersprüchlich. Letztlich liefen alle Aussagen auf die Feststellung hinaus, es handle sich um ein psychisches Problem, das sich durch eine medikamentöse Behandlung und durch Verhaltensunterstützung lösen lasse. Doch die Empfehlungen der psychiatrischen Fachärzte standen nicht mit der Sicht der Familie in Einklang.

Tracy betrachtete die Situation aus Sicht der Polyvagal-Theorie. Zwar lag die Ursache von Caties Schwierigkeiten offensichtlich außerhalb ihres Kompetenzbereichs, aber die Symptomkonstellation deutete auf eine ANS-Dysregulation hin. Ob diese unmittelbar auf das Virus oder auf dessen Nachwirkungen zurückzuführen war, änderte nichts an der Konsequenz, daß am Regulationssystem der Patientin gearbeitet werden mußte.

In den ersten Sitzungen war Catie furchtsam und versteckte sich häufig hinter ihrer Mutter – was an das Verhalten eines Kleinkindes in einer neuen sozialen Umgebung erinnerte. Trotz ihres Wunsches, aktiv zu werden und in Kontakt zu treten, schien sie durch innere Barrieren eben daran gehindert zu werden. Diese schmerzliche Realität stand der Mutter wegen des Kontrasts zu Caties vorheriger lebhafter Art nur zu deutlich vor Augen. Einerseits ließ die Mutter mutig zu, diesen Veränderungen Raum zu geben, aber andererseits rang sie mit ihren Ängsten und Sorgen um Caties künftiges Wohl. Deshalb wurde es in den Sitzungen zu einem zentralen Anliegen, die Ängste Caties und ihrer Mutter anzuerkennen und zu würdigen und gleichzeitig ein Gefühl der Sicherheit zu stärken.

Im weiteren Verlauf der Behandlung kehrte Catie in einen Zustand der Regulation zurück: den ruhigeren und kommunikativeren ventral-vagalen Zustand. Dies erleichterte sowohl sie selbst als auch ihre Mutter deutlich. Während der gesamten Therapie gab es Augenblicke tiefen Resonierens, einem »Sich-Verlieben« ähnlich. Dies rief ein Gefühl tiefer Verbundenheit hervor, das Caties Mutter häufig zu stillem Schluchzen brachte, während sie die Regeneration ihres Kindes bezeugen konnte.*

Jede Sitzung in der Klinik schloß Zeiten aktiven Hörens des nächsten SSP-Segments ein, was oft in dem »Kuschelparty«-Bereich stattfand. Dabei fand auch das Pinguinspiel statt, das Gelegenheit zum Austausch sozialer Berührungen gab – einem nährenden Aspekt, den Catie in den schwierigsten Zeiten ihrer Heilungsreise gemieden hatte. Sie fing an, Augenblicke stillen Austauschs zu genießen, beispielsweise beim Einreiben mit einer Lotion, die ihre Hände weicher machte, so daß sie die Pinguine besser halten oder Eier austauschen konnte – Symbole der Fürsorge und Verbundenheit. Jede Sitzung schloß auch Aktivitäten der gemeinschaftlichen Problemlösung ein, bei denen man sich auf die Hilfe für die Pinguine konzentrierte. So wurde ein Gefühl prosozialer Verbundenheit gefördert, das bei der Stärkung von Caties ventral-vagalem Zustand eine wichtige Rolle spielte.

Außerdem widmeten Catie und Tracy sich der motorischen Exploration dienenden Aktivitäten mit steigendem Schwierigkeitsgrad. Auf diese Weise konnte an Caties haltungsmotorischen Problemen gearbeitet und ihre Leidenschaft für Gymnastik konnte wiederbelebt werden. Bastelaktivitäten wurden zur Verbesserung feinmotorischer Fertigkeiten genutzt, und gleichzeitig wirkten diese gemeinsamen Erlebnisse während der Hörphasen erdend. Die Kultivierung des Zugangs zum ventralen Zustand der Regulation und des Gewahrseins desselben waren das primäre Ziel. Im weiteren Verlauf der Therapie fing Catie an, ihren inneren Glanz auszustrahlen; wenn man in dieser Phase Zeit mit ihr verbrachte, konnte man ihr freudebringendes Licht erleben.

Psychoedukation spielte in Caties Behandlung eine Schlüsselrolle, und das SSP war der wichtigste Katalysator für Veränderung. Über *Telehealth* wurden mit Caties Eltern und mit ihrem Schulteam Psychoedukationssitzungen durchgeführt, damit alle Beteiligten das auf der PVT basierende Regulationsmodell verstanden. Das Modell wurde für Catie vereinfacht und an ihre Bedürfnisse angepaßt, wobei ihre Neugier und ihr Engagement mit Hilfe von Konzepten wie interozeptives Gewahrsein, aktive Selbstregulation und Selbstmitgefühl gefördert wurde.

---

* PVT-Erkenntnis 4: Die Macht von sozialer Verbundenheit und Co-Regulation

Im Laufe der Therapie erforschte Catie weitere Strategien für ihre Situation zu Hause und in der Schule, was ihre Selbstregulation und Resilienz stärkte. Durch die Förderung eines Verständnishorizontes, der Catie, ihrer Familie und ihrem Schulteam gemeinsam war, entstand eine ihre Entwicklung und ihr Wohlbefinden unterstützende Umgebung.

Das Ziel, ihre auf Selbstberuhigung sowie auf Bad und Toilette fokussierten Aktivitäten allmählich durch Zustände ventraler Regulation und andere körperbasierte Bewältigungsmöglichkeiten zu ersetzen, wurde erreicht. Das SSP wurde während der gesamten intensiven direkten Behandlung genutzt und dann bis zum Abschluß der Arbeit allmählich ausgedünnt. Die übrigen Regulationsstrategien wurden zu festen Bestandteilen des Alltags zu Hause und in der Schule und auch nach Abschluß der Therapie von Catie weiter genutzt.

In der Zeit unmittelbar danach durchlebte Catie aufgrund einer Norovirus-Infektion eine leichte Regression, die sich in Form erneuten verstärkten Händewaschens und des Ausführens von Aktivitäten auf der Toilette niederschlug. Dieser Rückfall war zwar deutlich schwächer als das, was vorher geschehen war, aber Catie begann wieder mit der Selbstberührung zum Zweck der Selbstberuhigung und zeigte ein verstärktes Bedürfnis nach Nähe zu ihrer Mutter. Diese sorgte sich, weil sie fürchtete, nun werde wieder eine Zeit der Dysregulation beginnen. Doch nach ein paar weiteren SSP-Sitzungen und infolge der Bestärkung mittels anderer der Selbstregulation und der interozeptiven Unterstützung dienender Maßnahmen, löste sich die Krise, und Catie ging es wieder gut. Der Vorfall verdeutlichte, daß es wichtig ist, darauf zu achten, daß der Lebensstil Caties Wohlbefinden unterstützt.

## Die Reflexionen der Eltern über die Reaktion ihres Kindes auf das SSP

Caties Mutter beschrieb, wie ihre Tochter an einem Sonntagabend »glücklich, froh und gut gelaunt« zu Bett ging und am Montag nach dem Aufwachen unter »extremer Trennungsangst und unter Zwangsverhalten« litt. Die folgenden Tage waren gekennzeichnet durch Schreien, Brüllen, Schlagen und die Weigerung, sich am Morgen anzuziehen, bis hin zu Weinen in Fötushaltung – dem Verhalten eines erschöpften und frustrierten anderhalbjährigen Kindes ähnlich. Am Abend wiederholte sich all das. Tagsüber litt Catie unter Trennungsangst. Ihre Eltern waren ratlos, frustriert und verängstigt. Sie bemühten sich verzweifelt um Kontakte zu Ärzten, Psychotherapeuten und anderen Menschen aus ihrem Umfeld, die ihrer Tochter vielleicht würden helfen können.

Caties Lehrer und Betreuer taten alles, was in ihrer Macht stand, um dem Mädchen und seiner Familie durch Unterstützung und Verständnis zu helfen. Ihnen allen war klar, daß Catie möglichst rasch Hilfe brauchte. Ein Lehrer sagte: »Catie ist fortgegangen, und wir müssen sie zurückholen.« Ihre Lehrer sorgten dafür, daß Catie sich sicher fühlte, aber ihnen war klar, daß es »keinen Plan« gab, dem sie hätten folgen können, um dieses Ziel zu erreichen. Trotzdem fanden sie Möglichkeiten, Caties Situation anderen Kindern gegenüber als normal darzustellen, und Catie auf besonders liebevolle Weise zu unterstützen.

Obwohl ihre Lehrer sich wirklich vorbildlich verhielten, war es schwierig, Catie dazu zu bringen, auch nur zur Schule zu gehen; und wenn sie dies tat, weinte sie viel und verbrachte täglich etwa zwei Stunden in der Toilette. Ihre Mutter brachte sie jeden Morgen von ihrem Büro aus zur Schule. Sie hielten sich dann jeweils zwanzig Minuten in der Toilette auf, und wenn sie schließlich das Klassenzimmer erreichten, mußte die Mutter Catie von sich »abschälen«.

Als Caties Eltern sich an Tracy wendeten, bestanden Caties Symptome schon seit sechseinhalb Wochen. Tracy war die erste Behandlerin, die sich ihre Sorgen wirklich anhörte und ihnen durch einen konkreten Behandlungsplan ein wenig Hoffnung einflößte. Viele andere Fachleute, die sie aufgesucht hatten, kannten diese Art von Reaktion auf ein Virus gar nicht und wußten auch nicht viel über PANDAS oder PANS. Die Eltern waren froh, endlich eine Person gefunden zu haben, der klar war, daß es sich bei Caties Problemen um etwas anderes als eine psychische Störung handelte.

Am Ende der ersten Sitzung mit Tracy war klar, daß ihr Ansatz für Catie vielversprechend war, und ihre Eltern sahen der bevorstehenden Arbeit optimistisch entgegen. Bevor sie Tracys Praxis verließen, vereinbarten sie mit ihr so viele Termine wie möglich, so daß Catie Tracy in den folgenden drei Wochen fast an jedem Werktag aufsuchen konnte. Tracys Gegenwart wirkte nicht nur heilend, weil sie auf Catie tröstlich wirkte, sondern sie beruhigte auch die Mutter, die sich während des gesamten Behandlungsprozesses unterstützt fühlte. Caties kleiner Kreis vertrauter Menschen wurde ziemlich schnell und ohne Probleme auf Tracy ausgeweitet. Es gab keine Sitzung, in der Caties Mutter keine Tränen der Erleichterung geweint hätte.

Catie hörte sich zwar auch zu Hause manchmal gemeinsam mit ihrer Mutter die Playlists an, doch obwohl auch dadurch gewisse Veränderungen eingeleitet und beobachtet wurden, war es nicht so, wie wenn Tracy bei ihnen war. In Anwesenheit Tracys reagierte Catie auf die frequenzmodifizierte Musik deutlich stärker. Sie war immer stärker in ihrem Körper präsent und wirkte deutlich besser reguliert. Wenn sie nun in die Klinik kam, veränderte sich ihre Haltung; diese hatte vorher ein wenig gebeugt gewirkt, weil sie versucht hatte, »ihr Zentrum zu schützen«. Statt dessen bevorzugte sie nun eine »aufrechte Haltung mit zurückgezogenen Schultern«. Diese Veränderung griff allmählich auf alle Lebensbereiche über.*

---

* PVT-Erkenntnis 7: Das ANS kann so beeinflußt werden, daß es Verbundenheit und Wohlbefinden priorisiert.

Catie »kehrte Schritt für Schritt ins Leben zurück.« Ihre Mutter berichtete, daß alle, die auf die Situation ihrer Tochter aufmerksam geworden waren, dies ebenfalls beobachtet hatten. Catie löste sich von ihren Selbstberuhigungsmethoden und ihrer Zufluchtnahme zu Ritualen, und es fiel ihr auch immer leichter einzuschlafen. Im Laufe von sechs Monaten gelang es ihr zudem, mit ihrem Bruder zusammen selbstsicher zur Schule zu gehen. Auch schaffte sie es, ihre Beziehungen wiederherzustellen und wieder gute Freunde zu finden. Sie fühlte sich »wichtig« und von anderen Menschen geschätzt.

Zwar ist Catie noch nicht wieder genau so, wie sie vorher war, aber ihre Fröhlichkeit kehrt allmählich zurück. »Wir erkennen sie immer stärker wieder«, beschrieb ihre Familie die Situation. Doch Viren beeinträchtigen Catie auf eine sehr spezielle Weise, und Tracy warnte die Familie klugerweise davor, daß dieser Prozeß viele Jahre dauern könnte. Wenn sie krank wird, kehrt ein Teil ihrer auf Dysregulation beruhenden Verhaltensweisen zurück. Trotzdem erklärt ihre Mutter: »Caties schlimmste Tage heute waren in der Zeit vorher ihre besten Tage.«

Catie war immer noch sehr sensibel und brauchte viele Umarmungen und beruhigenden Körperdruck. Nach der ersten Virusinfektion war sie häufig reizbar und zeigte autonom gesteuerte Reaktionen. Doch ihre zwanghaften Verhaltensweisen verschwanden und tauchten nur bei neuen Erkrankungen noch kurz auf. Statt dessen riefen diese bei ihr nun starke Emotionen und verstärkte Trennungsangst hervor. In solchen Phasen halfen ihr Tracys Unterstützung und das SSP, indem sie im Hintergrund beruhigend wirkten. Erkrankte Catie erneut, wußte ihre Mutter nun, wo sie Unterstützung finden würde. Sie vertraute darauf, daß ihre Tochter schnell genesen würde, wenn sie Zeit mit Tracy verbrächte und sich erneut die SSP-Playlists anhörte.

## Analyse des Falls mit Dr. Porges

Caties ANS reagierte schnell und stark auf das Virus, mit dem sie in Kontakt gekommen war. Ihre Physiologie wechselte über Nacht in einen verstärkten Defensivmodus, was ihre Fähigkeiten zur beruhigenden Selbstregulation und zur Co-Regulation mit dem Ziel der Beruhigung durch Interaktion mit anderen Menschen beeinträchtigte.* Das unerwartete Ausmaß von Defensivität hatte zur Folge, daß ihre Eltern sie fast nicht mehr wiedererkannten.

* PVT-Erkenntnis 2: Autonome Zustände beeinflussen unsere Gefühle, Gedanken und Verhaltensweisen.

### Virus triggert Defensivreaktion

Obwohl die Viruserkrankung innerhalb weniger Tage abklang, sträubte sich Caties Nervensystem, den Defensivzustand wieder zu verlassen. Es wirkte, als sei die Klientin in einem Defensivzustand und in extremen Bewältigungsbemühungen gefangen, obwohl ihr Körper es geschafft hatte, das Pathogen zu neutralisieren. Ihr Nervensystem schien zwar die Mechanismen aktivieren zu können, die ihr ermöglichten, die Viruserkrankung zu überwinden, doch ihre Nerven schien kein Feedback zu erreichen, das sie dazu veranlaßt hätte, die Defensivmaßnahmen zu beenden.

### Defensivreaktionen des Nervensystems triggern Verhaltensreaktionen

Die starke Defensivreaktion des ANS beeinträchtigte Caties Fähigkeit, die neuronalen Schaltkreise zu aktivieren, die es ihr ermöglicht hätten, sich mit Hilfe des Systems für soziale Verbundenheit (SSV) zu beruhigen und zur Co-Regulation überzugehen. In Ermangelung eines funktionsfähigen SSV mit Zugang zu den beruhigend wirkenden ventral-vagalen Nervenbahnen übernahmen ihr sympathischer und ihr dorsal-vagaler Zustand die Kontrolle. Man könnte sagen, daß das geschwächte SSV die »neuronale Erlaubnis« zu ungehinderter sympathischer Exzitation (Stimulation) erteilte, verbunden mit den damit einhergehenden Hypersensibilitäten, welche die Defensivität triggern und aufrechterhalten. Doch weil sympathische Aktivierung den Stoffwechsel stark belastet, kann sie nicht über längere Zeit aufrechterhalten werden. Deshalb führte Caties reaktive Erschöpfung zu einem autonomen Rebound der Immobilisierung über dorsal-vagale Bahnen, was zu ihrem Gefangensein in einem Zustand autonomer Dysregulation ebenfalls beitrug.

Die Anzeichen für einen sympathischen Zustand äußerten sich in ihrem Verhalten in Form von taktiler Defensivität (was sie in der Kleidungswahl auf eine einzige Hose einschränkte), auditiver Hypersensibilität (die sie auf Geräusche wie die Toilettenspülung und spezifische Stimmen reagieren ließ), physiologischen Reaktionen (Muskelanspannung, Erröten des Gesichts und Magen-Darm-Beschwerden) sowie selektivem Essen.

Sie empfand die Begleiterscheinungen der Dysregulation in ihrem Körper als unangenehm. Dieser Zustand erschwerte die Fähigkeit, ihre Emotionen zu regulieren und zu anderen Personen in Kontakt zu treten. Sie suchte Trost und Sicherheit bei ihrer Mutter und tat sich schwer, wenn sie diese nicht erreichen konnte. Häufig untröstlich, entdeckte Catie, daß sie sich in ihrer als unerträglich empfundene Situation durch Selbstberührung beruhigen konnte. Möglicherweise war dies eine unbewußte Strategie, ihr Nervensystem vor einem tieferen Versinken in den Zustand dorsal-vagaler Regulation zu »schützen«.

## Auditive Sensibilität

Hinsichtlich sozialer Kontakte fiel es Catie schwer, sich in Beziehungen wohl zu fühlen. Sie gewöhnte sich an, Interaktionen mit ihrem Vater und ihrem Großvater zu vermeiden, und hörte auf, das Haus ihrer Großeltern aufzusuchen – einen Ort, an dem sie sich vorher sehr wohl gefühlt hatte. Das Meiden der wichtigen männlichen Personen in ihrem Leben könnte auf stärkere auditive Sensibilität und auf ihr Verweilen in einem Defensivzustand zurückzuführen sein – beides Faktoren, welche die niedrigen Frequenzen der Stimmen dieser Männer verstärkten und Caties Neurozeption auf die Identifikation weiterer Bedrohungen fokussierten.*

Unser Nervensystem hat ähnlich wie das anderer Säugetiere die Neigung, niederfrequente Laute als der Nähe von Raubtieren zuzuschreiben. Der PVT zufolge wird in einem Zustand der Bedrohung der Tonus des Mittelohrs verringert, wodurch die Lautstärke tiefer Stimmen, wie sie etwa für Väter, nicht aber für Mütter charakteristisch sind, verstärkt wird. In Kreisen der SSP-Anbieter wurde immer wieder über Kinder berichtet, die über Furcht vor Männerstimmen geklagt hatten. Daß die starke Wirkung dieses Triggers nach einer SSP-Behandlung zu verschwinden schien, wurde der Reaktivierung der Mittelohrmuskeln nach der SSP-Arbeit zugeschrieben, weil diese winzigen Muskeln die Lautstärke niederer Frequenzen verringern.

Auch Caties Stimme veränderte sich aufgrund ihres Zustandes: Sie wechselte in eine höhere Stimmlage, was in Form von »Babysprache« zum Ausdruck kam. Die Charakteristik der Stimme eines Menschen spiegelt den augenblicklichen autonomen Zustand des Betreffenden. In einem Defensivzustand kann die Stimme ihren charakteristischen Rhythmus und ihre Prosodie verlieren und in ein niedrigeres oder höheres Stimmregister wechseln.**

## Magen-Darm-Probleme

Auch Magen-Darm-Probleme können über den autonomen Zustand eines Menschen Aufschluß geben. Beispielsweise weist Verstopfung gewöhnlich auf sympathische Dominanz hin, während bei Durchfall eher eine dorsal-vagale Reaktion vorliegt. Caties selektives Essen, ihre Probleme in Zusammenhang mit der Bad- und Toilettennutzung und ihre übertriebene Fixierung auf die Körperreinigung spiegeln das Fluktuieren ihrer autonomen Zustände. Im Verlauf ihres defensiven Kreiselns könnte man die Veränderungen ihrer Defensivität anhand ihres Stuhlgangs unterscheiden. Als sie kürzlich erneut an einer Virusinfektion erkrankte, hatte sie zunächst

---

* PVT-Erkenntnis 6: Der autonome Zustand, die vokale Intonation und die Regulation der Mittelohrmuskeln beeinflussen einander.

** PVT-Erkenntnis 5: Der autonome Zustand beeinflußt soziale Signale.

Bauchschmerzen und später Durchfall. Diese dorsal-vagale Reaktion entspricht einer Neurozeption der Viruserkrankung als lebensbedrohlich.

Daß Caties ANS sich der jeweils aktuellen Situation anzupassen scheint, zeigt ihre Fähigkeit, von Erkrankungen und starken Dysregulationszuständen zu genesen. Der Zustand ihres Magen-Darm-Systems und die Beschaffenheit ihres Stuhls können in Zukunft als wichtige Hinweise und frühe Anzeichen für Dysregulation fungieren.

### Das ANS und die Verbindung zwischen Gehirn und Körper

Die bei Catie vorgefundene Symptomkonstellation, die viele Ärzte verwirrte, ist aus Sicht der Polyvagal-Theorie Ausdruck eines ANS, das aus einem Zustand der Verbundenheit und Homöostase in einen Zustand der Schutzsuche gewechselt ist.* Caties Symptome waren Repräsentationen des Versuchs ihres Nervensystems, mit einer Bedrohung fertig zu werden. Die Bedrohung war in diesem Fall ein Virus, aber auch andere Erlebnisse wie eine körperliche Verletzung, Mobbing, emotionale Mißhandlung oder andere Traumata hätten ähnliche Defensivreaktionen hervorrufen können. Die Beeinträchtigung, die Catie erlebte, war sehr real, auch wenn bei ihr keine gegen Streptokokken gerichteten Antikörper gefunden wurden und obwohl trotz zahlreicher Tests keine plausible Diagnose gestellt werden konnte.

Weil den behandelnden Ärzten die zentrale Regulationsfunktion des ANS nicht ausreichend bekannt war, nahmen sie an, das, was Catie erlebte, müsse auf einen psychischen Vorgang zurückzuführen sein. Zwar waren nicht alle, die Catie kannten, davon überzeugt, doch schon die bloße Vorstellung, daß dies der Fall sein könnte, machte allen, die ihr nahestanden, zu schaffen. Insbesondere Caties Eltern waren verwirrt und besorgt, und ihr eigenes Nervensystem wurde von einem Zustand der Dysregulation erfaßt, wodurch Caties Muster des Pendelns zwischen einem aktivierten sympathischen Zustand und einem dorsal-vagal verursachten Shutdown wahrscheinlich vertieft wurde. Und weil autonome Zustände »ansteckend« wirken, beeinflußte Caties Zustand auch den Zustand ihrer Eltern.

Erwähnt werden sollte auch, daß Caties Befinden zwar auf viele namentlich unterscheidbare psychische Probleme hindeutete, daß aber keine dieser Diagnosen die zugrundeliegende zentrale Ursache, die in der autonomen Dysregulation zu suchen war, erfaßte. Caties Geschichte demonstriert, daß das ANS für unser Wohlbefinden und unsere Gesundheit eine Schlüsselrolle spielt.

Darüber hinaus hätte die Unfähigkeit, die zentrale Ursache ihrer Symptome zu erkennen, verhindern können, daß sie adäquate Unterstützung gefunden und eine entsprechende Behandlung erhalten hätte, was Catie noch stärker in Gefahr gebracht

* PVT-Erkenntnis 8: Das ANS steht im Zentrum unseres körperlichen und psychischen Wohlbefindens.

hätte. Zwar hatten ihre Symptome denjenigen von PANS geähnelt, doch nachdem klar war, daß sie keine Antibiotika brauchte, hatte es Priorität sicherzustellen, daß sie eine geeignete Behandlung für ihre Symptome einer Dysregulation des ANS erhielte.

### Signale für Sicherheit versetzen das ANS zurück in den Zustand der Homöostase

Tracys Fähigkeit, aufgrund von Caties Symptomen den Zustand ihres Nervensystems zu erkennen, und ihre Zuversicht, daß sie über Werkzeuge verfügte, die der Klientin würden helfen können, waren der Auftakt zu Caties Genesung. Tracy fungierte für Catie und ihre Familie als »sicherer Hafen«. Ihr war klar, daß ihre wichtigste Aufgabe darin bestand, der ganzen Familie möglichst viele Signale für Sicherheit zu übermitteln. Auch Caties Mutter war in dieser Hinsicht eine große Hilfe. Sowohl Tracy als auch die Mutter nutzten Regulation, Bestärkung und Rituale, um eine die Heilung fördernde unterstützende Umgebung zu schaffen. Das half dem SSP, seine Wirkung zu entfalten.*

**Regulation** Tracy informierte Catie und ihre Familie in Form einer Psychoedukation über die Bemühungen ihres Nervensystems, sie zu schützen, und über die Zielsetzung des SSP, ihre Regulation und Soziabilität zu verbessern und ihre Hypersensibilität zu korrigieren. Dieser Kontext hatte eine erleichternde Wirkung.

Außerdem half Tracy der Klientin, Aktivitäten – wie Atemübungen – für sich zu entdecken, die ihr helfen könnten, sich ruhiger zu fühlen. Das Spielen eines Kazoo wurde ihr empfohlen, weil es eine angenehme und leichte Möglichkeit war, länger auszuatmen, was beruhigend wirkt. Außerdem hatte die Familie Zugang zu SSP Balance, was es ihr ermöglichte, augenblicklich einen autonomen Zustand zu verändern. Diese neuen Möglichkeiten der Selbstregulation übernahmen allmählich die Funktion von Caties bisherigen Selbstberuhigungsstrategien.

**Bestärkung** Die Wärme und Zärtlichkeit, die Tracy, Caties Eltern, ihr Bruder und ihre ganze erweiterte Familie sowie ihre Lehrer ihr entgegenbrachten – was in aufmerksamer Fürsorglichkeit und tröstlicher Präsenz zum Ausdruck kam –, beschenkte Catie mit einem tiefen Gefühl der Liebe und Sicherheit. Die Kuschelparty, die Spiele und das Schlafen im Bett der Mutter – all dies vermittelte Catie und ihrem Nervensystem, daß sie geliebt wurde und daß sie wegen ihres Verhaltens nicht verurteilt oder zurückgewiesen würde.

**Rituale** Catie wußte sogleich, wohin sie zuerst gehen mußte, als sie in Tracys Behandlungsraum ankam: zum Kissenstapel für die Kuschelparty. Vor dem morgend-

---

* PVT-Erkenntnis 1: Der autonome Zustand fungiert als intervenierende Variable.

lichen Gang zur Schule zeichneten die Mutter und Catie kleine Herzen auf ihre Hände und »füllten ihre Herzen auf«, indem sie die Hände einander berühren ließen. Dabei sagten sie immer wieder zueinander: »Du bist in Sicherheit und wirst geliebt.« Auch Caties Lehrer wiederholten dieses Mantra mit ihr zusammen. Außerdem gaben die Lehrer Catie jeden Morgen, wenn sie in den Klassenraum kamen, eine kräftige Umarmung, brachten sie dann zur »Frage des Tages«-Tafel und halfen ihr, diese auszufüllen. Dann blieben sie bei Catie, bis sich ihr Körper beruhigt hatte.

Wenn in Caties Leben plötzlich etwas Unvorhergesehenes passierte, vermittelten diese Rituale ihr ein Gefühl der Vorhersehbarkeit und der Sicherheit, Dinge, die Catie dringend brauchte. Die Vorhersehbarkeit von Ritualen und Alltagsroutinen wirkte tröstlich und vermittelte eine Form von Sicherheit oder »neuronaler Erwartung«, wenn alles andere ungewiß war.

Diese Verfahrensweisen in Verbindung mit dem SSP und Tracys Klarheit und Unterstützung führten Catie auf den Weg zur Genesung und halfen ihr, zu ihrem vorherigen Leben zurückzukehren, nachdem sie diese schwierige Episode durchgestanden hatte.

## Implikationen für das Alltagsleben

Krankheiten und andere Disruptoren können eine Dysregulation des ANS verursachen, was in der Regel eine adaptive und protektive Reaktion ist. Diesen Mechanismus zu erkennen kann helfen, Sorgen wegen bestimmter Symptome zu zerstreuen, selbst wenn es um eine schwerwiegende Dysregulation zu gehen scheint. Caties Genesung verweist auf eine wichtige Erkenntnis: Zwar mögen Lebenssituation und Entwicklungsgeschichte eines Menschen zum Auftreten bestimmter Symptome beitragen, doch handelt es sich bei den beobachteten Symptomen und Schwierigkeiten aus Sicht der PVT um Folgen von Veränderungen des ANS-Zustandes, nicht um eine psychische Krise oder eine dauerhafte Umstimmung des Nervensystems.

Außerdem stellt sich die Rolle unterstützender Bezugspersonen als im hier beschriebenen Kontext entscheidend heraus. Deren Fähigkeit, zu regulieren, zu beruhigen und die konsistente Ausführung bestimmter Rituale zu ermöglichen, geben denjenigen, um die sie sich kümmern, die erforderliche Unterstützung. Das Engagement von Eltern, Lehrern und Therapeuten, die ihre Empathie und Verbundenheit darbieten, spielen beim Heilungsprozeß eine wichtige Rolle. Ihre Präsenz und ihr Verständnis der Situation helfen nicht nur beim Umgang mit der Dysregulation, sondern auch bei der Wiederherstellung der Balance und der Förderung des allgemeinen Wohlbefindens.

# 6

# Hannah entdeckt ihre Stimme und ihre Vitalität neu

## FALLÜBERSICHT

**SSP-Anbieterin:** Heleen Grooten, SLP, SEP. Website: *heleengrooten.nl/English*

**klinische Disziplin:** Seit über 40 Jahren Sprachtherapeutin mit Schwerpunkt auf Atem- und Stimmarbeit sowie besonderem Interesse an unerklärlichen somatischen Beschwerden und Symptomen, die auf Traumata und eine Dysregulation des ANS zurückzuführen sind.

**andere therapeutische Modalitäten und Kompetenzen:** Somatic Experiencing, Achtsamkeit, Stimm-/Atemtherapie, systemische Aufstellungen

**Klientin:** Hannah (ein Pseudonym), eine Psychotherapeutin in den Fünfzigern aus dem Osten der Niederlande, die seit Jahren in Therapie war, um an den Nachwirkungen zahlreicher Kindheitstraumata zu arbeiten. Fünf Jahre nach dem Tod ihres langjährigen Partners litt sie immer noch unter dem Verlust von Lebensfreude und Lebenslust.

**Besonderheiten/Symptome:** Trauer, chronischer Schmerz, komplexes Trauma, Muskelanspannung, »Kloß im Hals« *(Globus pharyngeus)*, obwohl physisch kein Hindernis festzustellen ist, stimmliche Beeinträchtigung und Zusammenbeißen der Kiefer

**autonome Tendenz:** dorsal-vagaler Shutdown

**Assessments:** Abgesehen von Heleens Standard-Anamnese-Verfahren wurden keine Assessment-Instrumente genutzt.

## Beschreibung der Klientin

Hannah arbeitete als Psychotherapeutin. Bei ihr waren ein komplexes Trauma und das Erleben zahlreicher problematischer Situationen in der Kindheit diagnostiziert worden. Eine längerfristige psychotherapeutische Behandlung hatte ihr geholfen und sich positiv auf ihr Leben ausgewirkt. Seither hatte sie mehr stabile Beziehungen aufgebaut und litt weniger unter intrusiven Erinnerungen.

Fünf Jahre vor ihrem ersten Zusammentreffen mit Heleen hatte sie den gewaltsamen Tod ihres Partners, mit dem sie über 25 Jahre zusammengelebt hatte, als Zeugin miterlebt. Durch dieses Erlebnis waren sowohl Hannahs Bindungsprobleme als auch ihre PTBS-Symptome erneut aufgeflammt.

Der erlebte Verlust hatte für Hannah immer noch traumatische Nachwirkungen. Sie lebte allein, hatte sich von ihren Freunden und ihrer Familie zurückgezogen, und sie wurde leicht getriggert. Ihr fehlte sowohl das Interesse als auch die Energie, die sie gebraucht hätte, um in ihrem Leben eine gesunde Balance aufrechtzuerhalten, und sie hatte ihre Vitalität und ihren inneren Antrieb verloren.

Körperlich litt Hannah unter mehreren Problemen. Manchmal brach ihr Herz aus seinem normalen Rhythmus aus und schlug dann unregelmäßig und schneller als normal. Sie fühlte sich dann rastlos und müde. Schmerzen in der Leiste hielten sie davon ab, zu gehen oder sich auf andere Weise länger als zwanzig Minuten körperlich zu betätigen. Ihre Schultern, ihr Hals und ihr Oberrücken waren sehr angespannt. Und schließlich preßte sie ihre Kiefer zusammen und spürte entweder eine Art »Kloß im Hals« oder hatte das Gefühl zu ersticken *(Globus pharyngeus)*. Ihre Stimme klang gepreßter als gewöhnlich. Als psychotherapeutische Behandlerin wußte sie, daß ihre emotionalen und körperlichen Symptome sowohl mit ihrem Streß als auch mit ihrer Traumavorgeschichte zusammenhingen.

Vom SSP hatte Hannah im Rahmen eines Workshops über die PVT und das SSP gehört, den Heleen einmal gehalten hatte. Daß eine so simple Intervention sich als so wirksam erweisen könnte, hatte ihre Neugier geweckt. Sie befürchtete aber auch, daß das SSP, wenn es sich der Kontrolle des Bewußtseins entzöge und die menschliche Physiologie verändere, viele schmerzhafte Emotionen und Erinnerungen wecken könnte. Aber sie war neugierig und wollte die Methode möglichst bald ausprobieren. Ihre erste Möglichkeit, sich genügend Zeit und Raum für die Erprobung des neuen Behandlungsansatzes zu nehmen, war der bevorstehende Jahrestag des Todes ihres Partners, denn sie hatte sich zu diesem Anlaß bereits zwei Wochen Urlaub genommen, um besser mit der Situation fertig zu werden. Dieser Jahrestag war für sie immer eine schwierige Zeit im Jahr gewesen, weil ihr aufgefallen war, daß ihre Aufmerksamkeit dann nachließ und sie zu Fehlern neigte. Hannah vertraute auf Heleens Urteilsvermögen und ihre Fähigkeit zur Co-Regulation sowie auf ihre eigene Fähigkeit, für sich selbst zu sorgen. Sie eröffnete ihrer Psychotherapeutin, was sie vorhatte.

Sie hoffte, ihre körperliche Gesundheit und ihre psychische Stabilität zurückzuerlangen. Im Grunde wünschte sie sich – obwohl sie diesem Ziel selbst skeptisch gegenüberstand –, ihr inneres Feuer wiederzuentdecken und wieder mit Leidenschaft leben zu können.

## Art der SSP-Anwendung

Hannah wurde in neun Sitzungen mit SSP Core behandelt, wobei sich die Behandlung über 17 Tage erstreckte und die einzelnen Sitzungen jeweils 20–60 Minuten dauerten.

Die Grundstruktur jeder Sitzung bestand darin, zunächst ein wenig Zeit darauf zu verwenden, einander kennen zu lernen und sich mit Heleen über ihre Empfindungen und Erlebnisse seit der vorherigen Sitzung auszutauschen. Dann sprachen Heleen und Hannah über die PVT und die Wirkung von Hannahs physiologischem Zustand auf ihre Empfindungen, Emotionen, Gedanken und Verhaltensweisen. Heleen bereitete den Behandlungsraum vor jeder Sitzung so vor, daß sich Hannah darin wohl fühlte; auch stellte sie alles bereit, was im Laufe der Sitzung möglicherweise gebraucht werden würde (Kaffee, Tee, ein Kissen oder eine Decke, ob die Schuhe angezogen bleiben oder ausgezogen werden sollten), um die Situation für Hannah in jeder Hinsicht so angenehm wie möglich zu machen.

Heleen saß während aller Hörsitzungen neben Hannah. Sie achtete auf den jeweiligen Zustand der Klientin und verfolgte genau ihre Körperbewegungen, ihren Gesichtsausdruck und ganz generell, wie sie in jedem Augenblick auf die Musik reagierte. Heleen achtete auch darauf, wie wohl sich Hannah beim Blickkontakt fühlte, und lenkte ihren Blick in regelmäßigen Abständen zum Fenster.

Hannah konnte sich recht präzise über ihren körperlichen Zustand äußern, wenn sich dieser beim Anhören der frequenzmodulierten Musik des SSP veränderte. Sie berichtete über viele körperliche Empfindungen einschließlich Angespanntheit im Bauchbereich, einer unregelmäßigen Herzfrequenz, Benommenheit, Anspannung im Bereich der Kehle und des Kiefers, Bewegung im Kehlkopf, tieferer Atmung und Muskelverkrampfungen im Rücken. Emotional empfand Hannah Wut, Gereiztheit und Traurigkeit, und manchmal weinte sie hemmungslos. Vielfältige Gedanken, Bilder und Erinnerungen tauchten spontan bei ihr auf.

Gelegentlich hielt Hannah die Musik an, um zu erklären, was aktuell in ihrem Körper vor sich ging, oder um Heleen um Co-Regulation zu bitten. In anderen Situationen unterbrach Heleen die Musik, wenn sie merkte, daß sich in Hannahs oder ihrem eigenen Körper (durch ihre eigene Neurozeption) etwas veränderte. Heleen empfahl Hannah vielfältige Strategien, um ihren autonomen Zustand zu regulieren, beispielsweise zu gehen, aus dem Fenster zu schauen, sich zu bewegen und sich abzustützen, indem sie ihren Rücken gegen die Wand drückte. Sobald Hannah sich etwas wohler fühlte, berührte Heleen sie gelegentlich, wenn es ihr als angebracht erschien, wobei sie der Klientin immer die Möglichkeit ließ, das Angebot abzulehnen.

Zwar wirkten einige Aspekte der Musik destabilisierend und führten bei Hannah zur Aktivierung sympathischer Aufwallungen, doch häufiger reagierte sie mit dorsalem Shutdown. In solchen Augenblicken konnte Heleen bei Hannah eine Zustandsveränderung erkennen, die Musik anhalten und die Klientin sanft mit ihrer Stimme, durch Berührung und durch Co-Regulation unterstützen, um sie spüren zu lassen, daß sie nicht allein war.

## Die Beobachtungen der Therapeutin bezüglich der Reaktionen der Klientin auf das SSP

Es folgt eine Beschreibung der einzelnen Sitzungen, die dokumentiert, was Heleen und Hannah im Laufe der fünfstündigen Arbeit mit SSP Core auffiel.

**Sitzung 1, Stunde 1** ***(60 Minuten Hören)*** Hannah war von der Musik irritiert und hatte das Gefühl, diese »manipuliere« ihren autonomen Zustand. Sie erklärte, wenn sie sich die Aufnahme zu Hause angehört hätte, hätte sie diese wohl »schon zehnmal weggeworfen«. Tatsächlich mußte sie das Anhören der Musikaufnahmen schon nach drei Minuten unterbrechen. Sie hatte Veränderungen hinsichtlich der Lautstärke, des Tempos und des Frequenzbandes wahrgenommen und das Gefühl gehabt, dadurch würden einige frühere traumatische Erlebnisse reaktiviert. Die Arrhythmien ihres Herzens wurden stärker. Sie war benommen und neigte dazu, sich in ihr Inneres zurückzuziehen, als befände sie sich in einem Erstarrungszustand. In manchen Augenblicken fühlte sich ihre Kehle wie abgeschnürt an, und zeitweise verlor sie sogar völlig die Fähigkeit zu stimmlichem Ausdruck. Heleen beobachtete Hannahs Arousal und ihre Anspannung. Sie schlug vor, die Arbeit zu unterbrechen, und sie nutzte ihre Stimme und ihre Körpersprache, um Hannah so zu unterstützen, daß sie mit dem Zuhören fortfahren konnte. Hannah war nach der Sitzung sehr müde.

**Zwischen den Sitzungen** Auf dem ganzen Weg nach Hause gähnte Hannah ständig, und ihr kamen immer wieder die Tränen. In der Nacht schlief sie tief und fest. Um mit ihren verletzlichen Anteilen stärker in Kontakt zu kommen, beschloß sie, in der nächsten Sitzung einen Atemball (Expandaball) zu benutzen.

**Sitzung 2, Stunde 2** ***(60 Minuten Hören)*** In dieser Stunde bemerkte Hannah in der Musikaufnahme das Lachen einer Frau, woraufhin sie sich fragte: *Lacht sie über* *mich?* und hypervigilant wartete, was als nächstes geschehen würde. Sie merkte, daß sie still weinte und während eines großen Teils der Sitzung verneinend den Kopf schüttelte. Außerdem verspürte sie abwechselnd Anspannung und Entspannung der Kehle und des Kopfes und Kurzatmigkeit. Die Klientin pausierte einige Male, ging dann im Raum umher und beobachtete durch das Fenster die Natur, was eine beruhigende Wirkung auf sie hatte.

**Zwischen den Sitzungen** Hannah war es ein wenig übel, sie hatte leichte Kopfschmerzen und verspürte nach der Sitzung ein starkes Bedürfnis nach Süßigkeiten. Am Abend stellte sie überrascht fest, daß sich ihre Schultern ohne ihr Zutun lockerten und entspannten, was während der Nacht und am nächsten Tag so blieb. Hin und wieder bemerkte sie eine Anspannung im Schulterbereich, aber in solchen Situationen reichte schon die bloße Vorstellung des Gedankens *»Das ist nicht nötig«*, um die Anspannung aufzulösen.

**Sitzung 3, Stunde 3 *(30 Minuten Hören)*** Hannah erlebte die Veränderungen in der Musik als einen Wechsel zwischen Gefühlen der Hoffnung und zudringlicher Aktivierung/Unsicherheit. Sie war froh, daß Heleen das, was sie erlebte, verfolgte und co-regulierend auf sie einwirken konnte. In dieser Sitzung und den darauf folgenden wurde Heleen klar, daß sie zwar die Einzelheiten von Hannahs Traumavorgeschichte nicht kannte, daß ihre »Story« für die gemeinsame Arbeit aber nicht wichtig war. Entscheidend war, daß Heleen völlig präsent war.* Auch Hannah war klar, daß einige Aspekte ihrer Geschichte wieder abgerufen und für sie reaktiviert wurden, daß sie sich aber nicht über alle Details zu äußern brauchte. Das einzig Notwendige war die Co-Regulation.

Hannah war in dieser Sitzung körperlich aktiver. Sie schluckte häufiger und spürte, wie sich ihr Kehlkopf in der Kehle auf- und abwärts bewegte. Außerdem war ihr bewußt, wie stark ihr Kiefer auf ihre Emotionen reagierte. Heleen merkte, daß sich Hannahs Stimme veränderte und daß sowohl ihr Körper als auch ihre Stimme »geerdeter« wirkten.**

**Zwischen den Sitzungen** Nach der Sitzung war Hannah sehr müde, und ihr war kalt. In der Nacht wachte sie mit Bauchschmerzen auf. Sie verspürte keinerlei Hoffnung – nur das allgegenwärtige Gefühl, allein zu sein und sich zu fürchten.

**Sitzung 4, Stunde 3 *(30 Minuten Hören)*** Im Laufe dieser Sitzung stellten sich bei Hannah Gefühle der Wut und Krämpfe im Rücken ein. Ihr Kiefer reagierte, und sie

---

* PVT-Erkenntnis 4: Die Macht von sozialer Verbundenheit und Co-Regulation

** PVT-Erkenntnis 5: Der autonome Zustand beeinflußt soziale Signale.

weinte ein wenig, als frühe Erinnerungen auftauchten. Sie ließ zu, daß Heleen sie kurz berührte und sie so daran erinnerte, daß sie nicht allein war.

**Zwischen den Sitzungen** Nach dieser Sitzung ging Hannah mit ihrem Hund spazieren, und ihr wurde klar, daß es ihr zum ersten Mal seit langer Zeit möglich war, eine ganze Stunde mit dem Tier zu gehen.

**Sitzung 5, Stunde 4 *(20 Minuten Hören)*** Hannah empfand es als nützlich, ihren Rücken beim Zuhören an einer Wand abzustützen, und sie merkte auch, daß sie nur auf dem linken Bein allein stehen konnte. Ihre Kehle empfand sie als »verschlossen«, und ihr Körper zitterte häufig. Aufgrund ihrer starken körperlichen Reaktionen hörte sie nicht viel, weshalb die beiden die Hörzeit früh beendeten.

**Zwischen den Sitzungen** Hannah fühlte sich dazu angeregt, stärker zu Freunden in Kontakt zu treten, als sie dies normalerweise nach einer Sitzung tat. Manchmal benutzte sie einen Boxball, um ihre Emotionen abzureagieren. Außerdem fiel ihr auf, daß sie sich nicht mehr so einsam fühlte, als der Todestag ihres geliebten Partners näher rückte.

**Sitzung 6, Stunde 4 *(20 Minuten Hören)*** Heleen berichtete, daß Hannah beim Hören Momente einer tiefreichenden Shutdown-Reaktion erlebt hatte, in denen sie kaum Kontakt hergestellt habe. Sie näherte sich Hannah sehr langsam und vorsichtig, bis sie das Gefühl hatte, ihr nahe genug zu sein. Mit Hilfe ihrer Worte, ihrer Intonation, ihrer Berührung und ihrer Präsenz gelang es Heleen, Hannah in einen ausgewogenen ventral-vagalen Zustand zurückzugeleiten. Hannah brachte ein ihr neues Gefühl der Unabhängigkeit und Selbständigkeit zum Ausdruck, und sie fühlte sich in der Lage, allein mit ihrer Situation zurechtzukommen. Sie stellte sich vor, sie befände sich in einer Grube und hätte ein Seil neben sich, was ihre Fähigkeit, sich aus einer Notlage zu befreien und schwierige Situationen zu meistern, symbolisierte.

**Zwischen den Sitzungen** Nach der Sitzung rief Hannah Bekannte an, schmiedete Pläne und traf sich mit Freunden zum Lunch. Ihr fiel auf, daß ihre Emotionen im Fluß waren – daß sie wie Wellen auf- und abebbten. Sie fing auch an, in ihrem Körper ihren eigenen Klang zu spüren, am unteren Rand ihres Mundes ein sanftes Zittern und in ihrer Brust ein Kitzeln. Sie empfand es als angenehm, diese Empfindungen zu untersuchen.

**Sitzung 7, Stunde 4 *(20 Minuten Hören)*** Hannah berichtete, sie habe den Kontakt zu einigen Freunden wieder aufgenommen, und sie spüre auf der Vorderseite ihres

Körpers stärker ihr Herz. Sie redete mehr und ihr Interesse am Entwickeln neuer Pläne war stärker geworden – was viele Jahre lang nicht der Fall gewesen war. Beim Hören hatte sie Traurigkeit und Mitgefühl angesichts dessen, wie sie sich zurückgehalten hatte, empfunden.

**Zwischen den Sitzungen** Zu Hause stellte Hannah nun die Lautsprecher des Radios und des Fernsehens leiser, weil sie das Gefühl hatte, wieder besser hören zu können.* Auch fühlte sich ihre Kehle offener an, und sie hatte weiterhin das Gefühl, daß ihre Stimme in ihrem Körper resonierte. Sie dachte darüber nach, sich häufiger Urlaube zu gönnen, woran sie vorher nie zu denken gewagt hatte. Und ihre Begeisterung bezüglich des SSP wurde aus persönlichen wie auch beruflichen Gründen stärker.

**Sitzung 8, Stunde 5 *(30 Minuten Hören)*** Im Gespräch während dieser Sitzung äußerte sich Hannah zunehmend überschwenglich und selbstsicher. Heleen fiel auf, daß Hannah bei jedem ihrer Treffen mehr sprach und mitteilte. Sie war verbunden und befand sich in einem eher ventral-vagalen Zustand. Ihre Stimme klang immer voller und tiefer: Sie war klar und deutlich, und man konnte spüren, daß sie in Hannahs Körper resonierte.

Hannah erlebte es wie eine Offenbarung, daß die höheren Frequenzen der Frauenstimmen in der SSP-Musik besonders aktivierend auf sie wirkten, weil sie mit ihren ungehört gebliebenen Bindungsschreien ihrer Kindheit resonierten.

**Zwischen den Sitzungen** Nach dieser Sitzung endete Hannahs Urlaub, und ihr normaler Arbeitsalltag begann wieder. Diese Veränderung war für sie nicht leicht zu verkraften, und ihr wurde klar, daß es ihr Energie raubte, wenn sie »unter Druck« stand.** Sie entwickelte eine Diarrhoe und fast auch eine vasovagale Synkope (einen Kollaps) – beides dorsal-vagale Rückzugsreaktionen.

**Sitzung 9, Stunde 5 *(30 Minuten Hören)*** Drei Tage nach der vorigen Sitzung und trotz Hannahs Rückkehr in den beruflichen Alltag war ihre Muskelanspannung deutlich geringer als in der Vorwoche, wie Heleen auffiel. Beim Hören kamen Hannah Gedanken wie *»Ich will, daß es in meinem Leben wieder um mich geht«*, und zu ihrem verstorbenen Partner fiel ihr der Gedanke *»Du mußt mich loslassen«* ein.

---

* PVT-Erkenntnis 6: Der autonome Zustand, die vokale Intonation und die Regulation der Mittelohrmuskeln beeinflussen einander.

** PVT-Erkenntnis 3: Die Neurozeption erkennt Anzeichen für Gefahr und Sicherheit und verändert den autonomen Zustand.

## Die Reflexionen der Klientin über ihre Reaktion auf das SSP

Hannah hatte das Gefühl, daß das SSP »wirklich ihr Leben verändert« habe. Es fiel ihr nun leichter, zwischen autonomen Zuständen zu wechseln, und sie verbrachte mehr Zeit in einem verbundenen ventral-vagalen Zustand als in dem des dorsalen Shutdown. Viele von Hannahs körperlichen Beschwerden wie die Verkrampfung des Kiefers, Schmerzen im Lendenbereich, Erschöpfung und Muskelanspannung waren verschwunden. Sie war stärker präsent. Ihre Haut war geschmeidiger geworden und hatte an Farbe gewonnen. Ihre Stimme hatte ihre ursprüngliche Tiefe und Sonorität zurückerlangt, und sie konnte deren Resonanz nun auch wieder im Körper spüren.*

In den folgenden Wochen und Monaten fühlte sich Hannah wieder lebendiger, und ihr innerer Antrieb war zurückgekehrt. In der Therapie sah sie sich nun in der Lage, traumatische Erlebnisse durchzuarbeiten, zu denen sie vorher keinen Zugang gehabt hatte. Ihre Freunde und Kollegen berichteten, sie wirke stabiler, aber gleichzeitig auch weicher, und ihr Gesichtsausdruck sei offener und einladender.** Vor der SSP-Behandlung hatte Hannah oft angestrengt nach einem Gefühl der Verbundenheit und Ruhe gesucht, aber erst danach verstand sie wirklich, wie es sich anfühlt, im ventral-vagalen Zustand zu sein. Nun war sie absolut authentisch und strahlte vor Energie und Lebensfreude.

## Analyse des Falls mit Dr. Porges

Als Heleen und Hannah zusammentrafen, hatten sie das Gefühl, »die gleiche Sprache« zu sprechen. Sie fühlten sich von Anfang an wohl miteinander, und dieses Gefühl wurde im Laufe ihrer Zusammenarbeit noch stärker. Hannah schätzte Heleens stille, aber starke, verläßliche und verkörperte Präsenz. Sie vertraute ihr und fühlte sich bei ihr sicher. Ohne dieses Gefühl der Sicherheit hätte Hannah sich nicht Heleen oder neuartigen Erlebnissen wie dem SSP gegenüber öffnen können.

Dies wirft Licht auf die Bedeutung der Neurozeption, womit das ständige Untersuchen und Einschätzen der Umgebung, unserer Beziehungen und unseres Körpers auf Sicherheit und Gefahr hin durch das Nervensystem gemeint ist. Es vermag selbst subtile Veränderungen in jedem einzelnen Augenblick zu erkennen. Heleen respek-

---

* PVT-Erkenntnis 8: Das ANS steht im Zentrum unseres körperlichen und psychischen Wohlbefindens.

** PVT-Erkenntnis 7: Das ANS kann so beeinflußt werden, daß es Verbundenheit und Wohlbefinden priorisiert.

tierte ganz bewußt Hannahs Neurozeption. Sie versuchte, die reflexhafte Neigung der Klientin zur Defensivität zu verringern, indem sie zu Beginn jeder Sitzung eine Atmosphäre des Vertrauens und der Sicherheit aufbaute, indem sie Hannah fragte, ob sie sich wohl fühle und ob etwas reguliert werden müsse. Diese Verhaltenssequenzen erzeugten eine Plattform, von der aus die Nervensysteme beider an der Co-Regulation mitarbeiteten, wodurch es Hannah ermöglicht wurde, sich zu beruhigen und zugänglicher zu werden.

Heleen überprüfte auch ständig, wie nah sie Hannah kommen konnte und welche Art von Blickkontakt jeweils zweckmäßig war und unterstützend wirkte. Hannah schaute anderen Menschen häufig in die Augen, um einschätzen zu können, daß das, was sie sagten, mit ihren Absichten in Einklang stand. Einen leeren und unsteten Blick empfand sie als triggernd, reagierte aber auf den Blickkontakt zu Heleen positiv. Ihr war klar, daß es für sie wichtig war, gesehen zu werden, aber sie fühlte sich unwohl, wenn sie das Gefühl hatte, daß jemand sie »anschaute«. Heleen bemühte sich ständig, sich so zu verhalten, daß Hannahs Körper seine Defensivität verringern und sich in Richtung eines verbundenen ventral-vagalen Zustands bewegen konnte.* Dies war die Grundlage der Offenheit Hannahs gegenüber dem SSP.

## Probleme, die Stimme und Kehle betreffen

Zwei kleinere Probleme, die sich nach der SSP-Behandlung bei Hannah auflösten, waren die Konstriktion ihrer Stimme und der »Kloß im Hals« *(Globus pharyngeus)*. Nach der SSP-Arbeit stabilisierte sich ihre Stimme, und die Mißempfindungen in der Kehle ließen deutlich nach – eine angenehme Ergänzung zu den übrigen positiven Entwicklungen, die sie erlebte.

Spezialisten können die Ursachen körperlicher Beschwerden wie der genannten oft nicht klar benennen. Die Klienten werden dann mit einer Diagnose wie »medizinisch nicht erklärbare otorhinolaryngene Symptome« (MUORLS = *medically unexplained otorhinolaryngeal symptoms*) abgespeist, was im Grunde nichts anderes als eine Umschreibung von »psychosomatisch bedingt« ist.

Die PVT hingegen erschließt eine andere Sicht. Die Muskeln des Rachens und des Kehlkopfs, die beim Sprechen und bei Empfindungen in der Kehle wichtig sind, sind größtenteils direkt vom Vagusnerv innerviert, was die Vermutung nahelegt, daß ein schwacher Tonus des Vagus eine stimmliche Beeinträchtigung und sensorisches Unbehagen hervorrufen kann.** Darauf aufbauend entwickelten Heleen und

---

* PVT-Erkenntnis 3: Die Neurozeption erkennt Anzeichen für Gefahr und Sicherheit und verändert den autonomen Zustand.

** PVT-Erkenntnis 8: Das ANS steht im Zentrum unseres körperlichen und psychischen Wohlbefindens.

die Forscherin Dr. Keri Heilman einen neurophysiologisch orientierten Rahmen für MUORLS, indem sie die autonomen Merkmale von Klienten untersuchten, die unter stimmlichen und den Kehlkopf betreffenden Beschwerden litten und indem sie die Auswirkungen des SSP auf diese Erscheinungen evaluierten.[1]

Die beiden Forscherinnen stellten fest, daß bei Klienten mit Beschwerden, die Stimme und Kehle betrafen, die autonome Regulation deutlich schlechter war, wie höhere Werte hinsichtlich der supradiaphragmatischen Reaktivität beim *Body Perception Questionnaire* (BPQ) verglichen mit den bei einer Kontrollgruppe ohne Beschwerden dieser Art gemessenen Werten zeigten. Die Untersuchungen dokumentierten auch eine Verbesserung der autonomen Regulation (niedrigere Werte sowohl bei der supra- als auch bei der subdiaphragmatischen Reaktivität gemäß BPQ) nach Abschluß der SSP-Behandlung bei Klienten mit Beschwerden, die Stimme und Kehlkopf betrafen.

Und obwohl Messungen von Symptomen, die Stimme und Kehlkopf betreffen, sich in SSP-Resultaten nicht niederschlugen, wurde angenommen, daß die verbesserte autonome Regulation nach der SSP-Behandlung es den betroffenen Klienten ermöglichen würde, positiver auf Behandlungen und Interventionen in den fraglichen Bereichen zu reagieren. Dies veranlaßte zu Optimismus und neuen Orientierungshilfen hinsichtlich der Unterstützung von Klienten mit MUORLS.

Nach einer Verbesserung der autonomen Regulation kann der Vagusnerv seine Aufgaben optimal erfüllen. Hannahs Geschichte zeigt, daß sich Probleme, welche Stimme und Kehle betreffen, auch ohne eine gezielte Sprachtherapie und ohne auf Ohr, Nase und Kehle abzielende Interventionen auflösen können. Die Verbesserung der autonomen Regulation reichte bei Hannah zur Auflösung ihrer Symptome aus.

## Physische und emotionale Reaktionen

Zu Beginn der Hörsitzungen traten bei Hannah zunächst körperliche Symptome wie Anspannung im Bereich des Magens, Herzarrhythmie und Muskelanspannung in Verbindung mit emotionalen Reaktionen wie Wut, Gereiztheit und Traurigkeit auf. Diese Reaktionen deuten darauf hin, daß das SSP auf Hannahs ANS einwirkte. Als diese Empfindungen und Emotionen auftraten, gelang es Heleen, sich sensibel auf die Klientin einzustimmen und das Erlebte mit ihr zusammen zu verarbeiten. Paradoxerweise sind frühe dramatische Reaktionen, wie sie bei Hannah auftraten, häufig ein guter Indikator für die Chance, mit dem SSP ein positives Ergebnis zu erzielen.

Hannah erlebte während des Anhörens der SSP-Aufnahmen auch starke körperliche Reaktionen wie Zittern und Schütteln. Dies bemerkte sie insbesondere in der vierten Stunde des SSP, in welcher der Frequenzbereich der gefilterten Musik erweitert wird und in der an bestimmten Punkten die Frequenzen der menschlichen Stimme völlig verschwinden. Wahrscheinlich erlebte Hannah temporäre Wechsel aus dem ventral-vagalen in den sympathischen Zustand. Zittern und Schütteln sind adaptive sympathische Reaktionen. Außerdem traten bei ihr in der Zeit zwischen den Sitzungen Anfälle von Übelkeit auf, was auf eine dorsal-vagale Reaktion zurückzuführen gewesen sein könnte.

## Reaktionen auf die Frequenzen des SSP

Anfangs hatte Hannah das Gefühl, durch die Musik manipuliert zu werden. Als ihr das klar wurde, drückte sie ihr Unbehagen aus, und sie fühlte sich in der Lage, sich zu melden, wenn sie wegen einer körperlichen Empfindung eine Unterbrechung der Musikwiedergabe brauchte. In Hannahs erster Hörsitzung geschah das schon nach drei Minuten. Heleen unterstützte sie, indem sie das Problem direkt ansprach und sehr direkt damit umging.

Allmählich wurde Hannah klar, daß sie durch die Musik nicht manipuliert wurde, sondern daß die Frequenzmodulation beim SSP ihr ermöglichte, in ihrem Körper ein Gefühl der Sicherheit zu spüren. Während des Zuhörens pendelte ihr Nervensystem zwischen defensiven und verbundenen physiologischen Zuständen. Die häufigen Wechsel zwischen verschiedenen Zuständen verbesserten ihre Fähigkeit, sich zwischen autonomen Zuständen fließender hin und her zu bewegen. Außerdem lernte sie, die Empfindungen, Gedanken, Emotionen und Verhaltensweisen zu erkennen, die mit ihrem verbundenen ventral-vagalen Zustand assoziiert waren; und dies ermöglichte ihr, bewußt Fertigkeiten zu entwickeln, die ihr helfen würden, sich leichter in den ventral-vagalen Zustand zu versetzen. Hannahs erneuertes und nun anhaltendes Interesse daran, Zeit mit Freunden zu verbringen, in Verbindung mit ihrem wiedererwachten Empfinden von Lebendigkeit, spiegelt die Verbesserung der Balance und Flexibilität ihres ANS.

## Implikationen für das Alltagsleben

Für einen Anteil zwischen 20 und 45 Prozent[2] der Hilfsgesuche im Gesundheitsbereich sind anhaltende körperliche und funktionale Symptome typisch, deren Ursache und Wirkmechanismus trotz gründlicher medizinischer Untersuchung nicht erkennbar ist. Dies gilt unter anderem für MUORLS, chronische Schmerzen und Erschöpfung sowie für Reizdarm. Zu erkennen, wie das ANS diese bislang nicht erklärten Symptome beeinflußt, ist von zentraler Bedeutung für die erfolgreiche Einleitung des Heilungs- und Genesungsprozesses.

Traditionelle medizinische Ansätze konzentrieren sich in der Regel auf die Behandlung des Organs, in dem Symptome auftreten. Die Polyvagal-Theorie hingegen bevorzugt ein integrativeres Vorgehen. Sie stellt die Funktionsweise des Gesamtsystems in den Vordergrund, statt sich nur mit dem betroffenen Organ zu befassen. Ein Nervensystem im dysregulierten Zustand kann bewirken, daß zahlreiche Organe und Systeme im Körper ihre Aufgaben nicht optimal erfüllen. Läßt ein Organ keine klaren Anzeichen für eine Verletzung oder Erkrankung erkennen, verursacht aber trotzdem Symptome, kann die eigentliche Ursache eine Dysregulation des Nervensystems sein. Die gute Nachricht lautet, daß Behandlungsansätze wie das SSP das ANS rekalibrieren, die vagale Regulation verbessern und so ganzheitliche Heilungsprozesse und eine generelle Verbesserung der Lebensqualität unterstützen können.

# 7

# Von chronischem Schmerz und Hörverlust zu Heilung, Hoffnung und Freude

## FALLÜBERSICHT

**SSP-Anbieterin:** Autum Romano, LMT, CNMT, CST, Reiki-Meisterin. Website: *autumromano.com/*

**klinische Disziplin und klinischer Fokus:** Erzieherin, Bodyworker und Autorin; beschäftigt sich leidenschaftlich mit der Regulation des Nervensystems als Grundlage für eine transformativ wirkende ganzheitliche Gesundheit

**andere therapeutische Modalitäten und Kompetenzen:** Neuromuskuläre Therapie, Massagetherapie, Myofascial Release, Kraniosakraltherapie, Schröpfen, Reiki und PVT

**Klientin:** Naomi, eine Frau Anfang Dreißig, die wegen einer Massagetherapie zu Autum kam, nachdem sie auf der Suche nach Linderung ihrer chronischen Schmerzen bereits verschiedene andere Behandlungsansätze ausprobiert hatte. Was sie im Rahmen der Behandlung erlebte, hatte eine so starke Wirkung auf sie, daß sie ihre Arbeit als Büroleiterin aufgab, eine Massageschule besuchte und nun als Massagetherapeutin und SSP-Praktikerin arbeitet. Website: *naomimassagetherapy.com/*

**Besonderheiten/Symptome:** Lange und frühe Mißbrauchserlebnisse; extreme Hypersensibilitäten; zyklisch wiederkehrende Ohrinfektionen und episodischer Verlust der Hörfähigkeit; seit langem wiederkehrende Erbrechens- und Ohnmachtsanfälle; chronische Schmerzen.

**autonome Tendenz:** Naomi erlebte häufig einen Erstarrungszustand, in dem sie geringen mimischen Ausdruck und gleichzeitig starke Anspannung im Rumpf- und Halsbereich zeigte. Manchmal pendelte sie im Sinne einer zyklischen Defensivschleife zwischen sympathischen und dorsal-vagalen Zuständen.

**Assessments:** Abgesehen von Autums Standard-Anamnese wurden keine formellen Assessments durchgeführt.

## Beschreibung der Klientin

Von der frühen Kindheit bis zum Alter einer jungen Erwachsenen waren Naomi und ihre Schwester Anna von Menschen, denen sie eigentlich hätten vertrauen können müssen, sexuell und emotional mißbraucht worden. Obwohl Anna nur vier Jahre älter war, schützte und unterstützte sie Naomi. Die Tatsache, daß sie Schwestern waren, vermittelte ihnen ein Gefühl sicherer Gebundenheit; allerdings erlebten beide nicht in ausreichendem Maße Autonomie und das Gefühl eigener Wirkkraft, um ihre Situation verändern zu können.

Seit Naomi 10 Jahre alt gewesen war, wurde sie immer wieder von Erkrankungen der Ohren heimgesucht. Unter anderem hatte sie Probleme mit dem Druckausgleich in den Ohren, Ohrenschmerzen, ihr linkes Ohr war zeitweilig taub und litt unter Tinnitus. Als Teenager hatte Naomi häufig Ohnmachtsanfälle und litt unter Übelkeit und Erbrechen, wodurch sie die unerwünschte Aufmerksamkeit ihrer Altersgenossen auf sich zog. Die Ohnmachtsanfälle hörten auf, als Naomi Anfang Zwanzig war und sich von ihrer Familie unabhängig machen konnte; und das Erbrechen verschwand, nachdem sie einige Jahre später mit ihrem Partner Joshua in eine neue Wohnung gezogen war.* Als sie Anfang ihrer Dreißiger Autum aufsuchte, waren chronische Schmerzen Naomis hervorstechendstes Symptom.

Bevor Naomi Autum kennenlernte, hatte sie etliche traditionelle medizinische Ansätze kennengelernt und war bei vielen Ärzten gewesen, aber niemand hatte sie von ihren hartnäckigen Schmerzen in den Bereichen des Halses, des Rückens, des Kopfes und der Ohren befreien können. Als bei ihr im Alter von 21 Jahren Fibromyalgie diagnostiziert wurde, hatte sie das Gefühl, dies sei »das Ende eines Satzes, nicht der Anfang einer Frage«. Sie war fest davon überzeugt, daß ihre zahlreichen Symptome einen gemeinsamen Ursprung hatten und daß sie irgendwie eine Antwort finden oder zumindest lernen würde, eine bessere Frage zu stellen. Trotz ihrer anhaltenden Symptome und Probleme gelang es ihr, ein Gefühl der Hoffnung und der Neugier aufrecht zu erhalten, während sie unermüdlich nach ihrem eigenen Weg zum Wohlbefinden suchte.

Fast ein Jahrzehnt später suchte Naomi immer noch nach einer Möglichkeit, ihre Schmerzen zu lindern, und sie war weiterhin offen für die Erprobung neuer Behandlungsmöglichkeiten. Sie lernte Autum in einer Neurofeedback-Klinik kennen, in der Naomi arbeitete und von Autums Massagetherapie und ihrer neuromuskulären Therapie hörte.

---

* PVT-Erkenntnis 8: Das ANS steht im Zentrum unseres körperlichen und psychischen Wohlbefindens.

## Art der SSP-Anwendung

Autum und Naomi trafen sich im ersten Jahr ihrer Zusammenarbeit einmal monatlich und wechselten später zu einem Zwei-Wochen-Rhythmus. Zunächst arbeitete Autum bei Naomi nur mit Reiki, Myofascial Release und neuromuskulärer Therapie. In dieser Zeit entwickelten sie eine starke gemeinsame Basis. Naomis Bindegewebe fühlte sich in den ersten Sitzungen starr und defensiv an. Auf Triggerpunkt-Arbeit sprach sie gut an, und ihr gefiel eine intensive manuelle Therapie. Autum zögerte zwar, so starken Druck anzuwenden, aber das war zu dieser Zeit die einzige Art von Zuwendung, die Naomis Körper zu empfangen und zu verarbeiten vermochte. Die Klientin war sich zunächst nur gewisser Aspekte ihrer Traumavorgeschichte bewußt; sie verstand noch nicht völlig, was sie erlebt hatte, und ihr war auch nicht klar, daß ihr Schmerz möglicherweise eine Folge des Erlebten war.

Schließlich fing Autum an, Naomi die PVT und die physiologischen Zustände zu erklären. Sie bezeichnete die drei primären autonomen Zustände mit den Begriffen »Grün«, »Rot« und »Blau« für *ventral-vagal, sympathisch* und *dorsal-vagal.* Naomi war sehr an der PVT interessiert, und schon bald sprach sie mit Autum über die jeweiligen eigenen autonomen Tendenzen und ihre diesbezüglichen Beobachtungen.

Einige Monate später schlug Autum Naomi vor, es einmal mit dem SSP zu versuchen, und Naomi war bereit, diese Arbeit in die Sitzungen mit Autum einzubeziehen. Autum nutzte zu Beginn jeder Sitzung 30 bis 60 Minuten des SSP-Core-Materials, um Naomis Körper auf die Massage-Therapie vorzubereiten. Daraufhin nahmen Naomis Rückenschmerzen ab, und die Schmerzen im Bereich des Halses, des Kopfes und der Ohren wurden zum Gegenstand von Autums gezielter manueller Therapie.

Nachdem Naomi die fünf Stunden des SSP-Core-Prozesses abgeschlossen hatte, hörte sie sich während der Sitzungen erneut die Stunden 3, 4 und 5 an, um die Auswirkungen des SSP zu verstetigen. Sie legte sich am Anfang jeder Sitzung mit dem Gesicht nach unten auf den Massagetisch, so daß Autum an ihrem Rücken arbeiten konnte, und hörte sich über Kopfhörer die modifizierten SSP-Playlists an. Autum nutzte bei ihrer Arbeit Reiki, neuromuskuläre Therapie, Myofascial Release, Kraniosakraltherapie und therapeutische Massage, so wie es ihr als für den jeweils aktuellen autonomen Zustand Naomis als adäquat erschien. Wenn Naomi in die Rückenlage wechselte, wurde der Kopfhörer entfernt.

Was Naomi beim Anhören des SSP-Materials erlebte, bestätigte das Zutreffen des Sinnspruchs *»safe before sound«* (»Erst sicher, dann gesund«). Weil Naomi eine vertrauensvolle Beziehung zu Autum und ihrer Co-Regulation hatte, konnte sie den Input, den sie durch die SSP-Arbeit erhielt, leicht absorbieren. Nachdem Naomi in ihren Sitzungen acht Stunden lang das SSP-Material gehört hatte, empfahl Autum ihr, die SSP-Arbeit selbständig fortzusetzen. Allerdings fiel es Naomi schwer, dies allein zu tun, und sie empfand es als aktivierender, als wenn sie dabei mit Autum zusammen war. Deshalb empfahl Autum ihr, beim Hören eine Hand ihres Partners Joshua zu halten. Die Sicherheit, die diese körperliche Verbindung ihr vermittelte, ermöglichte es Naomis Nervensystem, die Musik aufzunehmen. Naomi stellte immer wieder fest, daß das Händehalten mit Joshua und das Zusammensitzen mit einem ihrer Hunde ihre Reaktion auf das SSP verstärkte.*

Nachdem Naomi die SSP-Core-Sequenz zum zweiten Mal durchgearbeitet hatte, nutzte sie die Stunden 4 oder 5 dieses Materials, um mit ihren wiederkehrenden Anfällen von starken Ohren- und Halsschmerzen fertig zu werden. Sie wechselte dann zum Hören von SSP Balance und stellte fest, daß diese Sequenz ihren Schmerz linderte und daß sie sich die Aufnahmen länger allein anhören konnte als die SSP-Core-Aufnahmen.

Als Naomi lernte, leichter in ihren grünen Zustand einzutreten, konnte sie auch die manuelle Therapie besser akzeptieren, und sie wurde empfänglicher für Berührung. Ihr autonomer Zustand war entscheidend für die Stärke der positiven Wirkung der Massagetherapie auf sie.** Und wenn es Autum gelang, den Zustand von Naomis Körper zu lesen und zu verfolgen und ihre Behandlungstechnik auf den Zustand der Klientin abzustimmen, war die Sitzung erfolgreicher, und Naomis Schmerzen wurden gelindert.

## Die Beobachtungen der Therapeutin bezüglich der Reaktionen der Klientin auf das SSP

Die wichtigste Veränderung, die bei Naomi durch Autums Arbeit eintrat, war, daß der Körper und das Nervensystem der Klientin lernten, sich sicher zu fühlen.

Im Laufe der Zeit gelang es Naomi, »Grün«-Augenblicke aneinanderzureihen. Das ermöglichte ihrem Körper, sich aus ihrem bisherigen Erleben von Schmerz als einem permanenten Begleiter in ihrem Leben zu befreien. Dadurch und mit Hilfe des SSP entdeckte Naomi allmählich, wie sie in ihrem Körper leben konnte. Ihr wurde klar, daß sie fast während ihres gesamten bisherigen Lebens das Gefühl gehabt hatte, ein Gehirn zu sein, das ein Vehikel in Menschenform umherfährt. Doch nun erlebte sie ihr Gehirn und ihren Körper als miteinander verbunden.

Autum war überzeugt, daß Körperarbeit Bindungsverletzungen heilen könne, insbesondere wenn es Klienten möglich sei, in ihren Therapiesitzungen im gemischten (autonomen) Zustand von Sicherheit und Immobilisierung (grün kombiniert

---

* PVT-Erkenntnis 4: Die Macht von sozialer Verbundenheit und Co-Regulation

** PVT-Erkenntnis 3: Die Neurozeption erkennt Anzeichen für Gefahr und Sicherheit und verändert den autonomen Zustand.

mit blau) zu verweilen. Als wolle sie dies beweisen, entwickelte sich Naomis Beziehung zu Joshua parallel zur fortschreitenden Heilung von Naomis Nervensystem. Naomis Arbeit in den Sitzungen mit Autum erzeugte in ihrem Körper genügend Sicherheit, um es ihrem Nervensystem zu ermöglichen, beim Zusammensein mit Joshua ein tieferes Gefühl der Sicherheit zu erleben. Naomi hielt Autum, Joshua und ihrer Schwester Anna zugute, ihr demonstriert zu haben, daß ihre Beziehungen Sicherheit vermitteln und nährend wirken konnten.

Als Naomi auf Autums Berührung zugänglicher reagierte, ließen ihre chronischen Schmerzen nach, was wiederum ihr Unbehagen verringerte und fließendere Bewegungen ermöglichte. Autum mußte von Sitzung zu Sitzung weniger Kraft und Druck aufwenden und konnte die Klientin leichter berühren. Sie nutzte weiterhin die neuromuskuläre Therapie, um Naomis Halswirbelsäule und ihr Hinterhaupt zu lockern, aber gleichzeitig nutzte sie auch Myofascial Release und Kraniosakraltherapie.

Durch die Kombination von SSP und manueller Therapie spürte Autum, daß Naomis Hinterhaupt und ihre Halswirbel spontan mobilisiert wurden und sich in jeder Sitzung bewegten. In den Sitzungen tauchten Erinnerungen auf, und offensichtlich fand eine Integration statt. Naomis vorher ausdruckslose Mimik wurde nun lebhaft, und ihre Stimme wirkte nach einer Sitzung voller und wärmer.* Auch die Beschaffenheit ihres Halses wechselte von verhalten und steif zu vertrauensvoll und geschmeidig, was die Arbeit ihrer Halswirbelsäule erleichterte. Nach einer Sitzung waren Naomis Ohrenschmerzen gelindert, und ihre Atmung wurde tiefer und wechselte in ein ruhigeres Tempo. Allmählich wurden der Klientin die Auswirkungen der Veränderungen ihres autonomen Zustands klarer. Hatte sie defensive Zustände vorher als »falsch« und als Beginn einer Entwicklung zum Schlechteren empfunden, erschienen ihr Veränderungen des autonomen Zustandes nun zunehmend als normal. Sie akzeptierte, daß sie sich in Defensivzuständen verfangen konnte, kannte aber nun auch Möglichkeiten, sich wieder aus ihnen zu befreien.

Weil Naomi eine gute Selbstbeobachterin war und Autum sehr detailliert Feedback geben konnte, schritt die Arbeit zügig voran. Bei einer Klientin mit einer Traumavorgeschichte, die unter chronischen Schmerzen litt, war das ungewöhnlich; aber Naomi war in der Lage, zu vertrauen und ihre physischen Empfindungen zu beobachten. Naomis Staunen über ihre persönliche Reaktion auf die Arbeit mit Autum inspirierte sie, sich für eine Massageausbildung anzumelden und so in ihre eigene Zukunft zu investieren.

Die unterstützende Beziehung zu Autum war ein wichtiger Bestandteil von Naomis Therapie. Im zweiten Jahr ihrer gemeinsamen Arbeit hatten sie eine tiefe Verbindung zueinander aufgebaut, und sie begegneten Naomis verschiedenartigen

---

* PVT-Erkenntnis 5: Der autonome Zustand beeinflußt soziale Signale.

Reaktionen und deren Zusammenhang mit ihrem Körper und Nervensystem mit gemeinsamer Neugier und Staunen. Naomis Heilung war ein Prozeß des Erforschens und der gemeinsamen Entscheidungsfindung – insbesondere da Naomis Selbstgewahrsein und Intuition stärker wurden und sie auch in der Massageschule und bei ihrem persönlichen PVT-Studium Fortschritte machte.

Naomis Fähigkeit, in den grünen Zustand einzutreten und darin zu bleiben, wurde immer stärker. Autum erklärte: »Als wir im grünen Zustand zusammenarbeiteten, bestand zwischen uns eine fließende und tiefe Resonanz, die im Einklang mit dem Rhythmus der Verbundenheit pulsierte.«*

## Die Reflexionen der Klientin bezüglich ihrer Reaktion auf das SSP

Für Naomis Heilung waren das SSP, die Körperarbeit und die Co-Regulation entscheidend. Sie linderten ihre Schmerzen und halfen ihr, schädliche neurologische Muster aufzulösen. Ohne diese Interventionen hätte Naomi, da war sie sich sicher, wegen ihrer Schmerzen unzählige Male die Notaufnahme aufsuchen müssen. Nach zweijähriger Arbeit mit Autum hatte sich in ihrem Körper und Nervensystem so vieles geändert, daß ihr die Fibromyalgie wie eine Erinnerung an frühere Zeiten vorkam.

Vor der SSP-Arbeit hatte sich Naomis Schmerzniveau auf einer Skala von 1 bis 10 gewöhnlich zwischen 5 und 8 bewegt. An manchen Tagen war der Wert sogar bis 9 oder 10 gestiegen, und in seltenen Fällen war das Schmerzniveau unter 5 gesunken. An solchen »unter 5«-Tagen hatte sie Hoffnung, einmal ein Leben ohne Schmerzen führen zu können. Nach der SSP-Arbeit lag ihr tägliches Schmerzniveau zwischen 0 und 3. Nur selten stieg der Wert auf 5, und noch seltener lag er darüber.

Als sie einmal mit Autum an akutem Schmerz arbeitete, empfand sie diesen als nur schwer zu ertragen. In dieser Situation empfahl ihr Autum, »sich in den Schmerz hinein zu lehnen, statt zu versuchen, sich davon zu entfernen.« Diese Formulierung erzeugte bei ihr eine Resonanz und verhalf ihr zu einer nützlichen Einsicht, die ihre Haltung zum Leben entscheidend veränderte. Statt zu versuchen, vor ihrem roten, aktivierten Zustand davonzulaufen, in dem sie den stärksten denkbaren Schmerz und die schlimmste Unannehmlichkeit erlebte, lernte sie, den Zustand zu akzeptieren, mit der Folge, daß sie ihn verändern konnte. Vorher hatte der rote Zustand sie verängstigt, und sie hatte damit assoziiert, daß »üble Dinge geschehen« könnten, aber nun fiel es ihr leichter, ihn zu ertragen. Und der blaue Zustand erschien ihr nicht mehr wie eine unabwendbare lebenslängliche Haftstrafe.

---

* PVT-Erkenntnis 4: Die Macht von sozialer Verbundenheit und Co-Regulation

Naomis größere autonome Flexibilität wirkte sich sehr positiv auf ihre Offenheit für Berührungen aus. Trotz der extremen Hypersensibilität, unter der sie bisher in ihrem ganzen Leben gelitten hatte, ermöglichte ihr das Gehaltenwerden in Autums unterstützendem grünen Zustand, sich auch selbst in den grünen Zustand zu versetzen, und sie wurde dadurch auch offener für körperliche Berührungen. Da ihr Körper geschmeidiger wurde, wurde die Massage-Arbeit effizienter, obwohl Autum dabei nun weniger Druck aufzuwenden brauchte. Naomi wurde klar, daß ihre Gelenke und ihr Bindegewebe geschmeidiger wurden, wenn sie sich im grünen Zustand befand. In einem Defensivzustand hingegen war ihr Körper verschlossener, und es war schwieriger, an und mit ihm zu arbeiten.*

Naomis Fähigkeit, mit Stressoren fertig zu werden, besserte sich. Im zweiten Jahr ihrer Behandlung starb innerhalb einer Woche ihr Hund, ein enger Verwandter erkrankte, sie war in einen Autounfall verwickelt, und Joshuas Motorrad wurde gestohlen. Doch es gelang ihr trotz all dieser Vorfälle, resilient zu bleiben und nicht in den blauen Zustand zu verfallen. So vermied sie, Gefühlen der Überforderung und Verzweiflung anheimzufallen. Ihre Erzählung lautete nicht: »Mir passieren schlimme Dinge«, sondern: »Viel passiert gleichzeitig, und es gibt viel zu bewältigen.«

Naomi verband so positive Assoziationen mit der Musik des SSP, daß sie Songs der SSP-Core-Playlist zu lieben lernte, obwohl diese nicht ihren normalen musikalischen Präferenzen entsprachen. Ihr System *wollte* diese Musik anhören, und sie stellte fest, daß sie sich diese Musik in für sie schwierigen Situationen sogar einfach nur vorstellte. Obgleich es sie zunächst überraschte, lernte sie, sich auf ihr musikalisches Gedächtnis zu verlassen, wenn sie in einem bestimmten Augenblick ihr Verhalten, ihre Gedanken und ihre Emotionen regulieren wollte.

Naomi war nun endlich in der Lage, als gemeinsamen Nenner ihrer Symptome den Zustand ihres Nervensystems zu identifizieren.** Sie erklärte: »Ich habe Dinge erlebt, die ich mir bis jetzt nicht habe erklären können.« Nach zweijähriger Arbeit mit Autum hatte sie in ihrem Leben wichtige Veränderungen vorgenommen. Sie hatte ihre bisherige feste Arbeit aufgegeben, eine Massageausbildung absolviert, eine eigene Massagepraxis eröffnet und war schließlich sogar selbst SSP-Praktikerin geworden. Sie empfand ihre neue Situation als sehr befriedigend, weil diese ihr Leben mit Freude und Sinn erfüllte.

Naomi erkannte Anna, ihre Schwester, und Joshua, als verläßliche und für ihre persönliche Transformation entscheidende Co-Regulatoren an. Durch die PVT, das SSP und die Arbeit mit Autum gelang es Naomi, sicherer und glücklicher zu werden

---

* PVT-Erkenntnis 2: Autonome Zustände beeinflussen unsere Gefühle, Gedanken und Verhaltensweisen.

** PVT-Erkenntnis 8: Das ANS steht im Zentrum unseres körperlichen und psychischen Wohlbefindens.

und sich letztlich von den Traumata und dem chronischen Schmerz zu lösen, unter denen sie so lange gelitten hatte.

## Analyse des Falls mit Dr. Porges

Naomis Bemerkung, ihre Fibromyalgie-Diagnose fühle sich wie »das Ende eines Satzes, nicht wie der Anfang einer Frage« an, ist sehr treffend. Diagnosen sind nichts weiter als Etikette, und wenn man den Wirkmechanismus nicht versteht, der dem Phänomen zugrunde liegt, führen solche Etiketten zu unzuverlässigen Behandlungsmodellen und unbefriedigenden Behandlungsresultaten. Wir wissen heute viel mehr über den Körper und das Nervensystem und können dieses Wissen nutzen, um die Behandlung vieler Probleme zu verändern. Manchmal versuchen Behandler, Probleme möglichst rasch zu beheben, statt daß sie den natürlichen körpereigenen Heilungsprozessen Raum geben und sie aktiv unterstützen. Die Heilung beginnt, wenn der Körper Signale empfängt, die ihn darauf hinweisen, daß sein Verharren in einem Defensivzustand nicht mehr erforderlich ist. Effektive Therapien wie diejenige, die Naomi erhielt, fördern diesen Prozeß. Der Körper ist intelligent und agiert in unserem Interesse, wenn wir ihn entsprechend unterstützen.

Dies bestätigt, was Walter Hess schon im Jahre 1949 in seiner Nobelpreisrede[1] erklärte, nämlich daß alle Systeme im Körper miteinander verbunden sind und darauf hinarbeiten, die Selbstregulation der Körperorgane oder die »Homöostase« zu unterstützen. Der zuletzt genannte Begriff wurde von Walter Cannon[2] als moderne Variante von Claude Bernards Konzept des »inneren Milieus«[3] konzipiert.

### Eine Symptomkonstellation

Holistisch betrachtet kann man Naomis Symptome – chronische Schmerzen, Probleme mit den Ohren, Ohnmachtsanfälle und Verdauungsstörungen – als Folgen von Störungen des ANS verstehen. Die Fachliteratur bringt unspezifische chronische Störungen wie Fibromyalgie und Reizdarm mit dem Verharren des ANS in einem Defensivzustand in Verbindung.[4] Sympathische Reaktionen unterstützen zunächst Bewältigungsstrategien wie Hypersensibilität und Schmerz. Schafften es diese sympathischen Reaktionen nicht, Naomi in Sicherheit zu bringen, initiierten die dorsal-vagalen Nervenbahnen Ohnmachtsanfälle. Eine schlechte Regulation des Vagus verstärkt nicht nur die Tendenz, sympathisch zu reagieren, sondern fördert auch die Neigung, in Ohnmacht zu fallen, eine dorsal-vagale reflexhafte Defensivstrategie. Dies unterminiert ventral-vagale Einflüsse, die homöostatische Prozesse unterstützen und zu optimaler Gesundheit und vertrauensvollen, co-regulierenden Beziehungen führen.

Auf Naomis frühe Erlebnisse reagierend, paßte sich ihr Nervensystem an, indem es schützende defensive Verbindungen gegenüber co-regulierenden verbindenden Bahnen priorisierte, um mit dem ständigen Erleben extremer Bedrohungen fertig zu werden. Dies half ihr zwar zu überleben, hatte aber die Unterbrechung von zur Homöostase führenden Prozessen zur Folge. Wenn wir im Zustand chronischer Defensivität leben, erhöht das die Gefahr der Entstehung chronischer Krankheiten.

## Chronische Schmerzen

Akute Schmerzen fungieren als klares Bedrohungssignal, und sie bringen den Körper dazu, sofort aktiv zu werden. Bei chronischem Schmerz hingegen ist sympathische Hypervigilanz im Spiel, und Gehirn und Körper sind in einem anhaltenden Bedrohungszustand gefangen. Dieser anhaltende Zustand veranlaßt den Körper dazu, sich selbst zu schützen, wobei der Schmerz signalisiert, daß es notwendig ist, sich zu konzentrieren und sich zu schützen. Naomi fragte sich scharfsinnig, ob der Schmerz wohl die Art sei, wie ihr Körper sich um Sicherheit und Verbundenheit bemühe.

Autums Körperarbeit neutralisierte sanft die Muster, die Naomis Nervensystem entwickelt hatte, und ihren Schmerz. Anfangs brauchte Naomis Körper intensive manuelle Therapie mit viel Druck. Sie war in einem gewissen Maße empfindungstaub und nur beschränkt in der Lage, ihre Körperempfindungen wahrzunehmen. Dies war eine natürliche Reaktion auf ihr Gefangensein in einem chronischen Defensivzustand. Ein Trauma hat oft Empfindungstaubheit und ein Verschwimmen von Grenzen zur Folge. Naomi war auf der Suche nach Grenzen für ihren Körper. Autums fester Druck half ihr, ihre Körpergrenzen zu erkennen und wahrzunehmen. Auch der Druck einer Gewichtsdecke kann einen Eindruck davon vermitteln, wo der Körper endet.

Naomi bemühte sich mutig, sich dessen zu versichern, daß andere Menschen nicht gefährlich waren und daß sie von ihnen nicht verletzt würde. Obwohl sie wußte, daß sie nicht mehr in unmittelbarer Gefahr schwebte, blieb ihr Schmerz eine unbewußte Erinnerung an die extreme Bedrohung und die Verletzlichkeit, die sie vorher erlebt hatte. Eine naheliegende Strategie hätte darin bestanden, sich nicht mehr hinauszuwagen. Aber letztlich brauchen wir alle eine Verbindung zu anderen Menschen; diese biologische Notwendigkeit verläßt uns nie. Autum arbeitete respektvoll und kooperativ, und es gelang ihr, Naomis Vertrauen zu gewinnen – nicht nur durch ihre Worte, sondern auch durch ihre Intentionen, ihre Fähigkeiten, ihre Neugier und ihre Unerschütterlichkeit. Mit der Zeit fühlten sich Naomis Körper und ihr Nervensystem so sicher, daß sie ihre Defensivreaktionen einstellen konnte. Der Schmerz ließ nach, und ihr Körper fing an, seine eigenen Rhythmen der Homöostase auszudrücken.

## Erkrankungen der Ohren

Häufige Infektionen der Ohren gehen oft mit auditiver Hypersensibilität und mit Defiziten der auditiven und sprachlichen Verarbeitung einher. Solche Infektionen entstehen oft durch eine Dysfunktion der Ohrtrompete, die das Mittelohr mit der Kehle verbindet und bei der die Regulation des Ohrdrucks eine wichtige Rolle spielt. Die Mittelohrmuskeln und insbesondere der Trommelfellspanner *(M. tensor tympani)*, der vom Trigeminusnerv (dem 5. Kranialnerv, einem der für das System für soziale Verbundenheit [SES] wichtigen Kranialnerven) innerviert wird, hilft, die Ohrtrompete zu öffnen und zu schließen. Bleiben die Ohrtrompeten wegen einer Dysregulation des Nervensystems und eines niedrigen Tonus des Vagus verschlossen, sammelt sich im Mittelohr manchmal Schleim an, der eine Ohreninfektion und die damit verbundenen Symptome hervorrufen kann.

Auch Probleme mit dem Druckausgleich in den Ohren können auf eine Beeinträchtigung der Funktion der Mittelohrmuskeln hindeuten, und zu den Symptomen, die damit verbunden sind, können Schmerzen, Gleichgewichtsprobleme und Benommenheit zählen, außerdem ein Gefühl der Völle in einem Ohr oder beiden Ohren sowie schließlich Verzerrungen beim Hören.

Tinnitus wird die Wahrnehmung von Geräuschen oder Ohrenklingeln genannt, wenn keine äußere Quelle dieser Phänomene existiert. Tinnitus ist ein weit verbreiteter belastender Zustand, der noch erforscht wird. Eine Hypothese bezüglich seiner Entstehung lautet, Tinnitus sei die Folge einer Verringerung der Funktionsfähigkeit des ventral-vagalen Komplexes. Es könnte auch auf das Vorliegen eines Akustikusneurinoms oder auf eine Entzündung des Hörnervs hinweisen. Weiterhin kann Tinnitus durch Streß oder einen schwachen vagalen Tonus verstärkt werden. Bei Naomi gelang es, die Tinnitus-Symptome stark zu verringern, was zeigt, daß sich eine Verbesserung des vagalen Tonus bei einigen Menschen positiv auf Tinnitus auswirkt.

Wenn das System für soziale Verbundenheit (SES) den Rückzug antritt und der Körper in einen Defensivzustand wechselt, wird der Tonus der Mittelohrmuskeln verringert. Das kann die Anfälligkeit für Ohrinfektionen vergrößern, den Druckausgleich in den Ohren erschweren und auch Tinnitus begünstigen.*

Zwischen der neuronalen Regulation des Vagus und der Muskeln des Gesichts und des Kopfes einschließlich der Mittelohrmuskeln besteht eine enge neurophysiologische Beziehung. Deshalb geht die schlechte vagale Regulation des ANS häufig mit der Deaktivierung des Systems für soziale Verbundenheit einher, was über den

* PVT-Erkenntnis 6: Der autonome Zustand, die vokale Intonation und die Regulation der Mittelohrmuskeln beeinflussen einander.

ventralen Komplex miteinander verbundene Strukturen (z. B. eine schwach ausgeprägte Mimik, einen Mangel an Prosodie in der Stimme und auditive Hypersensibilität) einschließt.

### Ein zweifaches Erbe

Naomis ältere Schwester Anna ermöglichte der Jüngeren früh, eine sichere Zuflucht zu erleben. Doch dies geschah in einer Umgebung, die für die beiden Schwestern durch eine Atmosphäre unentrinnbarer Bedrohung gekennzeichnet war. Deshalb mußte Naomi als Erwachsene mit einem zweifachen Erbe fertig werden. Ein Teil von ihr verfügte über Stärke und eine positive, von Hoffnung geprägte Sicht, die entstanden war, weil ihr Nervensystem durch ihre Schwester Anna ein grundlegendes Gefühl der Sicherheit kennengelernt hatte. Deshalb verfügte sie über die inneren Ressourcen, die sie brauchte, um den Konsum starker Schmerzmittel vermeiden und sich statt dessen um einen verständnisvollen Partner und eine sie unterstützende Heilerin bemühen zu können. Derweil war ein anderer Teil von Naomis Nervensystem weiterhin in einem Zustand der Bedrohung gefangen, der in Form von physischem Schmerz und Starrheit zum Ausdruck kam. Autums Unterstützung und die Verbindung zu Joshua ermöglichten es diesem Teil von Naomi, allmählich aufzutauen und zu erkennen, daß die Bedrohung aus früheren Zeiten nicht mehr existierte, und aufgrund dessen konnte sie sich sicher fühlen.

## Implikationen für das Alltagsleben

Durch Sicherheit und Co-Regulation geprägte Beziehungen sind für das Wohlbefinden unerläßlich; sie ermöglichen ein erfüllendes und ausgeglichenes Leben und wirken sogar lebensverlängernd. Für Menschen mit einer Traumavorgeschichte kann es schwierig sein, solche Beziehungen aufzubauen, weil ihre Schädigung in engen Beziehungen entstanden ist, die ihnen eigentlich Sicherheit hätten geben und sie hätten nähren sollen. Menschen, die so etwas erlebt haben, brauchen vielfältige und explizite Signale für Sicherheit, um Vertrauen entwikkeln und ihr System für soziale Verbundenheit aktivieren zu können. Schlüsselelemente bei der Förderung eines Gefühls der Sicherheit als Grundlage tiefreichender Verbindungen sind unter anderem Respekt, Authentizität, Geduld und Hingabe.

# 8

# Ein gequältes Mädchen bekommt sein Leben zurück

## FALLÜBERSICHT

**SSP-Anbieterin:** Doreen Hunt, MA, OTR/L, Miteigentümerin von Childrens Therapy of Woodinville.
Website: *https://childrenstherapyofwoodinville.com/home/staff/doreen-hunt/*

**klinische Disziplin und Fokus:** Ergotherapie mit Schwerpunkt Pädiatrie, spezialisiert auf sensorische Verarbeitung, auditive Verarbeitungs- und Wahrnehmungsstörung, Gesundheit des Nervensystems und traumabewußte Betreuung und Begleitung *(Trauma-Informed Care)*

**weitere therapeutische Modalitäten und Kompetenzen:** Sensorische Integrationstherapie (SI) und Klang-und-Bewegungstherapie im Sinne des Total Focus System

**Klientin:** Ruth (Pseudonym) ist 16 Jahre alt und leidet schon länger unter Schulstreß, Angst und Depression. In den vergangenen anderthalb Jahren war ihr Leben von Panikattacken, Selbstschädigung, Halluzinationen und zwei Suizidversuchen geprägt.

**Besonderheiten/Symptome:** Hypersensibilitäten (auditive, taktile und das Gleichgewichtsorgan betreffende), ADHS, Rechenschwäche, Angst, Depression, Panikattacken, Anspannung im Körper und Gesicht, häufig erhöhte Herzfrequenz, auditive und visuelle Halluzinationen, Neigung zur Selbstschädigung und suizidale Anwandlungen.

**autonome Tendenz:** Defensives Kreiseln, ein Oszillieren zwischen sympathischem und dorsal-vagalem Zustand

**Assessments:** SCAN-3: Test für die Diagnose von Störungen der auditiven Verarbeitung bei Jugendlichen und Erwachsenen (umfaßt drei Subtests), und *Autonomic Resilience Screener* (ANS Screener)

## Beschreibung der Klientin

Einerseits wirkte Ruth wie ein warmherziger und gleichmütiger Teenager. Sie verbrachte gern Zeit mit Freunden, besuchte regelmäßig ein Fitneßstudio, spielte in ihrem Highschool-Team regelmäßig Lacrosse und engagierte sich für Kunst und Musik. Doch unter der Oberfläche war sie in einem Zustand defensiven Kreiselns gefangen und litt unter Angst und Depression.

In der Schule erhielt sie gute Zensuren, aber das kostete sie viel harte Arbeit und erforderte Ausdauer und viel Wohlwollen von seiten ihrer Lehrer. Sie fühlte sich ständig starkem Erfolgsdruck ausgesetzt, doch selbst intensivste Bemühungen reichten manchmal nicht aus. Schon im ersten und zweiten Schuljahr, als sie sechs und sieben Jahre alt gewesen war, war ihr das Rechnen und Lesen schwergefallen, und sie hatte im ganzen Schuljahr und in den Sommerferien Nachhilfeunterricht erhalten. Als sie mit elf Jahren in der sechsten Klasse war, trennten sich ihre Eltern und ließen sich schließlich scheiden.

Als Ruth mit 13 Jahren das achte Schuljahr erreichte, fand ihre Mutter sie einmal weinend in ihrem Zimmer, und ihr wurde klar, daß ihre Tochter Hilfe brauchte. Eine neuropsychologische Untersuchung ergab, daß die Schwierigkeiten des Mädchens die Aufmerksamkeitskontrolle, die Exekutivfunktionen und die Streßbewältigung betrafen. Gegen Ende des achten Schuljahrs begann Ruth mit regelmäßigen Behandlungsterminen bei einem Psychotherapeuten, und in der Schule entwickelte man für sie einen Unterstützungsplan.

Die COVID-Epidemie wirkte sich verheerend auf Ruths Leben aus. Zwar wurden die schulischen Anforderungen an sie weniger anstrengend, weil alle Aktivitäten in der neunten Klasse ins Internet verlagert wurden – mit der Folge, daß weniger Tests stattfanden und dadurch der allgemeine Druck geringer wurde –, doch die Auswirkungen auf ihre sozialen Kontakte waren deutlich schwerwiegender. Daß sie von ihren Freunden isoliert war und die gesamte Lacrosse-Saison versäumte – einen Sport, den sie liebte und der für ihre Kontakte zu anderen Menschen eine sehr wichtige Rolle spielte –, vermittelte ihr das Gefühl, isoliert zu sein und auf die Kameradschaft, die ihr so wichtig war, verzichten zu müssen.

Im Sommer vor Beginn des zehnten Schuljahrs, als Ruth 15 Jahre alt war, begann sie mit selbstschädigendem Verhalten. Allerdings hatte sie damit, wie sie später zugab, schon im siebten Schuljahr und somit im Alter von zwölf Jahren begonnen. Sie suchte ihren Therapeuten aus dem 8. Schuljahr nicht mehr auf und hatte darum gebeten, sich einen neuen suchen zu dürfen. Ruths Situation verschlechterte sich merklich, als man in der Schule nach anderthalb Jahren wieder zum Präsenzunterricht überging. Plötzlich hörte Ruth eine männliche Stimme in ihrem Kopf, die sie aufforderte, sich selbst zu verletzen, und manchmal »sah« sie diese Person sogar. Ein paar Monate später, im Herbst, unternahm sie einen Suizidversuch.

Ihr Therapeut unterstützte sie zuverlässig und verschrieb ihr Antidepressiva. Aber wenig später wurden ihre Panikattacken so stark, daß sie die Schule zeitweise verlassen und an einem sechswöchigen teilstationären Behandlungsprogramm teilnehmen mußte. Obwohl sie in diesem Rahmen einige nützliche Fertigkeiten aus dem Programm der Dialektisch-behavioralen Therapie (DBT) erlernte, kämpfte Ruth weiterhin mit Depression, starker Angst und häufigen Panikattacken.

Im folgenden Sommer, kurz vor Beginn des elften Schuljahrs und im Alter von 16 Jahren, unternahm Ruth einen weiteren Suizidversuch. Im November folgte eine so starke Selbstschädigung, daß sie in der Notaufnahme behandelt werden mußte. Ihre Eltern waren sehr besorgt und fragten sich nicht, *ob*, sondern *wann* sie mit ihrem selbstschädigenden Verhalten fortfahren würde. Verzweifelt nach Hilfe suchend erkundigte sich ihre Mutter nach einer stationären Behandlungsmöglichkeit in einem anderen Bundesstaat. Obwohl Ruth mit der Vorstellung, monatelang von ihrer Familie und ihren Freunden getrennt zu sein, ganz und gar nicht glücklich war, war sie doch bereit, alles zu tun, um dem Schmerz, unter dem sie litt, zu entkommen.

In dieser entsetzlich belastenden Zeit erhielt Ruths Mutter eine Empfehlung von einer Freundin, deren eigene Tochter einige Jahre zuvor durch eine Klangtherapie erstaunliche Resultate erzielt hatte. Die Freundin empfahl ihr, sich an Doreen Hunt zu wenden. Zwar verstand weder Ruth noch ihre Mutter völlig, was die SSP war, aber beide waren bereit, sich auf alles einzulassen, was möglicherweise helfen würde.

## Art der SSP-Anwendung

Doreen erkannte, daß Ruths Zustand und ihre Vorgeschichte eine starke Belastung verursachten; doch weil sie auch die starke Heilungsmotivation der Klientin sah, hielt sie es für wahrscheinlich, daß das SSP Ruth nützlich sein könnte. Als zusätzlicher günstiger Faktor erschien ihr, daß Ruth sehr zuverlässig von ihrer Familie unterstützt wurde und daß sie sich auf die Hilfe eines sehr fähigen Psychotherapeuten verlassen konnte.

Auf dem ANS-Fragebogen, den Doreen für ihre Anamnese benutzte, berichtete Ruth über zahlreiche Hypersensibilitäten, beispielsweise über Reizungen, die durch bestimmte Stoffe hervorgerufen wurden, sowie über Kinetose und ständige Ablenkung durch Geräusche, derentwegen es ihr schwerfiel, bei einem höheren Geräuschpegel verbalen Anweisungen zu folgen. Auch erwähnte die Klientin ständige Spannungen im Körper und im Gesicht, Benommenheit, körperliche Unruhe, einen beschleunigten Herzschlag und Erschöpfung. Emotional fühlte sich Ruth wütend, reizbar, einsam, überfordert und ängstlich, und in etwa fünfzig Prozent der Zeit widerstrebte es ihr, an sozialen Aktivitäten teilzunehmen. Außerdem kämpfte sie häufig mit Unaufmerksamkeit, rasenden Gedanken, Gedächtnisproblemen,

Schwierigkeiten mit dem Textverständnis und mit verbaler Kommunikation, und es fiel ihr generell schwer, Vorhaben in Angriff zu nehmen und abzuschließen.

In der ersten Sitzung erklärte Doreen Ruth und ihrer Mutter, was es mit dem Nervensystem und der PVT auf sich hat. Dies half ihnen zu verstehen, daß Ruth wahrscheinlich zwischen den autonomen Zuständen der sympathischen Aktivierung (für die Streß, Angst und körperliche Anspannung charakteristisch sind) und des dorsalen Shutdown (für die Depression, häufige Erschöpfungszustände und Hoffnungslosigkeit charakteristisch sind) pendelte. Begierig, den verbundenen ventral-vagalen Zustand, den Doreen beschrieb, zu erleben, hörte Ruth sich in Gegenwart Doreens in deren Praxis die ersten 30 Minuten des SSP-Core-Programms an. Ihr gefiel diese Sitzung, und sie freute sich darüber, daß die SSP-Playlist Songs enthielt, die sie kannte.

Weil Ruth sich zu Hause bei ihrer Mutter wohl fühlte und weil sie die Möglichkeit hatte, zu Doreen und zu ihrem Psychotherapeuten in Kontakt zu treten, empfahl Doreen ihr, sich jeden Tag zusammen mit ihrer Mutter 30 Minuten lang die SSP-Core-Aufnahmen anzuhören. Nach dem zweiten Tag berichtete Ruth, sie fühle sich »super-müde«, und sie habe an beiden Tagen ein Nickerchen machen müssen. Obgleich sie sich »stärker mit sich selbst verbunden« fühlte, empfand sie auch eine Art Überwältigung. Deshalb schlug Doreen ihr vor, die für das Hören täglich aufgewendete Zeit auf 15 Minuten zu reduzieren, was sich als für Ruth besser verkraftbar erwies. Sie widmete sich beim Hören der Playlist beruhigenden Aktivitäten wie dem Malen mit Wasserfarben, dem Solitär-Spiel oder dem Aufräumen ihres Zimmers. Das Anhören der Musik wirkte beruhigend auf sie, und sie äußerte sogar den Wunsch, mit dem Musikhören fortzufahren, indem sie sagte, daß sie sich »wünsche, die Musik würde nicht aufhören«. Ruth schloß das Anhören des fünfstündigen SSP-Core-Programms im Laufe von drei Wochen ab. Nach einer kurzen Pause wiederholte sie das Anhören der Stunden 3, 4 und 5 des SSP-Core-Programms, indem sie sich täglich jeweils 30 Minuten davon anhörte, um die zuvor erlebten positiven Wirkungen zu verstärken.

Mittlerweile hört sich Ruth etwa drei bis vier Mal pro Woche Aufnahmen des Programms SSP Balance an. Sie hat herausgefunden, daß in Situationen, in denen sie sich überfordert fühlt, schon fünfzehnminütiges Zuhören sie zu beruhigen vermag.

## Beobachtungen der Therapeutin bezüglich der Reaktionen der Klientin auf das SSP

Als ihre Mutter ihr vorgeschlagen hatte, noch einmal einen neuen Ansatz auszuprobieren, war Ruth skeptisch gewesen, weil sie fand, daß sich das SSP-Konzept seltsam anhörte. Sie war aber trotzdem bereit, es zu erproben, weil sie »verzweifelt auf der

Suche nach einer Möglichkeit war, mit ihrer Depression und Angst fertig zu werden.« Außerdem hoffte sie darauf, daß das SSP ihr helfen werde, »ihre üblen Gedanken zu verringern und ihre Motivation zu verbessern«.

Doreen setzte sich kurzfristig zum Ziel, Ruth ein Gefühl der Sicherheit zu vermitteln, sie glücklicher zu machen und ihr zu ermöglichen, leichter in ihren ruhigen und verbundenen ventral-vagalen Zustand einzutreten. Längerfristig wollte sie Aufmerksamkeit und Selbstregulationsfähigkeit ihrer Klientin verbessern und die störende Wirkung der Hypersensibilitäten verringern. Es gelang nicht nur, diese Ziele zu erreichen – und sogar zu überschreiten –, sondern Ruth berichtete über weitere signifikante Besserungen: Ihre körperliche Anspannung und ihre sich wiederholenden Gedanken wechselten von »fast immer« zu »fast nie«, und ihr Gefühl, von anderen Menschen isoliert zu sein, trat nun eher selten auf.

Zwar erlebt nicht jeder es so, aber Ruth spürte die Auswirkungen des SSP fast sofort. Zum ersten Mal seit vielen Monaten hatte sie das Gefühl, ihr werde ein Gewicht von den Schultern genommen. Doreen wurde klar, daß man als Kliniker insbesondere früh in der therapeutischen Beziehung die Erzählung von Klienten nicht immer völlig begreift, bis ein Zustand der Sicherheit erreicht ist. Anfangs offenbarte Ruth nicht, daß sie fast täglich unter auditiven und/oder visuellen Halluzinationen litt, die sie zu Selbstschädigung und Suizid drängten. Später offenbarte sie, daß sie nach Anhören der ersten 30 Minuten der SSP-Core-Aufnahmen den Mann in ihrem Kopf nicht mehr gesehen und gehört hatte. Als Doreen ihr empfahl, die Zeit, die sie mit dem Anhören der Aufnahmen verbrachte, zu verringern, fürchtete Ruth, die innere Stimme könnte sich wieder melden; aber das geschah nicht und ist auch seither nicht mehr geschehen. Selbst nach sechs Monaten hatte Ruth die Stimme des Mannes in ihrem Kopf noch nicht wieder gehört und ihn auch nicht mehr gesehen.

Im Laufe der weiteren SSP-Arbeit fand Ruth ihre Energie wieder und bemerkte, daß ihre Angst deutlich und schnell abnahm. Sie berichtete: »Es ist jetzt viel angenehmer zu leben.« Als sie später anfing, sich die SSP-Balance-Aufnahmen anzuhören, fühlte sie sich »aufgeräumter« – was in einem generell ausgeglicheneren Zustand ihrer Gedanken und Gefühle zum Ausdruck kam. Doreen fand, daß Ruth stabiler wirkte, daß ihre Angst nachgelassen hatte, ihre soziale Verbundenheit stärker und ihre Exekutivfunktionen leistungsfähiger geworden waren. Auch wirkte sie glücklicher, lächelte schneller und häufiger und stellte mehr Blickkontakt her.*

Hocherfreut über das Erreichte und fürsorglich gegenüber den Menschen in ihrem Umfeld fragt Ruth sich nun, wie einige ihrer Freunde Zugang zum SSP erhalten könnten. Sie glaubt nämlich, daß diese Methode vielen Menschen helfen könnte.

---

* PVT-Erkenntnis 8: Das ANS steht im Zentrum unseres körperlichen und psychischen Wohlbefindens.

## Assessments

Der SCAN-3-Test beurteilt die auditiven Verarbeitungsfähigkeiten von Klienten, einschließlich der Fähigkeit, trotz Hintergrundlärm auf bestimmte Geräusche zu fokussieren, schnelles Sprechen zu verarbeiten, in schwierigen Situationen selektiv zu hören und sich auditive Informationen zu merken und sich daran zu erinnern. Diese auditiven Verarbeitungsfähigkeiten wirken sich signifikant auf Fertigkeiten aus, die für die Aufmerksamkeit und die Exekutivfunktionen wichtig sind. Und Sensibilität gegenüber Geräuschen und lauten Umgebungen kann ein Symptom für das Erleben von Streß sein.

Vor der SSP-Arbeit schien Ruths auditive Verarbeitung drei Subtests zufolge im niedrigen Normalbereich zu liegen. Doch die Werte für ihr linkes Ohr lagen drei Subtests zufolge unterhalb des typischen Normalbereichs. Nach der SSP-Arbeit verbesserten sich bei zwei der drei Subtests die Werte so, daß sie im Normalbereich lagen.

Nach der SSP-Arbeit war Ruth besser in der Lage, auf relevante auditive Information zu fokussieren und gleichzeitig unwichtige Hintergrundgeräusche auszufiltern (Auditory Figure Ground Subtest), und sie konnte deutlich besser schnelles Sprechen verarbeiten (Time Compressed Sentences Subtest). Außerdem führte ein Hörakustiker einen Monat nach Abschluß der SSP-Arbeit eine vollständige Beurteilung der zentralen auditiven Verarbeitung durch, und Ruths Resultate lagen alle innerhalb des Normalbereichs.

## Reflexionen der Klientin und ihrer Eltern bezüglich der Reaktionen auf das SSP

Ruth verband mit dem SSP in erster Linie die Erwartung, daß sie ihr Gefühl der Hoffnung wiederentdecken würde, daß ihre Neigung zu Selbstschädigungen und suizidalen Gedanken nachlassen und ihre Lebensfreude und Vitalität erstarken würde. Erstaunlicherweise hörte die Klientin schon nach der ersten SSP-Core-Hörsitzung nicht mehr die Stimme in ihrem Kopf, die sie immer wieder gedrängt hatte, sich selbst zu verletzen, und diese ist auch seither nicht mehr aufgetaucht. Es gab keine höheren Ziele, als dafür zu sorgen, daß Ruth sich sicher fühlte und glücklich war.

Schon früh hatte ihr Vater Veränderungen in ihrem Verhalten sowie hinsichtlich der Mimik und des Stimmcharakters bemerkt. Ihr Gesicht war entspannter, ihre Augen wirkten leuchtender, und ihr Blickkontakt hatte sich gebessert. Die Qualität ihrer Stimme veränderte sich und wurde energievoller. Auch glaubte der Vater, daß sich sogar die Art seiner Tochter, sich zu bewegen, und ihre Haltung verändert hatten – sie bewegte sich schneller und zielstrebiger.*

Ruths Mutter bemerkte bei Ruth eine rasche Transformation; sie wirkte deutlich entspannter und glücklicher und strahlte Ruhe aus. Auch glaubte die Mutter zu erkennen, daß Ruth weniger Angst hatte. Ruth schien »glücklich zu sein mit ihrem Leben, statt daß sie sich nur erschöpft von einer Sache zur nächsten durch den Tag quälte«. Ihre Mutter war »erstaunt, was das SSP bewirkt hat und weiter bewirkt«. Sie bezeichnete das SSP als »Wunder«, weil die Eltern bereit gewesen waren, Ruth an einem Behandlungsprogramm in einem anderen Bundesstaat teilnehmen zu lassen. Mittlerweile bezeichnet die Mutter Ruth als fröhlichen Teenager mit einem erfüllten Leben und Freude an allem, was sie tut und erlebt.

Ruth meint, daß das SSP ihr Leben definitiv verbessert hat. Es hat ihr das notwendige Fundament für die Entwicklung gesunder Coping-Mechanismen und zum Schutz ihrer psychischen Gesundheit gegeben. Sie kann nun deutlich besser mit Schulstreß umgehen. Und ihr Zustand bessert sich auch weiterhin. Ruth und ihre Eltern hatten erkannt, daß die Tochter sich an einer gefährlichen Wegkreuzung befand, an der sich die Situation sehr zum Schlechteren hin hätte entwickeln können. Glücklicherweise hatte sie jedoch einen Weg zum SSP gefunden.

## Analyse des Falls mit Dr. Porges

Dieser Fall zeigt, wie stark das SSP die Lebensperspektive einer Jugendlichen verändern kann und wie positiv sich das auf die Familie solcher Klienten auswirkt. Ruths Antworten auf den ANS-Fragebogen deuteten auf das Vorliegen einer Dysregulation des ANS und auf Hypersensibilitäten bezüglich auditiver, taktiler und vestibulärer Reize hin – in Verbindung mit Problemen wie ADHS und Dyskalkulie, die vorher unerkannt geblieben waren und sich negativ auf die kognitiven Fähigkeiten der Klientin ausgewirkt hatten. Durch die Beziehung zwischen der Dysregulation des ANS und den genannten Störungen entstand ein »Huhn und Ei«-Szenario, das es schwer machte herauszufinden, ob die Dysregulation die Störungen verursacht hatte oder ob die Störungen die Dysregulation verstärkten. Ein Nervensystem im Zustand der Dysregulation kann erhebliche Probleme verursachen, unter anderem Angst, Depression, Panikattacken, Neigung zur Selbstschädigung und sogar Suizidalität.

Wird in schwierigen Fällen wie dem von Ruth eine SSP-Behandlung in Erwägung gezogen, ist die Vorbereitung eines starken Sicherheitsnetzes ebenso wichtig wie ein sehr bedächtiges Vorgehen. Man muß möglichst gute Voraussetzungen für optimale Unterstützung schaffen *(»safe before sound«)*, um die Wirkung des SSP zu maximieren. Dies erfordert, sich den Zustand der Klienten, die Umgebungssituation und die in ihrem Leben vorhandenen Unterstützungsmöglichkeiten genau anzusehen.

---

* PVT-Erkenntnis 5: Der autonome Zustand beeinflußt soziale Signale.

*Erstens* ist es wichtig, sich einen sehr erfahrenen SSP-Praktiker zu suchen. Dieser sollte mit einem Therapeuten kooperieren, der über einschlägige Erfahrung verfügt, Fortschritte zu beobachten, richtig einzuschätzen und Unterstützung zu leisten, falls der SSP-Praktiker selbst dazu nicht in der Lage ist. *Zweitens* muß die Lebenssituation des Klienten sicher und stabil sein, und eine Vertrauensperson muß seine Lebensumstände kennen und sich regelmäßig über den aktuellen Stand der Dinge informieren. *Drittens* muß dem SSP-Praktiker klar sein, was der Klient erlebt, welchen Hintergrund er hat und wie sein Nervensystem beschaffen ist, um die Bedürfnisse des Klienten erkennen und sowohl am Anfang als auch im weiteren Verlauf der Behandlung auf sie eingehen zu können.

Doreens Anamnese veranschaulicht diese Vorgehensweise im Fall von Ruth, und es gibt einen speziellen SSP-Aufnahmefragebogen, der diese Bemühungen unterstützt. Doreen bemühte sich sehr, alle Aspekte der Situation Ruths zu verstehen und auf sie einzugehen. Ein umfassendes Verständnis der Situation von Klienten zu entwickeln, einschließlich der nicht sofort offensichtlichen Elemente, ist für eine effektive Unterstützung ebenso wichtig wie dafür, daß das SSP sowohl wirklich »sicher« als auch von Vorteil ist. Der Fall dokumentiert außerdem, daß es für manche Klienten wichtig ist, die SSP-Arbeit fortzusetzen, um weitere Fortschritte zu ermöglichen und einen Rückfall in ältere belastende Verhaltensmuster zu verhindern.

## Wertende Umgebungen und schulischer Streß

Wertungen sind im Schulsystem unverzichtbar. Doch obwohl manche Schüler und Studenten unter Druck Überragendes leisten, wirken Prüfungssituationen auf viele andere bedrohlich und aktivieren bei ihnen überlebenssichernde Zustände, die Exekutivfunktionen beeinträchtigen und die Leistungsfähigkeit verringern. Exekutivfunktionen sind höhere kognitive Prozesse, die das Setzen von Zielen, das Planen, das Initiieren von Handlungen, die Impulskontrolle und die Selbstregulation ermöglichen. Außerdem beinhalten sie das Arbeitsgedächtnis, die Aufmerksamkeit und die Fähigkeit, Probleme zu lösen. Nimmt jemand eine Bedrohung wahr, kann dies den Zugang zu den genannten kognitiven Funktionen beeinträchtigen, und in einer Feedbackschleife kann der durch Beurteilungen verursachte Streß Leistungsprobleme verstärken. Dieser verstärkte Druck kann weitere Probleme bezüglich der schulischen Arbeit hervorrufen.

Die Furcht vor Beurteilungen oder Verurteilungen kann das ANS in einen Defensivzustand versetzen, was entweder in Form von Hyperaktivierung oder von Überforderung zum Ausdruck kommen kann.* Ruth verfing sich in einem defensi-

---

* PVT-Erkenntnis 3: Die Neurozeption erkennt Anzeichen für Gefahr und Sicherheit und verändert den autonomen Zustand.

von Kreiseln, das manchmal Angst und Panik angesichts ihrer schulischen Situation (sympathische Aktivierung) und in anderen Fällen ein Gefühl der Überforderung und Unschlüssigkeit, was sie zuerst tun sollte (dorsal-vagaler Shutdown), hervorrief.* Weil beide Zustände für den Stoffwechsel sehr belastend sind, pendeln Betroffene vom einen zum anderen, sobald einer zu belastend wird. Das unablässige Pendeln zwischen den beiden Zuständen rief Symptome hervor, die den Gebrauch sowohl von Antidepressiva als auch von angstlösenden Medikamenten erforderlich machten.

Ruths starke Angst ist kein eigenständiges Phänomen, sondern spiegelt einen Trend, der bei vielen Gleichaltrigen zu beobachten ist. Die Wirkung der sozialen Medien, die Verringerung der Interaktionen zwischen realen Personen und die Wirkung der sozialen Isolation infolge der COVID-Pandemie in Verbindung mit weiteren Faktoren können erheblich zur Zunahme psychischer Probleme bei Teenagern beitragen. Den Ergebnissen einer Umfrage der amerikanischen Centers for Disease Control und Prevention zufolge ist die Zahl der Highschool-Studenten, die sich ständig traurig oder hoffnungslos fühlen, von 25 Prozent im Jahre 2011 auf fast 50 Prozent im Jahre 2021 gestiegen. Im gleichen Jahrzehnt ist auch die Zahl der Patienten, die Notfallambulanzen wegen Angst, affektiven Störungen, Eßstörungen, Selbstschädigung und Suizidalität aufsuchen, sehr stark gestiegen.[1]

## Auditive Verarbeitung und Hypersensibilitäten

Die Resultate von Ruths SCAN-3-Test und ihr Bericht über persönliche Erlebnisse deuteten auf Probleme beim Fokussieren auf Sprache bei gleichzeitigen Hintergrundgeräuschen hin. Verursacht wurde dies möglicherweise durch einen chronischen Defensivzustand; in bedrohlichen Situationen priorisieren mit dem Hören verbundene neuronale Netzwerke die niedrigen und höheren Frequenzbereiche, die evolutionsgeschichtlich mit Gefahr und Wachsamkeit assoziiert werden.** Die Hervorhebung dieser Frequenzbereiche statt der für die menschliche Stimme charakteristischen mittleren Frequenzen erschwert es, sprachliche Äußerungen zu verstehen.

Eine Beeinträchtigung der Fähigkeit, Sprache zu verstehen, wirkt sich stark auf die Lebensqualität aus, was Kommunikationsschwierigkeiten, Mißverständnisse, kognitive Belastungen und Auswirkungen auf das Zusammenleben wie sozialen Rückzug, Frustration und eine Minderung des Selbstvertrauens zur Folge hat. Probleme hinsichtlich des Sprachverständnisses erleben Menschen auch bei altersbedingtem

* PVT-Erkenntnis 2: Autonome Zustände beeinflussen unsere Gefühle, Gedanken und Verhaltensweisen.

** PVT-Erkenntnis 6: Der autonome Zustand, die vokale Intonation und die Regulation der Mittelohrmuskeln beeinflussen einander.

Hörverlust, bei dem mit der Zeit Probleme mit dem Herausfiltern von Sprache aus Hintergrundgeräuschen entstehen.

Das SSP behandelt Defizite der auditiven Verarbeitung mit Signalen für Sicherheit. Empfängt der Hirnstamm solche Signale, übermittelt er über die Verzweigungen des Trigeminus, des Facialis und des Vagus den Mittelohrmuskeln Instruktionen, die Extraktion der für Stimmen charakteristischen mittleren Frequenzen zu verstärken.[2] Unserem Nervensystem gefällt der Klang der Stimme, und ihre Melodie beruhigt uns. Es gibt Untersuchungen, die zeigen, daß der Klang der mütterlichen Stimme das Unbehagen von Säuglingen verringert und ihre autonome Regulation fördert.[3]

Wird unsere Physiologie von Defensivität bestimmt, nehmen wir verstärkt Signale wahr, die auf eine Bedrohung hinweisen. Dies kann die Sensibilität für Geräusche und Klänge ebenso wie für taktile Empfindungen und für Reaktionen des Gleichgewichtssinns wie Kinetose (Bewegungskrankheit) verstärken. Biologische Signale wie Hunger eskalieren rasch, wenn Emotionen durch (unerfüllte) physiologische Bedürfnisse verstärkt werden.*

Diese sensorischen und biologischen Trigger sind uns allen eigen, und sie rufen häufig Reaktionen hervor, die wir gar nicht bemerken. Unsere physiologischen Reaktionen können aber auch ähnliche Reaktionen bei anderen Menschen hervorrufen, ohne daß dies unsere Absicht gewesen wäre.

Das SSP ermöglicht die Abschwächung solcher Bedrohungsreaktionen, indem es Signale für Sicherheit produziert. Diese bewirkten, daß sich Ruths physiologischer Zustand während der SSP-Sitzungen wiederholt von erhöhter Aktivierung oder vom Shutdown in Richtung eines Zustandes sozialer Verbundenheit bewegte. Diese neuronale Übung verschaffte ihrem Nervensystem einen besseren Zugang zum ventralen Vaguskomplex.

Aufgrund dieser Umstrukturierung erlebte Ruth verschiedene Verbesserungen ihrer Situation. Sie sehnte sich wieder nach sozialen Kontakten und genoß diese. Sie bemerkte ein Nachlassen ihrer körperlichen Anspannung, hatte weniger intrusive Gedanken, und ihre Prüfungsangst war deutlich schwächer geworden. Insbesondere ihre Ergebnisse beim SCAN-3-Test besserten sich, was auf eine Wiederherstellung ihrer Fähigkeit, eintreffende Geräusche korrekt zu verarbeiten, hindeutete.**

## Halluzinationen, Selbstschädigung und Suizidversuche

Sind wir in defensivem Kreiseln gefangen, sind wir wie betäubt und hören nicht, was unser Körper uns sagt. Wir verhalten uns dann gegenüber anderen Menschen mög-

---

* PVT-Erkenntnis 1: Der autonome Zustand fungiert als intervenierende Variable.

** PVT-Erkenntnis 7: Das ANS kann so beeinflußt werden, daß es Verbundenheit und Wohlbefinden priorisiert.

licherweise defensiv und leiden unter Hypersensibilitäten. Die Effizienz der Aktivität unseres Vagus ist dann beeinträchtigt, und die wichtigen Feedback-Mechanismen, die Herz, Lunge und innere Organe regulieren, sind geschwächt. Auch Probleme wie Angst, Depression, Einsamkeit und belastende Gedanken können auftreten. In schweren Fällen kann die Dysregulation zu Selbstschädigung sowie zu suizidalen Gedanken und Handlungen eskalieren.

Ein verblüffender Aspekt von Ruths Geschichte ist, daß ihre Halluzinationen nach nur 30 Minuten Hören der SSP-Core-Aufnahmen nicht mehr auftraten. Dieses Resultat macht neugierig auf den komplexen Fällen wie diesem zugrundeliegenden Wirkmechanismus. Es gibt interessante Voruntersuchungen, die auf eine Verbindung zwischen geringer Effizienz des Vagus und intrusiven Gedanken einschließlich perseverativer Kognition und dem Hören von Stimmen hinweisen, was als eine Form von intrusiven Gedanken verstanden werden kann.[4] Eine geringe Effizienz des Vagus wird auch mit psychischen Belastungszuständen und chronischen Entzündungen in Verbindung gebracht. Einige Untersuchungen deuten darauf hin, daß die Vagusnervstimulation Entzündungsprozesse verringern und Symptome lindern könnte.[5]

## Implikationen für das Alltagsleben

Eine starke Dysregulation des Nervensystems kann tiefgreifende körperliche und psychische Konsequenzen haben. Sie kann körperliche Funktionen und das psychische Wohlbefinden beeinträchtigen, was oft in Form von Streß, Angst und körperlichen Erkrankungen zum Ausdruck kommt. Bei anhaltenden Problemen dieser Art können sich die Betroffenen und ihre Bezugspersonen machtlos und verzweifelt fühlen.

Viele Menschen fühlen sich, nachdem sie erfolglos zahlreiche Behandlungen ausprobiert haben, jeder Energie, aller ihrer Ressourcen und jeglicher Hoffnung beraubt. Die Frustration ist verständlich, sie kann aber davon abhalten, sich mit der tatsächlichen Ursache der Probleme zu befassen.

Angesichts der zentralen Rolle, die das ANS für die psychische und körperliche Gesundheit spielt, ist die Auseinandersetzung mit Dysregulationszuständen für die Heilung unabdingbar. Durch Verbesserung des Gewahrseins dessen, wie physiologische Zustände Empfindungen, Gedanken, Emotionen und Verhaltensweisen beeinflussen, und durch die Einbeziehung von Aktivitäten, welche die Regulation fördern, läßt sich das Chaos im Nervensystem verringern, die Balance wiederherstellen und Gesundheit und Wohlbefinden nach und nach wieder erreichen.

# 9

# Die Auflösung stark beeinträchtigender Dissoziation

## FALLÜBERSICHT

**SSP-Anbieterin:** Jennifer (Jenny) Spencer, PhD, HSPP, Eigentümerin von Spencer Psychology. Website: *spencerpsychology.com/jennifer-spencer/*

**klinische Disziplin:** Psychologin und wissenschaftliche Mitarbeiterin des Kinsey Institute Traumatic Stress Research Consortium, Indiana University

**andere therapeutische Modalitäten und Kompetenzen:** Kognitiv-behaviorale Therapie (KBT), Eye Movement Desensitization and Reprocessing (EMDR), Ego-State-Therapie, Somatic Experiencing und PVT

**Klientin:** Uwase (ein Pseudonym) wurde in einem von Kriegen gezeichneten Land geboren. Ihre Familie floh, verbrachte vier Monate in einem Flüchtlingslager und immigrierte in die USA. Die zutiefst traumatischen Erlebnisse hatten dauerhafte Auswirkungen auf die ganze Familie. Uwase hatte Probleme im College, es fiel ihr schwer, Vertrauensbeziehungen aufzubauen, und sie hatte das Gefühl, sich nur »durch das Leben zu schleppen«. Im Alter von 20 Jahren fing sie an, mit Jenny zu arbeiten.

**Besonderheiten/Symptome:** Konzentrationsschwäche, Depression, Paranoia, suizidale Gedanken, Albträume, Angst, chronische Schmerzen und starke Dissoziation. Bei Uwase war eine Posttraumatische Belastungsstörung (PTBS) mit dissoziativen Merkmalen diagnostiziert worden.

**autonome Tendenz:** Defensives Kreiseln, ein Pendeln zwischen dem sympathischen und dem dorsal-vagalen Zustand

**Assessments:** Body Perception Questionnaire Autonomic Symptoms Scale (BPQ20-ANS), PTSD Checklist for DSM-5 (PCL-5) und Minnesota Multiphasic Personality Inventory-2 (MMPI-2)

## Beschreibung der Klientin

Uwases Familie entfloh den Schrecken des Krieges und ließ sich in den USA nieder, als Uwase noch ein Kleinkind war, aber schon viele entsetzliche Dinge miterlebt hatte. Zu Beginn der Konflikte in der Heimat der Familie hielt der Vater nachts mit einem Gewehr Wache, um seine Lieben vor Angreifern zu schützen. Später lebte die Familie in einem Flüchtlingslager für Menschen, die wegen gezielter Verfolgung und wegen Gewaltexzessen ihre Heimat verlassen mußten, wo sie erneut mit lebensbedrohlichen Situationen konfrontiert wurde. Uwase konnte sich nicht daran erinnern, daß sich jemals ein Mitglied ihrer Familie sicher gefühlt hatte.

Nachdem sie mit ihren Eltern in die USA übergesiedelt war, verbrachte sie einen großen Teil ihrer Kindheit damit, sich vor den emotionalen, verbalen und körperlichen Mißhandlungen ihres Vaters zu schützen. Wegen dieser Neigung des Vaters zur Gewalttätigkeit ließen sich die Eltern schließlich scheiden. Uwase war zu diesem Zeitpunkt eine junge Erwachsene. Weil sie ein College in einer anderen Stadt besuchte, war sie von ihrer Familie zwar getrennt, besuchte sie aber an Geburts- und Feiertagen. Ihre Mutter litt unter Magen-Darm-Beschwerden und verschiedenen anderen gesundheitlichen Problemen, die durch ihre mangelnden Sprachkenntnisse und ihre Armut verstärkt wurden.

Uwase verließ als Einzige die Heimatstadt der Familie und bemühte sich um einen akademischen Abschluß. Während ihrer Zeit im College begab sie sich in eine Therapie, nachdem bei ihr Konzentrationsschwierigkeiten, Suizidgedanken, Albträume, Ängste und Dissoziation aufgetreten waren. Sie hatte zwar zunächst abgestritten, jemals ein Trauma erlitten zu haben, doch irgendwann erklärte sie: »Manchmal habe ich das Gefühl, gar nicht zu leben.«

In Uwases ersten psychotherapeutischen Sitzungen wurde mit Kognitiv-behavioraler Therapie (KBT) und Positiver Psychologie gearbeitet, und es wurde versucht, ihr zu einer Stabilisierung zu verhelfen, die sie in die Lage versetzen würde, den College-Abschluß zu schaffen, und die ihre chronischen Schmerzen lindern würde. Für Uwases Leben während ihrer College-Zeit waren Einsamkeit, das Scheitern von Beziehungen und das Gefühl charakteristisch, keine Verbindung zu ihren Mitstudenten und keinen Zugang zum normalen College-Leben zu haben. Sie litt unter sexuellen Problemen und starken Bauchschmerzen, was Physiotherapie, eine medikamentöse Behandlung und Schonkost erforderlich machte. Dissoziation war ihr wichtigster Bewältigungsmechanismus, den sie allerdings unwillkürlich nutzte. Durch ihre Beharrlichkeit in der Therapie und im College gelang es ihr, den Abschluß zu schaffen. Seither arbeitet sie in einer festen Anstellung.

Als Uwase mit ihrer Therapie begann, war die Traumaforschung unter Verwendung von Hirnscans noch relativ neu, und über die Behandlung von Klienten mit einem schweren frühen Trauma war noch wenig bekannt. Therapieansätze, die im

Rahmen ihrer Behandlung genutzt wurden, waren EMDR, Ego-State-Therapie, Somatic Experiencing und auf der Polyvagal-Theorie basierende Ansätze. Die Arbeit mit EMDR wurde schon bald wieder aufgegeben, weil sie bei Uwase Panikattacken, intrusive Gedanken und starke Flashbacks bezüglich sexuellen Mißbrauchs auslöste. Zunächst konnte sie es nicht ertragen, sich an erlebten sexuellen Mißbrauch zu erinnern, und sie konnte ihre Erlebnisse auch nicht in umfassender Weise schildern. Die Ego-State-Therapie förderte zutage, daß es sich bei ihren Panik verursachenden intrusiven Gedanken um Äußerungen jüngerer Selbstanteile handelte, die sich an ihre Mißbrauchserlebnisse erinnerten.

Somatic Experiencing und auf der Polyvagal-Theorie basierende Strategien verringerten deutlich die Zahl der Situationen, in denen Uwase sich von Panikattacken überwältigt und/oder wie gelähmt fühlte, wohingegen ihre Dissoziation dadurch kaum verringert wurde.

Die anhaltende Nutzung von Techniken der Ego-State-Therapie trug zur Aufklärung von Uwases dissoziativen Episoden bei, weil ihren Selbstanteilen dadurch geholfen wurde, sich deutlicher zu artikulieren. Ihre jüngsten Anteile bewahrten Erinnerungen an die Mißbrauchserlebnisse auf, und ein wütender Teenager, den sie in der Therapie ihren Beschützer nannte, verwehrte strikt den Zugang zu ihren besonders verletzlichen Säuglingsanteilen. Außerdem gab es bei ihr einen erwachsenen, beruflich kompetenten Anteil, der in einem fast durchgängig dissoziativen Zustand in der Lage war, kompetent seine Funktion zu erfüllen.

Uwase beschrieb ihr Leben als Erwachsene als den Versuch, ein Schiff zu steuern, während ihre jüngeren Anteile versuchten, das Steuer zu übernehmen und alle Anteile zusammen zu ertränken, falls ihr Mißbrauch thematisiert würde. Dies gab Aufschluß darüber, wie sie die Erinnerungen an die Mißbrauchserlebnisse aus ihrem Erwachsenenleben fernhielt, um die im normalen Alltag erforderliche Anpassungsleistung zustande bringen zu können. Zwar machte sie in der Therapie stetig Fortschritte, aber sie verbrachte weiterhin viel Zeit in einem dissoziierten Zustand, in dem sie ihren Körper nicht spürte und auch nicht spüren wollte, weil das mit zu starkem körperlichem und emotionalem Schmerz verbunden gewesen wäre.

## Art der SSP-Anwendung

Als Jenny Uwase im August 2021 (nach vielen Jahren ihrer Zusammenarbeit) empfahl, es einmal mit dem SSP-Core-Programm zu versuchen, war die Klientin bereit, dies ebenso wie alles andere, was ihr vielleicht helfen könnte, auszuprobieren. Doch schon nach wenigen Sekunden des Anhörens der Audioaufnahmen bekam sie eine Panikattacke oder verfiel in eine Dissoziation. Deshalb entwickelte sie zusammen mit Jenny ein Verfahren, bei dem sie einige Sekunden lang zuhörte, dann pausierte, um sich zu erden und Unterstützung zu erhalten, dann erneut einige Sekunden lang zuhörte und sich schließlich während der restlichen Sitzungszeit anderen Behandlungsmodalitäten zuwendete. Im Laufe der Zeit lernte sie, die Tonaufnahmen länger anzuhören.

Das SSP ermöglichte Uwase, zu ihrem gestörten Nervensystem in Kontakt zu treten, ohne daß ihre Erzählung über die Mißbrauchserlebnisse eine dissoziative Reaktion hervorrief. Weil sie nicht in der Lage war, eine auch nur leichte Aktivierung zu ertragen, hatte sie bisher auch mit Hilfe anderer Behandlungsansätze keine Fortschritte erzielen können. Im Rahmen des SSP jedoch war sie in der Lage, ein geringes Stärkerwerden der Aktivierung zuzulassen, wobei sie die Musikwiedergabe nötigenfalls unterbrechen konnte. So lernte sie allmählich, sich auf eine für sie erträgliche Weise zu regulieren, was ihr bei der Arbeit mit anderen Behandlungsmodalitäten nicht möglich gewesen war.

Im Laufe ihrer weiteren Arbeit mit dem SSP lernte Uwase allmählich, Anzeichen für eine Dissoziation zu erkennen, und sie wurde auch allmählich besser mit einer stärkeren Stimulation fertig, ohne in Panik zu geraten oder völlig abzuschalten. Allerdings scheute sie sich immer noch vor tiefer reichender Arbeit an ihren Mißbrauchserlebnissen, weil sie fürchtete, dadurch tagelang in einen Shutdown zu verfallen – einen Zustand »lähmender Dunkelheit« –, der es ihr erschweren würde, sich zu bewegen, zu denken und ganz generell auch nur irgend etwas zu tun.

Mit der Zeit und während sie mit dem Anhören der SSP-Aufnahmen fortfuhr, entdeckte Uwase, daß ihr Nervensystem mit einem gewissen Maß an Unbehagen fertig werden und sich davon erholen konnte. Allmählich erlebte sie längere Zeitabschnitte, ohne zu dissoziieren. Sie lernte, darauf zu vertrauen, daß sie etwas fühlen konnte, ohne dadurch überwältigt zu werden.

Uwase brauchte sieben Monate, um die fünf Stunden der SSP-Core-Aufnahmen durchzuhören. Weil es möglich war, den Input vom SSP vom unterdrückten Narrativ über den Mißbrauch zu trennen, das auf Uwase aktivierend wirkte, lernte sie mit Hilfe des SSP, ihre Emotionen zu regulieren.* Die neu erlangte Resilienz war für sie ein wichtiger transformierender Meilenstein.

## Beobachtungen der Therapeutin bezüglich der Reaktionen der Klientin auf das SSP

Nach jahrelanger Arbeit, die stetig, aber nur sehr langsam Fortschritte erzielt hatte, konnte sich Uwase im Laufe eines Monats nach Abschluß des SSP ihre Gefühle der

* PVT-Erkenntnis 3: Die Neurozeption erkennt Anzeichen für Gefahr und Sicherheit und verändert den autonomen Zustand.

Einsamkeit eingestehen und erkennen, daß sie eine neue berufliche Orientierung brauchte.* Zwar war ihr intellektuell schon länger klar gewesen, daß ihre Arbeitssituation ihr schadete, doch aufgrund ihrer Dissoziation hatte sie die Notwendigkeit einer beruflichen Veränderung nicht gespürt.

Ihr wurde bewußt, daß sie viele Jahre nach dem College-Abschluß immer noch im gleichen Apartment wie während der College-Zeit lebte. Außerdem merkte sie nun, daß sie sich durch ihren Widerwillen gegen Beziehungen und die Gefahr, sich durch diese emotionalen Belastungen oder Liebeskummer auszusetzen, die Möglichkeit, sich zu verlieben, genommen hatte.

Von ihrer neu erwachten Selbstwahrnehmung getrieben, nahm Uwase nun die für sie wichtigen Dinge in Angriff. Sie suchte sich eine neue berufliche Stellung in einer Stadt, in der sie mehr Möglichkeiten zum Aufbau neuer sozialer Beziehungen hatte. Sie zog in eine neue Wohnung um und fing an, sich auf Verabredungen mit potentiellen Partnern einzulassen, was für sie ein kühner Schritt in Richtung eines auf Verbundenheit zielenden und erfüllenderen Lebens war.

Als Uwase vor der Bekanntschaft mit dem SSP mit Jenny zusammengearbeitet hatte, hatte sie selbst dann ruhig und besonnen gewirkt, wenn sie das eigentlich gar nicht war, weil Dissoziation ihr Normalzustand gewesen war. Sie hatte sich darauf verlassen, daß ihr berufliches Ich ihr Leben organisierte. Dieses war im Beruf erfolgreich, bezahlte die Miete, kochte für sie, fütterte ihre Katzen und ging zur Therapie. Doch Uwase hatte nicht das Gefühl, ein authentisches Erwachsenen-Ich zu haben. Ihre Kind-Anteile konnten ihrem beruflichen Ich die Kontrolle entreißen, wenn ihr Beschützer-Anteil ihnen nicht den Weg versperrte.

Nach dem SSP erlaubte Uwases Beschützer widerwillig das Auftauchen von Kind-Anteilen, die Erinnerungen an erlebte Traumata bewahrten. Uwase konnte nun kurze Erinnerungen an sexuellen Mißbrauch ertragen. Sie nahm an, daß diese Erlebnisse aus ihrer Zeit im Flüchtlingslager stammten, als sie noch ein sehr kleines Kind gewesen war. Sie erinnerte sich, wie sich ihr Körper damals angefühlt hatte, und sie verband diese Eindrücke mit bruchstückhaften visuellen Erinnerungen. Sie nahm an, daß sie sich vermutlich nie an ein vollständiges Narrativ würde erinnern können, weil sie zum Zeitpunkt des Geschehens so jung gewesen war. Sie glaubte aber fest daran, daß sie ihre Heilung vollständig würde abschließen können, ohne sich an jede Einzelheit des Erlebten erinnern zu müssen.

Zwei Jahre nachdem Uwase das SSP abgeschlossen hatte, waren ihre Panikattacken sowohl seltener als auch schwächer geworden. Sie hatte sich auf eine Liebesbeziehung eingelassen, diese aber später wieder beendet, weil sich herausgestellt hatte, daß ihr Freund untreu und unehrlich war. Sie hatte zugelassen, diesen Menschen zu lieben und von ihm verletzt zu werden, und sie hatte ihr Erwachsenen-Ich Grenzen

* PVT-Erkenntnis 1: Der autonome Zustand fungiert als intervenierende Variable.

setzen lassen. In den ersten Monaten dieser Beziehung hatte sie noch dissoziiert, um die Auswirkungen des emotionalen Mißbrauchs ihres Freundes nicht zu spüren, doch angesichts ihres Liebeskummers brauchte sie nicht mehr zu dissoziieren. Statt dessen bezog sie für sich selbst Position, und ihr wurde klar, daß sie Mißbrauch nicht mehr zuzulassen brauchte. In ihrer Therapie war zwar immer noch Arbeit zu erledigen, aber nach dem SSP war sie deutlich handlungsfähiger geworden, und sie konnte sich deutlich effektiver für ihre Ziele engagieren.

## Assessments

Resultate des *Body Perception Questionnaire* und des PCL-5

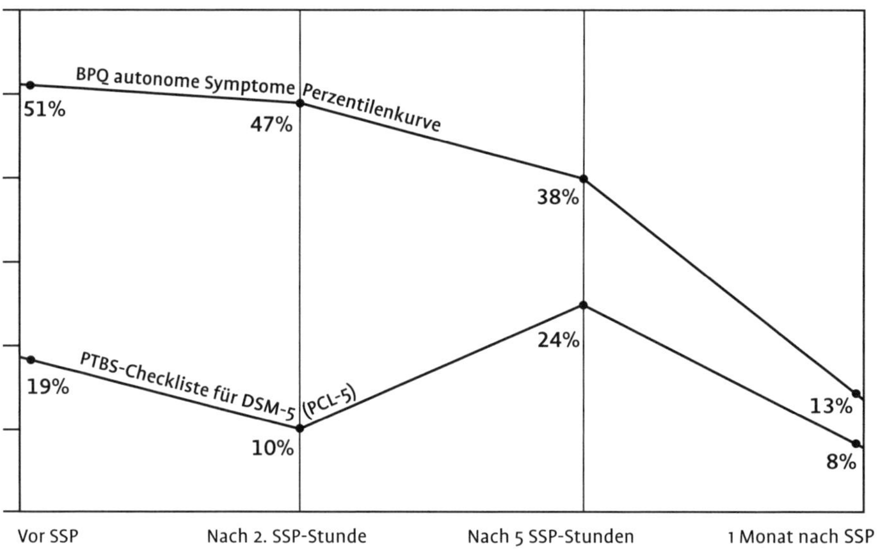


### BPQ20-ANS

Das BPQ20-ANS mißt, wie oft autonome Symptome erlebt werden. Verursacht werden können diese durch die Störung einer Organfunktion infolge chronischer Reaktionen auf Bedrohungen, und über sie wird häufiger bei Menschen mit Traumavorgeschichte berichtet.[1] Moderate Symptomstärken (z. B. 50. Perzentile) werden mit sympathischen Reaktionen in Verbindung gebracht, die aufrechterhalten bleiben, nachdem das physiologische Bedürfnis abgeklungen ist; hingegen werden schwache Symptome mit flexiblen autonomen Reaktionen assoziiert, die effektiv aktiviert werden und zum Ausgangszustand zurückkehren können.[2] Wie das Diagramm zeigt, begann Uwase mit dem SSP auf einem moderaten Symptomniveau (51. Perzentile) und reduzierte ihren Wert auf ein deutlich niedrigeres Niveau (13. Perzentile).

## PCL-5

Uwases Trauma-Werte sanken nach Abschluß der SSP-Arbeit von der Grundlinie aus um 11 Punkte ab. Dies kam hauptsächlich in Subskalen zum Ausdruck, in denen sich Verringerungen des Hyperarousal und negativer Kognitionen sowie eine Verbesserung der Stimmungslage niederschlugen. Dies deutet der Evidenz des PCL-5 für DSM-5 zufolge auf eine klinisch signifikante Veränderung hin.[3]

Das verringerte Hyperarousal entsprach dem klinischen Eindruck, weil die durch Hyperarousal in ihrem Körper hervorgerufene Aktivierung der primäre Trigger für ihre dissoziativen Episoden und Panikattacken war.

Uwase war schon seit vielen Jahren in Behandlung gewesen, als sie mit der SSP-Arbeit begann, und ihre anfangs sehr starken PTBS-Symptome waren schon merklich reduziert worden. Ihre PCL-Werte zu Beginn der SSP-Arbeit waren niedriger, als es bei Menschen mit PTBS-Diagnose normalerweise der Fall ist. Da die Dissoziation und die emotionale Dysregulation bei ihr aber weiterhin sehr stark waren, war ihre Behandlung noch nicht abgeschlossen. Die Dissoziation war in dieser Phase das primäre Behandlungsziel.

Unmittelbar nach Abschluß der SSP-Arbeit zeigte die PCL-5-Messung einen interessanten Symptomanstieg an, wohingegen das BPQ eine stetige Abnahme der autonomen Symptome dokumentierte. Dies entsprach dem klinischen Eindruck, den die Klientin hinterließ, denn sie ließ nun zu, andere Gefühle als Panik und Shutdown zu erleben. Als sich ihr Einfluß auf den Umgang mit ihrem emotionalen Zustand verbesserte, sank der PCL-5-Wert erneut. Sie brauchte nur zu üben, Gefühle zuzulassen, ohne zu fürchten, daß ihre Kind-Anteile »uns alle ertränken« würden, wie sie es formulierte.

## MMPI-2

Uwase führte den MMPI-2 erstmals im Jahre 2014 und dann noch einmal 2022 nach Abschluß der SSP-Arbeit aus. Die weiter oben erwähnte reguläre Therapie wurde in diesen Jahren ebenfalls fortgesetzt.

Im Jahre 2014 hatten Uwases MMPI-2-Werte ein Muster chronischer psychischer Fehlanpassung erkennen lassen. Darauf deuteten hohe Werte bei Messungen von Angst, Depression, Trauma, Impulskontrolle, Ausagieren, Substanzmißbrauch, Vermeiden, Leugnen und suizidalen Gedanken hin. Die Klientin berichtete über Probleme mit dem Erledigen von Routinehandlungen sowie mit Erinnerung, Konzentration und Entscheidungsfindung. Auch bestätigte Uwase, daß sie sich immobilisiert, verschlossen und energielos fühle. Ihre ursprünglichen Werte hatten auf massive Probleme hinsichtlich der körperlichen Gesundheit und auf zahlreiche somatische Probleme hingedeutet.

Nach Abschluß der SSP-Arbeit im Jahr 2022 hatten sich Uwases Werte hinsichtlich Depression, Wut, Angst und gesundheitlichen Problemen sichtlich, wenn auch nicht dramatisch gebessert und lagen im normalen bis fast-normalen Bereich.

## Reflexionen der Klientin über ihre Reaktion auf das SSP

Uwase empfand die SSP-Arbeit als »lebensverändernd« und war Jenny für ihre Beharrlichkeit und ihre unbeirrte Unterstützung dankbar. Zwei Jahre nach Abschluß des SSP-Core-Programms waren dessen Auswirkungen bei Uwase immer noch erkennbar. Ihr Verhalten zeigte ganz allgemein, daß sich ihre Situation deutlich gebessert hatte. Sie strahlte nun ein Gefühl der Ruhe, Verbundenheit und Befähigung aus. Am wichtigsten war vielleicht ihr Eingeständnis, daß es ihr vorher in ihrem Leben an einem grundlegenden Gefühl der Sicherheit gefehlt hatte. Sie erkannte, wie die neuartige Regulation ihres Nervensystems und ihr neues Gefühl der Sicherheit sich positiv auf ihre Beziehungen zu anderen Menschen und sich selbst sowie auf die generelle Qualität ihres Lebens auswirkte.*

Die erweiterte Kapazität von Uwases Nervensystem ermöglichte ihr viele wichtige Veränderungen und die Fortsetzung der positiven Entwicklung in der Therapie. Beispielsweise war sie nun in der Lage, sich der EMDR-Arbeit zu widmen, und das war für sie ein neuer wichtiger Schritt auf dem Weg zur Heilung.

Während sie weiter an ihrer Integration und Verkörperung arbeitete, wurde ihr klar, wie verzweifelt sie gekämpft hatte. Die Dissoziation hatte sich auf ihr gesamtes Leben ausgewirkt und jeden emotionalen Schmerz betäubt. Wollte sie ihren Körper wieder spüren, mußte sie nun akzeptieren, daß sie schreckliche Dinge erlebt hatte, und durfte nicht mehr versuchen, diese Dinge vor sich zu verbergen. Um die Auseinandersetzung mit ihren schmerzlichen Erinnerungen fortzusetzen, blieb sie in der Einzeltherapie bei Jenny und schloß sich außerdem einer unterstützenden Therapiegruppe an.

Im Rückblick auf frühere Zeiten erinnerte sie sich, daß sie vor einem permanenten Hintergrundschmerz zwischen Gereiztheit, Wut und Depression gependelt war. Ihre Dissoziation war so stark gewesen, daß sie sich in bestimmten Situationen nicht hatte bewegen und auch nicht Hilfe und Unterstützung hatte suchen können. Sie

* PVT-Erkenntnis 8: Das ANS steht im Zentrum unseres körperlichen und psychischen Wohlbefindens.

hatte sich emotional distanziert gefühlt, als nähme sie an ihrem eigenen Leben nicht teil und würde sich bei der Teilnahme an Gesprächen und der Erledigung von Aufgaben nur beobachten.

Ihr Einfluß auf ihre Dissoziation war nun deutlich stärker geworden, und sie verstand den Wechsel in einen dissoziativen Zustand als Bewältigungsfähigkeit. In einer unerträglichen Situation konnte sie in einen dissoziativen Zustand verfallen, sie konnte sich aus diesem Zustand aber auch wieder lösen. Ihr wurde klar, daß die Dissoziation sie vor ihrem Trauma bewahrt und ihr zu überleben geholfen hatte. Die Dissoziation hatte ihr durch ihre Teenager- und Twen-Jahre geholfen und ihr ermöglicht, trotz aller Komplikationen, die sie aus der Bahn hätten werfen können, eine Erwachsene zu werden, die mit ihrem Leben zurechtkam. Sie wußte ihre Neigung zur Dissoziation nun zu schätzen und war sich über ihre schützende Wirkung auf ihr Leben im klaren.

## Analyse des Falls mit Dr. Porges

Schon früh im Laufe ihrer Zusammenarbeit mit Uwase sah Jenny, daß das Trauma-Narrativ bei der Klientin sehr leicht eine Dissoziation oder eine Panikattacke auslösen konnte. Passierte das, schlug Jenny Uwase vor, mit ihr gemeinsam einmal um das Gebäude zu gehen, um ihren autonomen Zustand zu beeinflussen. Der gemeinsame Aufenthalt im Freien gab Uwase die Möglichkeit zur Mobilisierung und Co-Regulation.* Diese durch sorgfältige Einstimmung ermöglichte gemeinsame Arbeit war ein langsam fortschreitender, aber sehr fruchtbarer Prozeß.

### Das SSP ermöglicht, auf den autonomen Zustand statt auf die Erzählung zu fokussieren

Als Uwase und Jenny mit der SSP-Arbeit begannen, war Uwase erleichtert, weil sie nicht mehr auf ihre »Erzählung« zu fokussieren brauchte und sich statt dessen auf Merkmale ihres physiologischen Zustandes konzentrieren konnte. Rief die SSP-Musik eine Veränderung hervor, stoppten sie die Musik in einem Stadium, indem die Reaktion noch nicht besonders intensiv geworden war. Dann verarbeiteten sie die mit dem physiologischen Zustand verbundenen Empfindungen, ohne sich gleichzeitig mit der Geschichte der Klientin auseinandersetzen zu müssen. Dies half Uwase einzusehen, daß sie ein gewisses Maß an Dysregulation erleben und dann wieder in den Zustand der Regulation zurückkehren konnte. Durch dieses regelmäßig sich wiederholende Erlebnis mit Jenny lernte Uwase allmählich, ihre Gefühle von ihrer

---

* PVT-Erkenntnis 4: Die Macht von sozialer Verbundenheit und Co-Regulation

Erzählung zu trennen und sich selbst zu regulieren, auch wenn Jenny nicht in der Nähe war. Sie erkannte, daß ihr Körper mit einer gewissen Belastung fertig werden und sich von ihr erholen konnte.*

Die Filterung in der SSP-Musik übermittelt unbemerkt Signale für Sicherheit. Allerdings können Menschen mit einer Traumavorgeschichte solche Signale für Sicherheit als Gefahrensignale deuten, und dies kann dann, statt die Offenheit zu fördern, eine Defensivreaktion auslösen. Jenny und Uwase begannen mit der SSP-Arbeit sehr vorsichtig, indem sie der Musik manchmal nur einige Sekunden lang zuhörten. Dieses Vorgehen ermöglichte es Uwase allmählich, Signale für Sicherheit zu empfangen, ohne mit unerträglichen Belastungen konfrontiert zu werden – wodurch die Flexibilität ihres Nervensystems stetig gesteigert wurde.

Das SSP ist eine passive Therapie-Modalität und eine nützliche Vorbereitung auf andere, aktivere therapeutische Interventionen, was die weitere Verarbeitung und Integration fördern kann. Das SSP half Uwase, sich auf die EMDR-Arbeit einzulassen, was sie vorher emotional überwältigt hätte.

## Das SSP verringerte Uwases Dissoziation

Dissoziation ist eine adaptive überlebenssichernde Reaktion auf überwältigende lebensbedrohliche Erlebnisse, die das Gewahrsein des (traumatischen) Ereignisses, die Fähigkeit, sich daran zu erinnern, und die mit ihm verbundenen Empfindungen außer Funktion setzt. Dr. Ruth Lanius beschreibt Dissoziation als »eine Fluchtmöglichkeit in Fällen, in denen eine tatsächliche Flucht nicht möglich ist. Sie ermöglicht eine mentale Flucht vor intensiven Erlebnissen, vor starken Emotionen und von stark belastenden Erinnerungen.«[4]

Im Einklang mit dieser Sichtweise beinhaltet Dissoziation im Sinne der PVT eine adaptive progressive Sequenz, die mit einer starken Immobilisierung über dorsalvagale Bahnen beginnt, gefolgt von behavioralem Erstarren, während das Nervensystem adaptiv den Sympathikustonus erhöht, um die Körperhaltung und das Bewußtsein aufrechtzuerhalten, und schließlich gefolgt von dissoziativen Zuständen, die, sofern sie vorübergehender Art sind, die autonome Regulation minimal beeinträchtigen.

Zwar kann eine Dissoziation als Schutzschild fungieren und so die maximale Wirkung eines traumatischen Erlebnisses mildern, doch sie kann auch zur Abkoppelung von den eigenen Gedanken und Gefühlen, der eigenen Identität oder der eigenen Empfindungen führen. Bei Uwase war diese Abkoppelung zunächst so umfassend und belastend, daß sie manchmal tagelang dissoziierte und jedes Zeitgefühl

* PVT-Erkenntnis 7: Das ANS kann so beeinflußt werden, daß es Verbundenheit und Wohlbefinden priorisiert.

verlor. Sie glaubte sich in einem »tiefen Abgrund«, aus dem sie nicht einmal zu Jenny in Kontakt treten konnte, um Unterstützung zu erhalten. Ihre Dissoziation war so tief, daß sie keinerlei Erinnerung an ihre Traumavorgeschichte hatte; sie hatte recht markante Ereignisse wie sexuellen Mißbrauch erlebt und war in ihrer Kindheit bei Szenen häuslicher Gewalt zugegen gewesen.

Die Arbeit Jennys ermöglichte Uwase, ihr eigenes Erleben ihrer autonomen Zustände zu verstehen und sich zu regulieren. Durch kleine Erlebnisse von Dysregulationszuständen und anschließender Re-Regulation lernte sie, sich im Spektrum autonomer Zustände besser zu bewegen. Das SSP spielte bei dieser Arbeit eine wichtige Rolle, indem es ihr Nervensystem neu einstimmte.

Während Uwase die Funktionsfähigkeiten ihres Nervensystems verbesserte und dadurch resilienter wurde, erlebte sie kürzere und weniger starke dissoziative Episoden, und wenn sie sich von ihnen erholte, blieben weniger Nachwirkungen bestehen. Manchmal empfand sie einen Augenblick der Dissoziation so, als hätte sie wenige Sekunden lang einen Tagtraum erlebt. Ihre dissoziativen Episoden wurden infolge ihrer gestärkten Resilienz kürzer und schwächer, und sie entwickelte mehr Klarheit über sie. Die verbesserte Wahrnehmung ermöglichte ihr, ihre körperlichen Empfindungen zu beobachten und Strategien zur Unterstützung ihres autonomen Systems zu entwickeln.*

Uwase hatte schon früh entsetzliche Traumata erlebt und aufgrund dessen über lange Zeit unter starker Dysregulation und Dissoziation gelitten; aber es gelang ihr, genügend Stärke und Mut aufzubringen, um ihre Therapie so lange fortzusetzen, bis sie schließlich ein verbundenes und kompetentes Leben führte. Jenny zufolge hat sie »ein gütiges Herz« und ist eine gute Freundin. Uwases unerschütterliche Hingabe an die Arbeit in der Therapie in Verbindung mit ihrem Glück, eine fähige, engagierte und ständig um Co-Regulation bemühte Therapeutin wie Jenny zu finden, spielte dabei eine wichtige Rolle. Nachdem ihre Neigung zur Dissoziation nun abgeklungen ist, hat Uwase in ihrem Leben eine neue Orientierung, die nicht durch die belastende Wirkung ihres Traumas eingeschränkt wird.

---

* PVT-Erkenntnis 7: Das ANS kann so beeinflußt werden, daß es Verbundenheit und Wohlbefinden priorisiert.

## Implikationen für das Alltagsleben

Kriege und Verbrechen gegen die Menschlichkeit prägen Menschen und ihre Nachkommen dauerhaft und wirken über Generationen nach. Aber sogar das schwerwiegendste komplexe Trauma, verursacht durch diese und andere entsetzliche traumatische Erlebnisse, kann durch die Beharrlichkeit, den tiefen Respekt und die aufmerksame Präsenz eines hochqualifizierten Klinikers abgemildert werden. Eine effektive Therapie, die in einem für die betroffene Person geeigneten Tempo durchgeführt und von einem Kliniker betreut wird, der Beziehung, Verbundenheit und Co-Regulation Priorität einräumt, kann sich sehr positiv auswirken. In Verbindung mit Werkzeugen wie dem SSP vermag solch ein Ansatz Dissoziation zu reduzieren und nach einem traumatischen Erlebnis eine wirksame Heilung zu fördern. Dies kann für Flüchtlinge, die Kriegsgreuel und Folter überlebt haben, ein Grund sein, eine starke Hoffnung zu entwickeln. Die Auswirkungen eines solchen Unterfangens sind dauerhaft positiv und verhindern manchmal sogar, daß Traumafolgen auf die nächste Generation übertragen werden.

# 10

# Eine Familie findet Heilung von Schock und Trauer

## FALLÜBERSICHT

**SSP-Anbieterin:** Ana do Valle, OTR, SEP, anthroposophische Beraterin, Gründerin des Soma Healing Center. Website: *somahealingcenter.com/*

**klinische Disziplin und Fokus:** Ana ist Ergotherapeutin, arbeitet mit Somatic Experiencing und hat sich als anthroposophische Beraterin darauf spezialisiert, das Nervensystem und die Körper-Seele-Geist-Einheit zu behandeln. Sie hat das SEGAN-Modell entwickelt, ein multisensorisches Modell, das auf das Hören zielt und kunstbasiert ist, um Kinder, Paare und Erwachsene zu behandeln, die wegen Problemen hinsichtlich des Affekts und der Verhaltensregulation zur Therapie kommen.

**andere therapeutische Modalitäten und Kompetenzen:** Anthrosophische Beratung, sensorische Verarbeitung, Somatic Experiencing und PVT

**Klienten:** Melanie, ihr 15-jähriger Sohn Clay und ihre 10-jährige Tochter Sophia (in allen Fällen handelt es sich um Pseudonyme) erlebten den plötzlichen Tod von Greg (Ehemann und Vater der zuvor Genannten) im Alter von 48 Jahren. Vier Monate danach reisten sie nach Boulder, Colorado, um eine Woche bei Ana zu verbringen und an ihrem individuellen Erleben von Schock und Trauer zu arbeiten.

**Besonderheiten/Symptome:** Über den Schock und die Trauer hinaus, die alle drei Beteiligten gleichermaßen erlebten, arbeitete Clay an seinen Beziehungsfähigkeiten, Sophia hatte sich aus der Kommunikation zurückgezogen, und ihre Familie hatte sich angewöhnt, für sie zu sprechen. Abgesehen vom Umgang mit ihrer eigenen Trauer unterstützte Melanie Clay und Sophia, um die Verbindung zwischen ihnen zu erhalten.

**autonome Tendenz:** Melanie: dorsal-vagal; Clay: kreiselt defensiv zwischen dem sympathischen und dem dorsal-vagalen Defensivzustand (bezüglich letzterem mit einer Neigung zum Kämpfen); Sophia erstarrt und dorsal-vagal

**Assessments:** Abgesehen von Anas üblicher Anamnese wurden keine weiteren formellen Assessments genutzt.

## Beschreibung der Klienten

Melanies Ehemann, Greg, verstarb im Alter von 48 Jahren plötzlich nach einer COVID-Infektion. Sie hatte ihn eines frühen Morgens leblos auf einem Sessel im Schlafzimmer gefunden. Sie rief den Rettungsdienst an, und am Telefon erklärte ihr ein Helfer, wie sie einen Wiederbelebungsversuch durchführen könnte. Als der Rettungsdienst das Haus erreichte, traten mehrere Rettungssanitäter lärmend mit ihren lauten Stiefeln und Stimmen ein. Melanie schaute zu, wie sich die Notfallhelfer vergebens bemühten, Greg wiederzubeleben. Clay und Sophia wurden durch die Unruhe im Haus wach und erfuhren in diesem Chaos, daß ihr Vater tot war. Als sie vier Monate später nach Boulder kamen, um mit Ana zu arbeiten, standen sie immer noch unter Schock.

Die Beziehungen der Familienmitglieder zueinander waren sehr eng. Melanie hatte die Kinder schon vor dem Tod des Vaters zu Hause unterrichtet, um ihre speziellen Bedürfnisse und Bestrebungen optimal zu fördern. Dabei ging es unter anderem darum, Sophia zu helfen, ihre Stimme zu finden, und Clay anzuleiten, seine Wut und Isolation zu überwinden.

Jedes Familienmitglied reagierte auf Gregs Tod im Einklang mit den eigenen autonomen Tendenzen: Melanie, die jede Hoffnung auf die Zukunft verloren hatte, weinte viel und sorgte sich wegen ihrer Kinder; Clay war seiner Wut anheimgefallen; und Sophias von Zeit zu Zeit auftauchendes Entsetzen machte es ihr unmöglich zu sprechen.

Melanie ging es darum, sich selbst und ihre Kinder zu heilen und ihre Lebensumstände zu normalisieren; sie erkannte aber, daß sie diese Ziele nur mit Hilfe von außen würde erreichen können. Sie entschied sich dafür, mit Ana im Sinne des von ihr entwickelten SEGAN-Modells zusammenzuarbeiten. Es handelt sich dabei um einen fünf Phasen umfassenden Bottom-up-Ansatz der SSP-Arbeit, der den fünf Stunden der SSP-Hörarbeit entspricht. Indem Ana Empfinden, Emotion, Gestik, Aktivität und Erzählen in ihre Arbeit einbezieht, fördert sie Imagination, Inspiration und Intuition, um die Fähigkeit, bei sich selbst und anderen präsent zu sein, zu stärken.

## Art der SSP-Anwendung

Melanie, Clay und Sophia hörten sich im Beisein Anas auf einem Bauernhof mit Pferden, Eseln, Katzen und Hühnern jeweils eine volle Stunde lang die SSP-Core-Aufnahmen an. Über ihnen kreisten Falken und Adler in den Weiten des Himmels. Die Familie wollte in der Woche, die sie an diesem Ort verbringen würde, an der Heilung ihrer Trauer arbeiten, einen Weg aus ihrer Hoffnungslosigkeit und Traurigkeit finden und einander ganz generell unterstützen.

Die drei Klienten verbrachten die ganze Woche zusammen, wobei Ana sie vorsichtig dazu anleitete, die Natur zu erforschen, Geschichten zu lesen, sich künstlerisch zu betätigen und zusätzlich zum SSP-Training mit Pferden zu arbeiten. Eines der Bücher, die sie gemeinsam lasen, handelte von einer verletzten Eule, die durch Verbundenheit mit anderen Sicherheit fand und die lernte, daß Liebe auch in ungünstigen Lebensumständen Bestand hat. Die Eule, die Leben, Tod und Wiedergeburt symbolisiert, wurde allen drei Familienmitgliedern wichtig, als sie gleich am ersten Tag eine Eule entdeckten. Seither sind Eulen der Familie generell sehr wichtig.

Neben den SSP-Sitzungen regte Ana die Familie jeden Tag zu kreativen Aktivitäten an, etwa zum Verfassen von Gedichten, zum Malen mit Wasserfarben und zum Modellieren mit Ton. Die Wasserfarben halfen den Klienten, ihre Emotionen zu erforschen, und die Arbeit mit Ton förderte die Willenskraft. Weil ein Schock häufig eine Kälteempfindung hervorruft und zu einer Dissoziation führen kann, wärmten sie Bienenwachs in ihren Händen, um dem Kältegefühl und dem Schock entgegenzuwirken.

Weil Ana keine konkreten Empfehlungen für die künstlerischen Aktivitäten gab, konnten die Klienten ihre Erlebnisse und Emotionen völlig ungehindert zum Ausdruck bringen. Clay bastelte Dinge wie Schwerter, Pfeilspitzen und Speere und verlieh so seinem inneren »Krieger«- und Überlebenden-Geist Ausdruck. Sophia hingegen schuf zierliche Tiere und Herzen aus Wollfilz, die ihrem sanften Wesen entsprachen.

Ana nutzte den Prozeß kreativen Schaffens, um in das Alltagsleben der Familie wieder Bewegung und Rhythmus zu integrieren und auf diese Weise die sensorischen Kanäle für die Heilung und die Förderung von Transformation und schöpferischer Aktivität zu öffnen. Sie lud Melanie, Clay und Sophia ein, aus Bienenwachs archetypische Gestalten zu formen und mit diesen ein Familienmärchen zu kreieren. Clay schuf daraufhin eine blaue Schlange, Sophia ein gebrochenes und wieder zusammengeflicktes rosafarbenes Herz, und Melanies Gestalt trug ein schwarzes Superhelden-Cape. Dann improvisierten die drei Klienten gemeinsam eine Geschichte, die mit einem Feuer begann und mit der Entwicklung von Superkräften endete, was ihren Weg zu neuer Hoffnung und neuem Mut symbolisierte. Diese Gemeinschaftsschöpfung unterstützte die Familie bei der Auseinandersetzung mit ihrem Trauma, indem sie ihr zu Erdung, Orientierung und Resilienz angesichts ihrer Tragödie verhalf. Durch die gemeinsame Kreation des Märchens konnten alle Familienmitglieder aktiv am Heilungsprozeß teilnehmen.

Ein weiteres wichtiges Erlebnis war die Beschäftigung mit Pferden, wobei sich die SSP-Arbeit besonders stark auswirkte. Die Pferde, deren Sensibilität wohlbekannt ist, trugen zur Öffnung der Sinneskanäle der Klienten bei und förderten dadurch Verkörperung, Kohärenz und Heilung. Das rhythmische Atmen der Pferde wirkte sich regulierend auf die Atemmuster der Familie aus. Ihr Ausatmen wurde länger, und ihre Schultern entspannten sich, und Ana bemerkte, daß die Verbindung zwischen den drei Klienten gestärkt wurde. Trauer kann mit Hilfe der Atmung bewältigt werden, und die Pferde spielten bei der Wiederherstellung eines normalen Atemrhythmus eine entscheidende Rolle. Die Tiere reagierten auch selbst auf die Veränderung, die ihre Anwesenheit bewirkte, indem sie hin und wieder glücklich schnaubten und dadurch alle zum Lachen brachten.* Dies ermöglichte eine noch weiter gehende Vertiefung der Atmung und das Sichtbarwerden bisher verborgener Erinnerungen.

Das Reiten auf einem der Pferde, einem wilden Mustang, stärkte das Gefühl der Erdung noch zusätzlich und vermittelte den Klienten so das Gefühl, mit dem Pferd und seinen Bewegungen eins zu sein. Dies wiederum unterstützte sie dabei, während ihrer Bewegung durch Zeit und Raum in ihrem Körper präsent, ausgeglichen und ausgerichtet zu bleiben.

Am letzten Tag ihres Besuchs bei Ana stellten sich die Klienten ihre gemeinsame Zukunft als Familie vor und überlegten, wie sie einander auf ihrem weiteren Lebensweg unterstützen wollten. Sie konnten sich nun ein Leben ohne Greg vorstellen und schlossen ihre Zeit bei Ana mit einer Heilungszeremonie ab, wobei sie Schleierkraut (Gypsophila) benutzten, das häufig mit Neuanfängen in Verbindung gebracht wird. Sie tippten mit den Blüten auf ihre Haut, um ihr Gewahrsein des gegenwärtigen Augenblicks zu stärken. Anschließend warfen sie die Blüten in das kalte Wasser eines Flusses, um symbolisch das Loslassen eines tragischen Augenblicks auszudrücken, eines Erlebnisses, das sie nun nicht mehr daran hinderte, das Leben anzunehmen.

## Beobachtungen der Therapeutin bezüglich der Reaktionen der Klienten auf das SSP

Jede Aktivität der Familie während ihrer gemeinsamen Auszeit sollte helfen, Herz und Geist der Klienten in Einklang zu bringen, und ihnen so ermöglichen, ihre Empfindungen und Emotionen im Rahmen einer kohärenten Erzählung zu artikulieren. Diese Vorgehensweise förderte ein Gefühl der Ganzheit und Präsenz. Die multisensorischen Aktivitäten in der Natur, das Arbeiten mit Bienenwachs und die Interaktion mit Pferden halfen den Klienten, ihre Denkprozesse zu beruhigen, und verbesserten ihre Wandlungsfähigkeit. Die rhythmischen Muster der SSP-Musik und die durch die Frequenzfilterung vermittelten Signale für Sicherheit beeinflußten ihre Atmung, verstärkten ihre Fähigkeit zu fühlen und förderten sowohl ihre persönliche als auch ihre gemeinsame Reise zur Heilung. An jedem Tag der SSP-

---

* PVT-Erkenntnis 4: Die Macht von sozialer Verbundenheit und Co-Regulation

Arbeit erzielten Melanie, Clay und Sophia in ihrem individuellen Heilungsprozeß Fortschritte.

Mehrere Faktoren trugen zu der erstaunlichen Heilung bei, die dieser Familie in kurzer Zeit gelang: das gemeinsame Rundum-Erleben eines außergewöhnlichen Aufenthalts, die lange miteinander verbrachte Zeitspanne, die Distanz von den Alltagspflichten, das Eintauchen in die Natur, die körperliche Bewegung und die künstlerische Tätigkeit. Die Einhegung und Neueinstimmung des ANS mit Hilfe des SSP, verbunden mit Aktivitäten, welche die Propriozeption, den Gleichgewichtssinn sowie das taktile und visuelle sensorische Empfinden ansprachen, stärkte das Gewahrsein des gegenwärtigen Augenblicks. Die Teilnahme der Familie sowohl an der SSP-Arbeit als auch an Aktivitäten in freier Natur förderte die Heilung und ließ die Hoffnung wieder aufleben, was jedem einzelnen Familienmitglied zugute kam und außerdem die Verbindungen innerhalb der Familie stärkte.

Melanie gelang es, von Gefühlen der Hoffnungslosigkeit bezüglich der Zukunft zu einem Gefühl innerer Stärke und Zuversicht zu wechseln, geerdet durch ihre Kinder und offen für die Erforschung neuer Arten, sich nach ihrer Rückkehr nach Hause selbst zu stützen.

Clays Wut nahm ab und wich einem ruhigeren und unterstützenderen Verhalten seiner Mutter und seiner Schwester gegenüber. Nach der Rückkehr in die vertraute Umgebung übernahm Clay es, für die Familie zu kochen. Zwar fühlte er sich immer noch dafür verantwortlich, seine Mutter und seine Schwester zu schützen, doch er fixierte sich nun nicht mehr so stark auf seine »Krieger«-Persona. Er lernte, liebevoller mit den Katzen der Familie zu spielen, und ahmte sogar den Flügelschlag des Blaureihers nach, dessen Anblick er auf der Farm so genossen hatte – worin sich eine neu entdeckte, leichtere Facette seines Wesens spiegelte.

Sophia war nun weniger ängstlich und tat sich leichter damit, Freude zuzulassen. Hatte sie sich vorher auf Melanie und Clay verlassen, wenn es um Äußerungen zu ihr neuen Situationen ging, brauchte sie diese Hilfe nun offensichtlich nicht mehr so dringend. Sie fing an, Veranstaltungen im Gemeindezentrum zu besuchen, unter anderem Gymnastikkurse, und sie knüpfte Kontakte zu Gleichaltrigen an. Diese für sie neuartigen Aktivitäten halfen ihr, sich aus ihrem Shutdown-Zustand zu befreien und sich in einen ventral-vagalen Zustand sozialer Verbundenheit zu versetzen.

Jedes Familienmitglied ging mit seinen charakteristischen dissoziativen Zuständen auf seine Weise um und entdeckte so die Lust am Leben neu. Stagnation, Trauer und Schock wichen allmählich der Resilienz, neuen Möglichkeiten und der Hoffnung. Während sie lernten, in Gegenwart anderer präsent zu sein und ihre Emotionen offen auszudrücken, wurde ihre Verbindung zueinander vertieft und der Heilungsprozeß aller weiter gefördert, was sich vielleicht noch Jahre fortsetzen würde. Das Leben der drei Familienmitglieder wird nun von einem neu entstandenen Sinn- und Richtungsgefühl bestimmt.

## Reflexionen der Klienten über ihre Reaktionen auf das SSP

Melanie, Clay und Sophia machten sich nach Gregs Tod Sorgen um einander, sahen sich aber nicht in der Lage, in ihrem Leben weiterzugehen, sich von ihrem Schmerz zu lösen oder ihre Empfindungen frei auszudrücken. Doch sechs Wochen nach der SSP-Arbeit und nach Abschluß von Anas SEGAN-Prozeß hatten sich alle drei Klienten auf ihre Weise verändert.

Melanie fühlte sich wieder geerdet, was ihr ermöglichte, die vielen Aufgaben zu erfüllen, die ihr nach Gregs Tod zugefallen waren. Statt sich Gefühlen der Überwältigung, der Trauer und des Schocks zu überlassen, konnte sie wieder atmen, empfand Frieden und nutzte ihre innere Stärke. Sie erklärte: »Ich weiß wirklich nicht, wie es mir ohne das SSP ergangen wäre.«

Vier Monate nach der Heilungswoche meldete sich Ana, um sich bei der Familie zu erkundigen, wie es ihr danach ergangen war. Melanie berichtete: »Ich nehme meine Emotionen nun wichtiger. Ich bin aktiver geworden und nehme mir mehr Zeit, um mich zu bewegen.« Sie hatte mit einer EMDR-Therapie begonnen, um besser mit Ängsten und Flashbacks fertig zu werden. Außerdem hatte sie sich einer Unterstützungsgruppe für Trauernde angeschlossen, in der sie durch die Lektüre von Büchern wie *Healing After Loss* von Martha W. Hickman, *Es ist okay, wenn du traurig bist* von Megan Devine, *After Your Person Dies* von Linda Shanti McCabe und *The Grieving Brain* von Mary-Frances O'Connor Trost fand.

Melanie hatte mittlerweile verstanden, welche Beziehung zwischen Bewegung, Atem und Trauer besteht. Weil ihr klar geworden war, inwiefern Bewegung den vagalen Tonus verstärken, die chemischen Prozesse im Gehirn und die Regulation unterstützen kann, hatte sie sich zum Ziel gesetzt, sich täglich eine bis eineinhalb Stunden lang körperlichen Aktivitäten zu widmen. Ihre Lieblingsaktivitäten waren Hula-Hup (sie kicherte, als sie dies erwähnte), Racquetball und Tai-chi. Außerdem genoß sie es, sich mit Gleichgesinnten in Yoga-Kursen des örtlichen Freizeitzentrums zu treffen, wo sie sich oft zusammen mit Sophia aufhielt.*

Melanie erwähnte, sie ertrinke nun nicht mehr in ihrer Trauer, und sie erklärte: »Ich merke, wenn ich mich vom Geschehen überwältigt fühle, und ich kann jetzt damit umgehen.«

Die Familie traf sich regelmäßig, insbesondere vor dem Zubettgehen, und die Mitglieder führten dann lange Gespräche darüber, was in ihrem Leben vor sich ging. Sie waren alle enttäuscht darüber, daß es zu kalt war, um viel Zeit im Freien zu verbringen, was sie gern getan hätten, insbesondere weil sie daran zurückdachten, wie sehr ihnen das während ihres Aufenthalts bei Ana gefallen hatte. Sie überlegten

---

* PVT-Erkenntnis 4: Die Macht von sozialer Verbundenheit und Co-Regulation

auch, nach Kalifornien umzuziehen, wo Freunde wohnten und das Wetter generell besser war. Sophia liebte das Meer, und Clay würde sich dort besser in das Gemeinschaftsleben integrieren können.

Clay berichtete, durch das SSP habe er ein wenig Frieden und Ruhe gefunden. Er hatte in Boulder das Gefühl gehabt, an einem Ort zu sein, wo er sich habe entspannen können. Auf die Frage, was ihm von dem Aufenthalt bei Ana geblieben sei, antwortete er: »Ein friedlicher Geist«. Er konnte sich nun von seinen rasenden Gedanken und Sorgen lösen und sich auf seine Empfindungen und Gefühle konzentrieren. Er glaubte nun viel besser mit seinen Emotionen umgehen zu können – er konnte innehalten und die Aufmerksamkeit auf seine Gefühle richten, etwas, das ihm vorher nicht möglich gewesen war. Er wurde zwar immer noch wütend, aber er merkte nun, daß sich das anbahnte, und er konnte besser präsent sein.*

Sophias dominierende Reaktion auf den Tod ihres Vaters war starke Furcht gewesen. Vier Monate später berichtete sie, sie fühle sich nun »viel ruhiger« und habe »mehr Energie«, und sie könne »besser zuhören«. Nachdem sie im Haus der Familie vom Sirenenlärm des Rettungswagens und dem Getöse der Notfallsanitäter, die ihren Vater wiederzubeleben versuchten, aufgewacht war, hatte sie nicht mehr gut zuhören oder andere Menschen klar reden hören können; doch nun hatte sich ihr Hörvermögen gebessert.** Das Anhören der SSP-Aufnahmen hatte in dieser Hinsicht zu einer Art Reset geführt. Sophia hatte sich sogar einem Kinderchor angeschlossen, in dem sie nach dem Schulunterricht sang. Im Freizeitzentrum, das sie regelmäßig allein besuchte, spielte sie Seilspringen, Basketball und Tischtennis. Manchmal suchte sie dieses Zentrum zusammen mit Clay und ihrer Mutter auf. Sie erwähnte auch, daß sie sich nun mutiger fühle und daß sie ganz generell stärkere Gefühle des Glücks, der Energie und der Ruhe empfinde.***

Melanie sagte, sie hätten alle wichtige Fortschritte erzielt, aber sie müßten noch mehr erreichen, und sie versicherte, daß es »okay ist, daß wir nicht okay sind«.

## Analyse des Falls mit Dr. Porges

Den Verlust eines geliebten Menschen zu betrauern ist eine spezielle Art von Trauma, wobei das traumatische Ereignis durch jemanden verursacht wird, den wir lieben und mit dem wir verbunden sind, der aber nicht mehr für uns da ist und uns

---

* PVT-Erkenntnis 1: Der autonome Zustand fungiert als intervenierende Variable.

** PVT-Erkenntnis 6: Der autonome Zustand, die vokale Intonation und die Regulation der Mittelohrmuskeln beeinflussen einander.

*** PVT-Erkenntnis 7: Das ANS kann so beeinflußt werden, daß es Verbundenheit und Wohlbefinden priorisiert.

nicht mehr trösten kann. Plötzlich in eine neue Realität hineingestoßen, sahen Melanie und ihrer Kinder sich mit starken Emotionen und körperlichen Reaktionen konfrontiert. Gregs plötzlichen Tod mitzuerleben hatte ihre Erwartung durchkreuzt, sie ihres Schutzes beraubt und ihr Vertrauen auf eine harte Probe gestellt. Letztlich ging es auch um das Gefühl, verlassen worden zu sein. Greg hatte seine Familie verlassen. Das war zwar nicht seine Schuld gewesen, aber die Familie hatte keinerlei Vorwarnung erhalten und sich nicht darauf vorbereiten können, daß er möglicherweise sterben würde. So etwas wirkt sehr verwirrend auf das Nervensystem von Menschen.

Jedes Mitglied der Familie befand sich in einem Schockzustand und brachte dies durch verschiedene physiologische Defensivreaktionen zum Ausdruck. Nimmt der Körper eine extreme Bedrohung wahr, intensiviert oder reduziert er die Stärke der Emotionen, Empfindungen, Verhaltensweisen und des Denkens.*

Außerdem können die Emotionen und Zustände, die ein Mensch erlebt, auf andere Menschen in seiner Umgebung übergreifen und auch sie beeinflussen.** Das Erlebnis des Trauerns ist ein zutiefst physiologischer Vorgang und wirkt sich auf den ganzen Körper aus. Es handelt sich nicht um ein psychisches Phänomen, das wir beeinflussen könnten.

Top-down-Prozesse können bei der Genesung von einem Trauerzustand dysfunktional sein und die Situation sogar verschlimmern. Grübeln und perseveratives Denken sind typisch für Menschen, die plötzlich von einem Gefühl der Trauer überwältigt werden. Sie verfangen sich dann manchmal in »Was wäre wenn«-Denken und halten sich sinnloserweise damit auf herauszufinden, wie sich die Ursache ihrer Trauer anders hätte auswirken können. Dies beeinträchtigt das Leben und die Beziehungen eines Menschen. Und doch ist ein Nervensystem in einem Zustand der Bedrohung weniger flexibel und verfängt sich deshalb leicht in dysfunktionalen Gedanken. Diese können in einen defensiveren Zustand und einen destruktiven Strudel führen.

Effektiver ist es, sich auf einen somatischen und physiologischen statt auf einen rein kognitiven Ansatz zu konzentrieren. Allerdings ist Trauer kein Zustand, sondern ein Prozeß. Unser Körper muß immer wieder neu Signale für Sicherheit, Verständnis und Unterstützung erkennen. Kooperation, Vertrauen und Liebe werden in einer unterstützenden Umgebung wieder möglich, in der es uns gelingt, uns von unseren Defensivreaktionen zu lösen. Die Natur ist in dieser Hinsicht sehr nützlich, weil sie uns wieder mit der Essenz des Lebens verbindet. Ana war intuitiv klar gewesen, daß ein Besuch auf ihrer Farm der Familie helfen würde, sich von ihrem Gefühl

---

* PVT-Erkenntnis 1: Der autonome Zustand fungiert als intervenierende Variable.

** PVT-Erkenntnis 3: Die Neurozeption erkennt Anzeichen für Gefahr und Sicherheit und verändert den autonomen Zustand.

der Bedrohung zu lösen und ihre Defensivität aufzugeben. Auch war es nützlich für sie, fern von ihrem Zuhause zu sein, das sie ständig an das erinnerte, was geschehen war, was noch alles zu erledigen war und was als nächstes geschehen würde. Ihre normale alltägliche Umgebung zu verlassen und gemeinsam in der Natur zu sein ermöglichte den Familienmitgliedern, sie selbst zu sein, synergistisch auf einander einzuwirken und eine engere Verbindung zu einander zu entwickeln.

## Defensivreaktionen aufgeben

Ana glaubte, die Familie könne ihre Herzlichkeit und ihr Gefühl der Verbundenheit in einer stärker von Sicherheit und Hoffnung geprägten Atmosphäre wiederfinden. Sie wußte, daß es für die Klienten wichtig war, wieder *fühlen* und sich dem Leben öffnen zu können. Dazu mußten sie in der Lage sein zu vertrauen und sich sicher genug fühlen, um diese Reise antreten zu können. In der Farm hatte Ana sie intuitiv geführt, und ihr Eintauchen in die Verbindung zueinander und zur Natur half, sie zu erden, sie für ihre Umgebung zu öffnen und so ihre Sinne zu wecken. Die Umgebung erschloß ihrem Nervensystem wertvolle Ressourcen und unterstützte so den Heilungsprozeß.

Wenn wir uns bedroht fühlen, arbeiten unsere Sinne anders als normalerweise. Weil unsere Neurozeption darauf aus ist, Signale für Gefahr zu erkennen, läßt sie uns fast alle Reize als möglicherweise schädlich wahrnehmen. In einer sicheren Umgebung hingegen, in der wir unsere Bereitschaft, uns zu verteidigen, verringern können, fokussiert die Neurozeption nicht mehr auf Gefahr, sondern läßt sich von der Neugier antreiben. So war es bei Melanie, Clay und Sophia. Unterstützt durch Anas intuitive Anleitung, Weisheit und Erfahrung mit somatischen und spirituellen Praktiken, wurden sie in einen Raum der Heilung geführt. Sobald es ihnen möglich war, die Erlebnisse natürlicher Schönheit, der Verbundenheit und kreativen Ausdrucks zu genießen, wurden ihre Sinne für sie zu einer Nahrungsquelle.*

Ana beschrieb: »Weil neue Wahrnehmungen das Denken beeinflussen, wurde es geschmeidiger, und das wirkte sich auch auf die Bereitschaft der Klienten, sich wieder dem Leben zu öffnen, positiv aus.« Im Sinne der Polyvagal-Theorie können wir dies wie folgt umformulieren: »Wenn wir unsere Defensivhaltungen aufgeben, taucht die Neugier auf, und das zieht Optimismus nach sich.«

Wechsel in Defensivzustände sind nicht grundsätzlich negativ, aber negative Auswirkungen können folgen, wenn wir Wesen und Wirkung der Veränderungen nicht erkennen. Sind wir uns hingegen darüber im klaren, merken wir, wie unser Zustand unsere Weltsicht beeinflußt. Sobald wir das sehen, können wir Entscheidungen

---

* PVT-Erkenntnis 7: Das ANS kann so beeinflußt werden, daß es Verbundenheit und Wohlbefinden priorisiert.

treffen. Wir können uns dann entweder im Einklang mit den Veränderungen unseres autonomen Zustandes weiter von Reaktivität antreiben lassen, oder wir erkennen unsere autonomen Veränderungen und Tendenzen und reagieren mit Gewahrsein. Im Grunde ist das Gesagte eine Zusammenfassung des Ziels jeder Therapie: sich wieder zu verkörpern und zu erkennen, daß ein liebevolles, vertrauendes Leben es erforderlich macht, Defensivhaltungen aufzugeben und Selbstgewahrsein zu entwickeln. Das SSP unterstützt diesen Transformationsprozeß, indem es das Nervensystem im Hinblick auf Sicherheit neu kalibriert.

## Vertrauen und Verbundenheit

Unsere Physiologie ist auf Verbundenheit und Co-Regulation aus. Beziehungen spielen eine wichtige Rolle bei dem Bemühen, sich nach einer Konfrontation mit wahrgenommenen Bedrohungen sicherer zu fühlen. Werden wir jedoch mit einer Bedrohung konfrontiert, kann es sein, daß wir uns aus diesen Beziehungen zurückziehen. Die Physiologie Trauernder ist durch Gefühle der Bedrohung und Verletzlichkeit gekennzeichnet. Haben solche Menschen eine Beziehung zu jemandem, der ihr Erleben validieren kann, übermittelt das den Betroffenen wichtige Signale des Vertrauens und der Sicherheit, die ihnen ermöglichen, ihre Defensivhaltungen aufzugeben. Vertrauensvolle Beziehungen fördern die Heilung.*

Ana stärkte bei Melanie, Clay und Sophia ein Gefühl tiefen Vertrauens und förderte so eine starke und unterstützende Beziehung. Sie ermöglichte den Klienten viele Erlebnisse, die ihnen helfen sollten, sich aus ihren Bedrohungszuständen zu befreien. Anas eigene Präsenz und das SSP übermittelten der Familie Signale für Sicherheit, die in einer Therapie befähigend wirken. Dies half der Familie, sich ihrer körperlichen Reaktionen bewußter zu werden und sich stärker zu verkörpern, statt weiter in physiologischen Bedrohungszuständen zu verharren. Außerdem fungierten das SSP, die Natur, die Begegnung mit Wildtieren, das Malen mit Wasserfarben, das Formen mit Ton und Bienenwachs, die Beschäftigung mit Poesie, das Erzählen von Geschichten aus dem Leben der Familie und das Abschlußritual als neuronale Übungen für die Rückkehr in den Zustand der Sicherheit.

Seit der Rückkehr der Familie in ihren Alltag ist soziale Verbundenheit für alle ihre Mitglieder wichtig geblieben. Alle erfreuen sich guter sozialer Unterstützung. Beide Kinder haben gute Freunde und unternehmen Dinge mit anderen. Auch Melanie hat Freunde und Angehörige, die sich um sie kümmern. Außerdem nimmt sie regelmäßig Salzbäder, liest, praktiziert Yoga und nimmt zur Ergänzung ihrer regulären Therapie an einer Unterstützungsgruppe für Trauernde teil. Auch die drei netten Katzen der Familie tragen ihren Teil zur Co-Regulation aller bei.

---

* PVT-Erkenntnis 4: Die Macht von sozialer Verbundenheit und Co-Regulation

### Rituale

Jede Kultur hat ein Ritual für den Umgang mit dem Tod eines geliebten Menschen. Rituale helfen, den Ausdruck starker Emotionen zu kanalisieren. Melanie, Clay und Sophia hatten das Gefühl, daß die Abschlußzeremonie auf der Farm, bei der sie die Schleierkrautblüten (Baby's Breath Flowers) in den Fluß warfen, persönlicher gewesen war als Gregs Beerdigungsfeier und daß sie heilender gewirkt hatte. Clay erklärte, er fühle sich »leichter«. Er hatte sich während dieser Zeremonie von seiner Wut lösen können, und er war in seinem Körper besser geerdet. Das Ritual war ein wichtiger Höhepunkt der Zeit, die die Familie gemeinsam in der Farm verbrachte. Sie förderte weiter die Heilung und stärkte das Engagement der Hinterbliebenen, sich zu einer neuen Familieneinheit zu verbinden. Das Ritual hatte offenbar ihre Bereitschaft gestärkt, einander liebevoll zu unterstützen.

Seit ihrer Rückkehr nach Hause haben die drei Familienmitglieder eigene Rituale entwickelt. Eines davon besteht darin, vor dem Zubettgehen zusammenzukommen und sich über Aktivitäten, Gedanken und Gefühle vom endenden Tag auszutauschen. Diese abendliche Gepflogenheit gibt regelmäßig Gelegenheit zur Co-Regulation und ist für das Nervensystem aller Beteiligten ein wichtiges Signal für Sicherheit. Außerdem wurde die Tradition der Pizza-Freitage wiederbelebt, die entstanden war, als Greg noch gelebt hatte. Dies ist ein zuverlässig wiederkehrender Teil der Woche, auf den sich alle freuen. Außerdem ist allen das gemeinsame Essen wichtig, weil es die soziale Verbundenheit fördert. Nahrungsaufnahme und soziale Verbundenheit werden vom gleichen neuronalen Schaltkreis gesteuert, und sie verstärken einander. Als Ritual unterstützt gemeinsames Essen unsere Neurobiologie.

## Implikationen für das Alltagsleben

Trauer ist kein Zustand, sondern ein Prozeß. Ermöglicht man durch Regulation des Nervensystems den ständigen Zugang zum System für soziale Verbundenheit, kann man mit Trauerprozessen besser umgehen. Rituale, Vertrauen, interpersonale Verbindungen, Pflege der Verbundenheit mit der Natur, künstlerischer Ausdruck und ventral-vagale Übungen übermitteln unserem Körper Signale für Sicherheit und fördern die Flexibilität des Nervensystems. Dadurch wiederum wird die Resilienz gestärkt und die Heilungsreise gefördert.

# 11

# Vom Perfektionismus zu »perfekter Unvollkommenheit«

## FALLÜBERSICHT

**SSP-Anbieter:** Michael Allison, Performance Coach, Entwickler von »The Play Zone, a science-based approach to optimize resilience and performance in sport and life«. Website: *theplayzone.com*

**klinische Disziplin:** Michael ist Performance- und Wellness-Coach und arbeitet auf der Grundlage der PVT mit Führungskräften, Künstlern, Kreativen und Sportlern, um die Resilienz, das Leistungsvermögen und die Freude an Arbeit und Spiel zu verbessern.

**andere therapeutische Modalitäten und Kompetenzen:** Bewegung, Atmung, Balance und PVT

**Klient:** Todd, ein nachdenklicher und ehrgeiziger Mann in den Sechzigern leistet in verschiedenen Bereichen Überragendes – er ist ein angesehener Anwalt, ein sehr guter Tennisspieler seiner Altersklasse und ein sehr fähiger klassischer Pianist. Er hatte mit Michael schon ganz generell an seiner Gesundheit und an seinen Leistungen im Tennissport gearbeitet, und das hatte sich auf sein Klavierspiel und seine juristische Arbeit ausgewirkt. Mit der SSP-Arbeit begann er wegen Schlafproblemen.

**Besonderheiten/Symptome:** Perfektionismus, hohe Leistungserwartungen in den drei Bereichen, in denen es ihm um besonders gute Leistungen ging: in seinem Beruf, im Sport und in der Musik; und Schlafprobleme.

**autonome Tendenz:** Sympathische Aktivierung war Todds Standardstrategie im Umgang mit Herausforderungen, doch das wirkte sich negativ auf seinen Schlaf aus.

**Assessments:** Außer Michaels normaler Aufnahmeuntersuchung und den damit verbundenen Messungen wurden keine formellen Assessments genutzt.

## Beschreibung des Klienten

Todds Arbeit als Strafverteidiger erforderte monatelange sorgfältige Vorbereitung auf einen Fall vor Gericht. Jedes Detail mußte ihm präsent sein, wenn er in einem Prozeß das Geschehene aus Sicht seines Klienten vertrat; diese Situation war der Kulminationspunkt vorausgegangener umfassender Planung. Ebensoviel Aufmerksamkeit für Details und Bemühen um Exzellenz verlangte er sich auch bei seinen beiden anderen Leidenschaften ab: beim Spiel klassischer Musik auf dem Klavier und im Tennissport.

Michael war schon länger mit Todd befreundet gewesen und arbeitete seit fast 14 Jahren als Performance-Coach mit ihm. Er nutzt die PVT, um seinen Klienten zu helfen, ihre adaptiven, reflexhaften und vorhersehbaren Körperreaktionen sowohl auf Sicherheit als auch auf problematische Situationen zu erkennen. Mit Hilfe ihrer Physiologie bringt er ihnen bei, ihr Potential zu nutzen, indem sie sich an dem Punkt, an dem sie stehen, annehmen, Augenblick für Augenblick, ohne Scham, Selbstbeschuldigung oder Selbstverurteilung. Seine Klienten lernen zu spüren, inwiefern ihr körperlicher Zustand der Ursprung jedes Aspekts ihrer Leistung ist – ihrer Reaktionszeit, ihrer Kreativität, ihrer Konzentration, ihrer Problemlösungsfähigkeit und ihres Selbstvertrauens. Sie lernen zu akzeptieren, daß sich ihre Leistungsfähigkeit jederzeit verändern kann. Um die Exzellenz erhalten zu können, müssen sie die nicht der Kontrolle ihres Bewußtseins unterliegenden Faktoren würdigen, die ihre Leistung sowohl fördern als auch beeinträchtigen können.

Todd nutzte diese Ideen für sein Tennisspiel, indem er sein Gewahrsein auf seine physiologischen Zustände richtete. Dadurch konnte er Tiefe und Tempo seiner Atmung bewußt verändern und die Spannung seiner Muskeln im Gesicht, am Hals, in den Schultern und Händen und im Bauch beim Tennisspiel beeinflussen. Er lenkte seine Aufmerksamkeit sowohl von der Bedrohlichkeit des Wettkampfs ab als auch von seinen eigenen inneren Erzählungen darüber, daß er »nicht gut genug« sei. Statt dessen konzentrierte er sich darauf, wer und was sicher, tröstlich und beruhigend auf ihn wirkte. Das ließ ihn spüren, daß sich die Zeit zu dehnen schien, was ihm ermöglichte, wichtige Chancen zu erkennen. Er war fasziniert davon, was der Ansatz der Polyvagal-Theorie veränderte, und freute sich darüber, daß sich dies nicht nur auf seine Leistungsfähigkeit und seine Freude am Tennis positiv auswirkte, sondern daß er auch in anderen Lebensbereichen davon profitierte.

Der nächste Bereich, mit dem Michael sich in der Therapie befaßte, waren Todds Schlafstörungen. Seine Arbeitsbelastung, seine Sorgfalt und die natürlichen Alterserscheinungen hatten seinen Schlaf allmählich immer stärker belastet. Oft wachte er mitten in der Nacht mit rasenden Gedanken auf und konnte stundenlang nicht mehr einschlafen. Dies war der Hauptgrund für die Einbeziehung des SSP in seine Behandlung.

## Art der SSP-Anwendung

Michael und Todd hatten seit vielen Jahren eine Vertrauensbeziehung, die durch eine umfassende Aufklärung über die Polyvagal-Theorie gefestigt worden war und die auf einem klaren Verständnis der Reaktionen von Todd auf verschiedene Streßarten und Zustandsveränderungen basierte. Diese starke Grundlage ermöglichte es, das SSP in seine Behandlung einzubeziehen. Todd nutzte das SSP hauptsächlich zu Hause, also unabhängig von Michael, wobei dieser regelmäßig mit Todd über seine diesbezüglichen Erfahrungen sprach. Todd konnte sich darauf verlassen, daß Michael jederzeit telefonisch für ihn erreichbar war. Vor der ersten SSP-Sitzung, die Todd allein durchführte, hatte er sich mit Michael zusammen zehn Minuten lang die SSP-Aufnahme angehört, so daß Michael Todds Reaktionen auf die gefilterte Musik beobachten konnte. Todd sprach auf diese erste Sitzung positiv an.

Todd schloß den ersten Durchgang seiner SSP-Core-Sitzungen im März 2021 ab, nachdem er sich die Aufnahmen in jeweils 30-minütigen Teilen allein angehört hatte. Dazu hatte er sich zu einer ruhigen Zeit am frühen Abend mit dem Rücken zur Wand bequem auf das Sofa in seinem Wohnzimmer gesetzt. Seine starken Selbstregulationsfähigkeiten und das Wissen, daß er Michael jederzeit anrufen konnte, machte das Zuhören für ihn zu einer angenehmen Erfahrung. Jeweils vor Beginn der Sitzung schickte er Michael eine SMS und danach Notizen über das Erlebte, wobei er über Körperempfindungen, Emotionen und spontan auftauchende Gedanken berichtete. Michael ermutigte Todd, mit seiner Aufmerksamkeit zwischen Musik, Atmung und Körperempfindungen zu pendeln.

Nach Abschluß des fünfstündigen Protokolls hörte sich Todd in den folgenden beiden Wochen täglich jeweils 30 Minuten lang Aufnahmen entweder von SSP Balance oder SSP Connect an.

Im Juli 2021 wiederholte er in der Hoffnung, die Neueinstimmung seines ANS fortsetzen zu können, das ganze fünfstündige SSP-Core-Protokoll noch einmal in jeweils 30-minütigen täglichen Sitzungen und berichtete auch Michael wieder über seine täglichen Erfahrungen. Außerdem wiederholte er die Stunden 3, 4 und 5 des Protokolls jeweils ein weiteres Mal und erweiterte so das fünfstündige zu einem achtstündigen Protokoll.

Im September 2021 fing Todd an, die SSP-Core-Stunden 3, 4 und 5 sowie die SSP-Balance-Aufnahmen abwechselnd für die Zustandsregulation zu benutzen, so wie es ihm jeweils aktuell als notwendig erschien, meist im Bett liegend zehn bis zwanzig Minuten lang unmittelbar vor dem Einschlafen.

Im September 2022 hörte sich Todd noch einmal täglich jeweils 30 Minuten lang die SSP-Core-Aufnahmen an und verständigte sich mit Michael darüber. Danach ging er dazu über, die SSP-Core-Stunden 3, 4 und 5 »nach Bedarf« für die Zustandsregulation zu nutzen.

Im Mai 2023 hatte Todd sich in 277 Sitzungen fast 80 Stunden lang das SSP-Material angehört, wobei er zwischen SSP Core und SSP Balance gewechselt hatte.

## Beobachtungen des Therapeuten bezüglich der Reaktionen des Klienten auf das SSP

Durch seine SSP-Arbeit erreichte Todd wesentlich mehr, als nur seinen Schlaf zu verbessern, was sein ursprüngliches Ziel gewesen war. Durch die Anwendung einer von der Polyvagal-Theorie geprägten Sichtweise hatte er bereits positive Auswirkungen auf die leistungsorientierten Aspekte seines Lebens erzielt. Nun hatte das SSP sein Nervensystem offenbar flexibler gemacht, und anfängliche geringfügige Veränderungen hatten sich allmählich zu größeren Fortschritten summiert, die seine Lebensqualität ganz allgemein verbessert hatten.*

Alle diese Veränderungen basierten auf einem grundlegenden Wandel: Todd hatte den Perfektionismus abgelegt und war in einen Zustand der Ungezwungenheit gewechselt. Er hatte zwar immer noch hohe Qualitätsansprüche, war aber ihnen gegenüber so entspannt, daß es sich günstig auf seine Gedanken, Gefühle und Verhaltensweisen ausgewirkt hatte. Dieser Fortschritt betraf nicht nur seine geistige Einstellung, sondern sie basierte auf der verbesserten autonomen Regulation seines Körpers, die eine funktionalere Aktivität des Systems für soziale Verbundenheit stützte.

### Entspanntheit der Erwartungen an sich selbst und andere

Todd bemerkte eine Veränderung hinsichtlich seiner Sicht der eigenen Leistungsfähigkeit. Während eines Tennisturniers des National Tennis Rating Program für seine Altersgruppe spielte er gegen einen Spitzenspieler und gewann zwar nicht, reagierte aber anders als in ähnlichen früheren Situationen auf das Verlieren. Ihm war klar, daß er in der Situation viel gelernt hatte, und er würdigte, daß er gegen einen starken Gegner gut gespielt hatte.**

Nach dem Match holte er sich von einem Imbiß in der Nähe einen Lunch, wobei ihm auffiel, daß es dort keine Servietten mehr gab. Früher hätte er wahrscheinlich gereizt darauf reagiert und sich gefragt, was wohl hinter solch einer Schlamperei steckte. Vielleicht hätte er sogar physisch auf die Situation reagiert und ein Narrativ entwickelt, dem zufolge so ein Fehler völlig inakzeptabel sei. Jetzt war es anders. Er lachte, und ihm wurde klar, daß es völlig sinnlos war, so auf das Problem zu reagieren.

---

* PVT-Erkenntnis 7: Das ANS kann so beeinflußt werden, daß es Verbundenheit und Wohlbefinden priorisiert.

** PVT-Erkenntnis 1: Der autonome Zustand fungiert als intervenierende Variable.

## In der Play-Zone

Perfektionismus kann Kreativität und Anpassungsfähigkeit verringern. Doch indem Todd leichtfüßiger an die Dinge heranging, erschloß sich ihm ein Zustand müheloser Konzentration und optimaler Leistungsfähigkeit. Sein aus ventral-vagalen und sympathischen Quellen gespeister gemischter autonomer Zustand neigte mehr zum Ventralen, wobei seine Vagusbremse ein wenig stärker als vorher aktiviert wurde. Er agierte beim Tennis lebhafter und berichtete, er habe das Gefühl gehabt, daß in bestimmten Augenblicken, in denen er völlig im Tennisspiel aufgegangen war, die Zeit verlangsamt gewesen sei. Aufgrund seines völligen Eintauchens in das Spielgeschehen hatte er mehr Zeit für strategische Erwägungen, es fiel ihm leichter, den Ball zu treffen, und das Spiel machte ihm mehr Freude.

Ähnliche Veränderungen bemerkte Todd auch im Bereich des Musizierens. Ihm fiel auf, daß er entspannter und nicht so stark auf die technischen Aspekte eines Musikstücks fokussiert war. Er fühlte sich beim Spielen freier. Unabhängig von seiner ohnehin soliden technischen Fertigkeit spürte er, daß er nun emotionaler spielte. Die Musik klang besser, und er genoß es, sie »bezaubernd« klingen zu lassen. Seine Frau, eine versierte Geigerin, Pianistin und Musiklehrerin, bestätigte, daß Todd deutlich besser spielte – es war »nuancenreicher« geworden und »wunderschön.«

## Beziehungen

Todd wurde auch erheblich offener für die Beteiligung an Gesprächen, in denen es um echte Gefühle ging. Aus seiner von der Polyvagal-Theorie geprägten Sicht und auf der Grundlage der verbesserten Fähigkeiten seines Nervensystems erforschte er ständig, was »unter dem Verhalten« anderer verborgen war.* Diese Hinwendung zur Neugier bewirkte, daß er weniger stark zum Urteilen neigte, geduldiger wurde und freundlicher sowohl anderen als auch sich selbst gegenüber war. Außerdem ermöglichte es ihm, »den gemeinsamen menschlichen Kern in sich selbst und anderen zu sehen, zu hören und zu spüren.«

## Genesung von Versagensangst

Als Teenager hatte Todd anläßlich eines Konzerts vor einer großen Gruppe von Freunden, Eltern und Mitstudenten ein Musikstück aus dem Gedächtnis gespielt. Schon zu Beginn der Aufführung hatte er dabei einen Fehler gemacht, den Vortrag abgebrochen und wieder von vorn begonnen. Er hatte starke Scham empfunden,

---

* PVT-Erkenntnis 2: Autonome Zustände beeinflussen unsere Gefühle, Gedanken und Verhaltensweisen.

nach dem Ende der Aufführung rasch die Bühne verlassen und sich in einem Hinterzimmer versteckt, statt sich wieder unter die Versammelten zu mischen. Er entwikkelte daraufhin Furcht davor, in Konzerten aus dem Gedächtnis zu spielen, und er fühlte sich sogar unwohl, wenn er andere Musiker beim Spielen aus dem Gedächtnis beobachtete. Die erlebte Demütigung belastete ihn so stark, daß er sich mehr als fünfzig Jahre lang nicht mehr in eine ähnliche Situation hineinwagte.

Doch nach seiner intensiven Arbeit mit dem SSP entschloß er sich, Chopins Etüde Opus 10 Nr. 3 aus dem Gedächtnis vorzutragen. Er verstand nun seine Furcht und die reflexhafte Reaktion seines Körpers auf den Leistungsdruck.* Er kritisierte sich selbst nicht mehr so stark für das Erleben eines ganzen Spektrums von Emotionen. Am wichtigsten jedoch ist wohl, daß er sich von seinem Bedürfnis nach Perfektion löste und sich auf das Erlebnis des Hörens, des Fühlens und der Präsenz angesichts der aus seinem Inneren strömenden Musik einlassen konnte.

Doch die Situation fühlte sich immer noch nicht uneingeschränkt angenehm und leicht an. Zu Beginn des Vortrags kämpfte er mit einigen Fehlern, ließ sich aber nicht aus dem Konzept bringen und löste sich von den Unvollkommenheiten. Seine Frau berichtete später: »Er ließ sich nicht aufhalten und lief mitten durch das Minenfeld.« Allmählich entspannte er sich dann, und es gelang ihm, das Stück zu Ende zu spielen, diesen Erfolg zu genießen und sich zuversichtlich in seiner Play-Zone zu verankern.

Todds Vortrag war zwar nicht perfekt gewesen, aber er war sehr glücklich darüber, daß er riskiert hatte, mit einem unvollkommenen Resultat zurechtkommen zu müssen. Er fühlte sich angesichts seiner Entscheidungen gut. Er hatte gelernt, daß er nichts zu unternehmen brauchte, um seine Nervosität hinter sich zu lassen. Es reichte, solche Gefühle als normalen Bestandteil des menschlichen Lebens anzusehen und zu akzeptieren. So lernte er, seine Unvollkommenheiten als »perfekt unvollkommen« zu sehen. Dies war für Todd ein ganz neuartiges und sehr erfüllendes inneres Erlebnis.

## Perfektionismus durch Leichtigkeit ersetzen

Viele Klienten, die leistungsfähiger werden wollen, sind ohnehin sehr kompetent. Perfektionismus ist bei erfolgreichen Menschen und ganz generell in unserer Kultur sehr verbreitet. Spitzenleistungen anzustreben gilt als positiver Charakterzug; sie anzustreben kann aber auch schädlich sein, wenn es zu Starrheit führt und zuviel sympathische Energie mobilisiert. Michael beobachtete, daß das SSP »dazu beiträgt, den inneren Kritiker zu besänftigen und dem Körper zu helfen, darauf zu vertrauen, daß es tatsächlich sicher ist, sich sicher zu fühlen.«

---

* PVT-Erkenntnis 3: Die Neurozeption erkennt Anzeichen für Gefahr und Sicherheit und verändert den autonomen Zustand.

## Die Reflexionen des Klienten über seine Reaktion auf das SSP

Das SSP wirkte sich von der ersten Hörsitzung an auf Todds Schlaf und sein Traumleben positiv aus. Seine Träume wurden und blieben lebhafter, und das freute ihn sehr. Am besten schlief er nach einer Booster-Sitzung mit SSP Core, und der bessere Schlaf wirkte sich positiv auf alle Aspekte seiner Gesundheit und seines Lebens aus.

Todd spürte, daß das SSP seinem Körper zur Entspannung verhalf. Seine innere Ruhe und das Gefühl, daß »alles gut ist und auch in Zukunft gut sein wird«, belebte seine Träume. Selbst wenn der Inhalt eines Traums beunruhigend war, ermöglichte ihm sein Körper, weiterzuschlafen und den Traum bis zum Abschluß zu verfolgen. Das war vor der SSP-Arbeit kaum möglich gewesen.

Todds neue von der Polyvagal-Theorie geprägte Sichtweise und sein neu eingestimmtes ANS ließen ihn sowohl seine eigenen Verhaltens- und Sichtweisen als auch die seiner Mitmenschen anders sehen als bisher. Die Welt auf diese neue Weise zu sehen wurde für ihn zu einer unterbewußten Gewohnheit, die sich positiv auf seine interpersonalen Beziehungen auswirkte.

Todd arbeitete mit Klienten in besonders schwierigen Situationen oft sehr eng zusammen. Seine ausgeprägte Fähigkeit, zu unterscheiden, ob sie sich sicher fühlten und resilient waren oder ob sie sich bedroht und überfordert fühlten, lieferte ihm wertvolle Anhaltspunkte für seine Arbeit. Hatte ein Klient beispielsweise das Gefühl, ein Abfindungsangebot sei zu niedrig, blieb Todd ruhig und geduldig und half den Kontrahenten zu einer für beide akzeptablen Vereinbarung zu kommen.

Kurz nachdem Todd sich die SSP-Aufnahmen angehört hatte, spürte er mehr Ruhe beim Tennisspiel und daß er besser »im Fluß« war. Viele beschreiben Tennis als mentales Spiel, aber Todd sah nun darin ein Destillat der PVT. Im Tennis sind so wie ganz generell im Leben Wettstreit, Evaluation und Gefühle der Isolation für das Nervensystem Bedrohungssignale. Als Todd das klar wurde, veränderte sich sein Umgang mit dem Tennisspiel und seine Sicht des professionellen Tennissports.

Die neu entdeckte Leichtigkeit öffnete Todd Türen zu neuartigen Möglichkeiten und Freuden. Die Auswirkungen seiner Erfahrungen mit dem SSP und das Herangehen an alle Aspekte seines Lebens aus der PVT-Perspektive verstärkten einander. Seine Fähigkeit, seine autonomen Zustände zu erkennen und sich aus einem Defensivzustand zu lösen, ließen sich von einem Lebensbereich auf einen anderen übertragen, und sie unterstützten alles, was er tat.*

Ganz generell stellte Todd fest, daß das SSP und die PVT ihm zugute kamen, selbst wenn er sie nicht aktiv nutzte, weil er wußte, daß er nötigenfalls jederzeit dar-

* PVT-Erkenntnis 7: Das ANS kann so beeinflußt werden, daß es Verbundenheit und Wohlbefinden priorisiert.

auf zurückgreifen konnte. Er ist sich nicht sicher, wo die Wirkung des einen begann und die des anderen endete, aber beide waren an seiner Transformation beteiligt gewesen.

## Analyse des Falls mit Dr. Porges

Dieser Fall veranschaulicht, wie die allmähliche Flexibilisierung des Nervensystems die Leistungsfähigkeit auch dann weiter verbessern kann, wenn sie sich ohnehin schon auf einem hohen Niveau befindet, und wie das unser Leben bereichern kann. Wir sehen in allen Bereichen von Todds Leben eine Wirkung, die auf einer Aufweichung der Randbereiche und der Lösung von Defensivhaltungen beruht. Der Körper muß lernen, seine Defensivität zu verringern, um einen Zustand der Sicherheit und Entspannung zu erreichen. Das ist das Ziel von Therapien und von Coaching. In einer Defensivhaltung verlieren wir die Klarheit des Denkens und das Unterscheidungsvermögen. Wenn wir uns nicht sicher fühlen, priorisiert unser ANS reflexhaft unmittelbare Bedrohungen, ganz gleich, ob sie unser Leben tatsächlich gefährden oder ob sie Ausdruck einer beruflichen Deadline sind.

Bei Todd triggerten Bedrohungssignale, die mit seinem Beruf zusammenhingen, und seine Hochleistungsambitionen unbewußte Defensivreaktionen, was eine Erstarrung zur Folge hervorrief, die sich auf verschiedene Aspekte seines Lebens auswirkte. Durch seine Arbeit mit Michael und mit dem SSP, das dem Nervensystem unmißverständliche Signale für Sicherheit übermittelt, entwickelte Todd mehr Toleranz sich selbst und der Welt gegenüber. Dies führte zu mehr Flexibilität, Freude und Leichtigkeit.

### Nutzung der Defensivität des Perfektionismus als Hebel

Aus Sicht der Polyvagal-Theorie kann Perfektionismus mit einem oder beiden Defensivzuständen zusammenhängen: sowohl mit dem aktivierten sympathischen Zustand, der Energie mobilisiert, als auch mit dem immobilisierten dorsal-vagalen Zustand, wenn Scham, Mangel an Selbstvertrauen oder Zwangsgedanken im Spiel sind. Todd tendierte zum sympathisch dominierten Kampf-Zustand. Sein Körper wurde durch verstärktes Arousal mobilisiert, um auf Leistung zu fokussieren und Fehler zu vermeiden.

Todd liebte den Wettbewerb. Als seinen Antrieb bezeichnete er das intensive Bemühen, sein Bestes zu erreichen, mit Herausforderungen fertig zu werden und zu gewinnen. Selbst wenn er verlor, liebte er den Wettstreit, weil er ihn als Chance sah, seine eigene Leistung zu verbessern und sich selbst herauszufordern. Seine Bemühungen, vor Gericht für seine Klienten zu gewinnen, erforderten intensive Vorbereitung, Sensibilität und Urteilsvermögen bei der Auswahl seiner Taktiken. Auf dem Tennisplatz reizten ihn sportliche Höchstleistungen und strategisches Vorgehen. Und beim Spielen klassischer Musik auf dem Klavier übte er, in die Musik einzutauchen, um sowohl die technischen Hürden zu bewältigen als auch die Intention des Komponisten zu erfassen. Sein Sympathisches Nervensystem ermöglichte die Mobilisierung, die er brauchte, um diese Ziele erreichen zu können.

Hätte Todd sich beim Verfolgen seiner Ziele nur auf die Mobilisierung seines SNS verlassen, wären die erreichten Resultate bescheiden gewesen. Intensität ist zwar notwendig, aber das gleiche gilt für Flexibilität, Differenzierung und Kunstfertigkeit. Diese kreativen Aspekte sind erst verfügbar, wenn die sympathische Aktivierung durch ein gewisses Maß an ventral-vagaler Regulation ergänzt wird.

Das Aktivieren und Lösen der Vagusbremse ermöglicht Bewegungen im Spektrum zwischen ventralen und sympathischen Reaktionen. Das Pendeln zwischen diesen beiden Zuständen ist dabei eher subtil als ein Entweder-Oder. Ist die Vagusbremse aktiviert, tendieren unsere Reaktionen in Richtung des ventral-vagalen Zustandes, und unsere Abwehrkräfte sind verringert. Wird die Bremse (aufgrund einer Neurozeption von Gefahr) wieder gelöst, kommt es zur sympathischen Aktivierung.

Das Spektrum zwischen ventralen und sympathischen Reaktionen ist individuell und situativ unterschiedlich, es könnte aber ungefähr wie folgt aussehen:

Das Spektrum zwischen ventralen und sympathischen Reaktionen

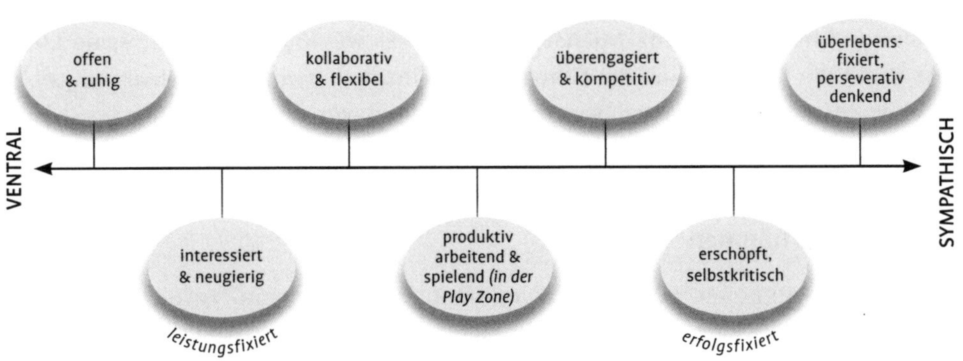


Tendiert man zu einem ventral-vagalen Zustand, ist man meist entspannter und verbundener, was die Leistungsfähigkeit verbessern kann. Beispielsweise erfolgen Freiwürfe beim Basketball grundsätzlich beim Ausatmen. Beim Reden vor Publikum verlangsamt die Verwendung langer Sätze den Vortrag und entspannt den Sprecher. Sich mit Problemen in einer entspannten Geistesverfassung zu beschäftigen, statt sie unter Druck oder mit dem Gefühl der Dringlichkeit lösen zu wollen, führt oft zu besseren Resultaten. Eine Steigerung der vagalen Effizienz trägt bei zur Präzisierung des Aktivierungsgrades, der für die genau richtige Menge an ventralem und sympathischem Einfluß erforderlich ist.

## Eine Verbesserung der vagalen Effizienz kann Zwangsgedanken verringern

Ein Anstieg der vagalen Effizienz (VE) macht es Menschen leichter, ihre Defensivhaltungen aufzugeben. Die VE ist ein Maß für die Robustheit der Vagusbremse, und sie wird aus dem Verhältnis zwischen der Herzratenvariabilität (HRV) und der Herzfrequenz abgeleitet. Sie deutet auf eine effizientere Regulation der Herzfrequenz hin und spiegelt die Fähigkeit, sinnvoll auf Stressoren zu reagieren und die Homöostase aufrechtzuerhalten. Eine höhere VE wird sowohl mit einem besseren Zugang zum System für soziale Verbundenheit als auch mit einer Verringerung von Zwangsgedanken assoziiert. Diese Beziehung wurde in einer Untersuchung mittels fMRI *(functional magnetic resonance imaging)* verifiziert, die zum Ziel hatte, bei Menschen mit hoher und niedriger vagaler Effizienz die Aktivierung des Salienz-Netzwerks im Gehirn zu evaluieren.[1] Dieses Netzwerk wirkt bei der Identifikation und Bewertung der Wichtigkeit von sensorischem Input, emotionalen und sozialen Signalen sowie Vorgängen in unserer Umgebung mit. Die Untersuchung ergab, daß eine höhere VE mit einer konsistenteren und zuverlässigeren Verbindung innerhalb des Salienz-Netzwerks einhergeht. Dieses konsistente Muster der Aktivität und Konnektivität führt zur Verringerung der Neigung zum Grübeln und zur Perseveration.

Dies leuchtet intuitiv ein. Michael beschreibt es wie folgt: »Höhere vagale Effizienz stärkt die Resilienz und die Fähigkeit, sich flexibel in einem Spektrum physiologischer Zustände zu bewegen, was uns wiederum davon befreit, in einer Erzählung gefangen zu bleiben, die uns in einem Defensivzustand festhält.«

## Schlafen und Träumen

Die Verbesserung von Todds Schlafverhalten läßt sich darauf zurückführen, daß sein Körper in die Lage versetzt wurde, sich aus seinen Defensivhaltungen zu lösen. Schlaf wird durch das ANS beeinflußt. Ist der Körper auf Hypervigilanz eingestimmt, und die Muskeln sind angespannt und reaktionsbereit, wird es schwierig zu schlafen, weil der Körper der Verteidigung dienenden Aktivitäten Vorrang einräumt.* In solch einem Fall ist es aber nicht nur schwer einzuschlafen, sondern auch durchzu-

---

* PVT-Erkenntnis 8: Das ANS steht im Zentrum unseres körperlichen und psychischen Wohlbefindens.

schlafen. Die Fähigkeit, sich zu entspannen, ohne auf irgendeine Weise wachsam zu bleiben, bedeutet, daß man sich im eigenen Körper sicher genug fühlt, um dem ANS Gelegenheit zu geben, etwas zu tun, wofür es geschaffen ist: Erholung und regenerierenden Schlaf zu fördern.

Bestimmte Aspekte unserer Kultur bieten uns jedoch verführerische Zerstreuungen an, die uns beeinflussen und verändern können. So schränken wir selbst die Zeitspannen ein, in denen wir uns sicher genug fühlen, um abzuschalten und uns zu entspannen. Statt dessen lassen wir uns vor dem Zubettgehen durch das Fernsehen, Computerbildschirme und Handys ablenken. Dies verhindert, daß wir zur Ruhe kommen und uns auf erholsamen Schlaf vorbereiten.

In unseren Tiefschlafphasen sind wir sehr verletzlich, und Herzschlag und Atmung erreichen ihre niedrigsten Werte. Die Muskeln entspannen sich, und unsere Fähigkeit, die Umgebung zu beobachten, ist stark verringert. Nach dem Aufwachen reagieren wir zunächst verlangsamt. In den Phasen des REM-Schlafs, in denen das Träumen hauptsächlich stattfindet, erleben wir eine Art Lähmung, die uns vor dem Ausagieren des Geträumten bewahrt. Die in die gefilterte Musik eingebetteten Signale für Sicherheit ermöglichten Todds Körper, sich zu entspannen; daß sein Schlaf besser wurde, war eine Nebenerscheinung.

Todd kann mittlerweile sogar trotz unangenehmer Träume problemlos bis zu deren Ende weiterschlafen. Ihn interessiert, was sein Gehirn produziert, und es weckt seine Neugier, was das Produzierte bedeutet und wie es sich entwickelt. In der Neugier kommt Todds neu entstandene Flexibilität und die Verbesserung seiner Belastbarkeit zum Ausdruck. Vorher hatte er negative Narrative entwickelt, doch heute läßt er diese Empfindungen zum Ausdruck gelangen, statt sofort aktiv zu werden. Für Todd ist das Weiterschlafen während eines beunruhigenden Traums Ausdruck seiner Fähigkeit, »die Dinge sich entwickeln zu lassen«. Indem er sowohl in seinem Leben im Wachzustand als auch in seinen Träumen zwischen seinen Gefühlen und Handlungen Raum läßt, verbessert er seine Fähigkeit, gefaßter zu reagieren.*

## Unterstützung der Effektivität des SSP

Ein wirkmächtiger Input für das Erleben des SSP sind das Vertrauen und die Co-Regulation zwischen Behandler und Klient.** Soziabilität und Beziehungen sind starke Neuromodulatoren. Gegenseitiger Respekt, gemeinsame Interessen und Freude sind in der Freundschaft zwischen Michael und Todd sofort zu erkennen. Todd wird von Michael verstanden und gesehen. Außerdem hat er in seinem Leben viele andere unterstützende und zuverlässige Beziehungen, die zu seinem Wohlbefinden beitragen.

---

* PVT-Erkenntnis 1: Der autonome Zustand fungiert als intervenierende Variable.

** PVT-Erkenntnis 4: Die Macht von sozialer Verbundenheit und Co-Regulation

## Implikationen für das Alltagsleben

Wir alle sehnen uns nach einer Umgebung, in der wir authentisch wir selbst sein und unsere besonderen Talente, unsere Kreativität und unsere Leidenschaft zum Ausdruck bringen können. Mangelt es uns jedoch an einem Gefühl der eigenen Sicherheit, werden die genannten Qualitäten erstickt, und wir können unsere wesenseigenen Möglichkeiten nicht völlig ausschöpfen. Häufig behindert unser Streben nach Perfektion unsere Bemühungen, wodurch paradoxerweise Qualität und Integrität unseres Outputs verringert werden. In einem ventral-vagalen Zustand, in dem wir wir selbst sein können, werden unsere Bemühungen weniger aufreibend, und wir werden generell schöpferischer.

# 12

# Mit Parkinson vom Überleben zum Gedeihen

## FALLÜBERSICHT

**SSP-Anbieterin:** Liz Charles, MD. Website: *sensitiveapproach.co.uk*

**klinische Disziplin und Fokus:** Ärztin mit starkem neurowissenschaftlichem Fokus, was die Einschätzung von mit Traumata, chronischen Krankheiten und Dysregulation des ANS zusammenhängenden Erscheinungen angeht

**andere therapeutische Modalitäten und Kompetenzen:** Sensitiver Ansatz: Klienten stehen im Zentrum, PVT, Betsy Polatins *Humanual-Übungen*[1]. Frank Corrigans *Deep Brain Reorienting*

**Klient:** Frank (ein Pseudonym) ist ein Mann mittleren Alters, bei dem sechs Jahre vor Beginn seiner Zusammenarbeit mit Liz (mit Hilfe einer DaTSCAN-Untersuchung) Parkinson diagnostiziert wurde. Außerdem hat er in der Vergangenheit ein komplexes Trauma erlebt.

**Besonderheiten/Symptome:** Zittern (Tremor), Muskelsteifheit (Rigor), langsame und unregelmäßige Bewegungen, Verdauungsprobleme, Depression, Angst, schlechter Schlaf und Energiemangel, eingeschränkte Ausdrucksfähigkeit des Gesichts (ein für Parkinson typisches Symptom, oft als »maskenhaft« bezeichnet), Sprechschwierigkeiten und das Fehlen vokaler Prosodie

**autonome Tendenz:** Franks primärer autonomer Zustand ist der dorsal-vagale Shutdown, der bei ihm in Form von Lethargie und anderen Merkmalen einer Depression zum Ausdruck kommt, beispielsweise in Form des Rückzugs aus sozialen Kontakten und in einem Mangel an Energie und Enthusiasmus. Er findet sich häufig im Zustand defensiven Kreiselns gefangen, dem Pendeln zwischen sympathischem und dorsal-vagalem Zustand.

**Assessments:** Parkinson's Disease Questionnaire (PDQ-39), Hospital Anxiety and Depression Scale (HADS), Brain-Body Center Sensory Scales (BBCSS)

## Beschreibung des Klienten

Bei Frank war sechs Jahre zuvor Parkinson diagnostiziert worden. Die Parkinson-Krankheit ist eine fortschreitende neurologische Erkrankung, die den Dopaminspiegel im Gehirn beeinflußt und im Körper Symptome wie Muskelsteifheit und Zittern hervorruft, die im Laufe der Zeit stärker werden. Bevor Franks Symptome massiver geworden waren, war er ein verantwortungsbewußter Steuerberater gewesen und hatte in einer verbindlichen Beziehung mit der Mutter seiner kleinen Tochter gelebt. Er war begeisterter Langstreckenläufer gewesen, weil es ihn zufrieden gemacht hatte, seinen Körper spüren zu können und zu merken, daß er stärker war als seine Schmerzen. In diesem Rahmen hatte er viele persönliche Bestleistungen erzielt.

Als er das erste Mal mit Liz zusammentraf, waren seine Parkinson-Symptome schon weiter fortgeschritten, und es fiel ihm zunehmend schwerer, die Aktivitäten des Alltagslebens zu bewältigen. Die mittlerweile manifesten Parkinson-Symptome beeinträchtigten sein soziales Verhalten. Er hatte den maskenhaften Gesichtsausdruck, den viele Parkinson-Patienten haben, und er war im sozialen Austausch nicht in der Lage, spontan angemessen mimisch zu agieren und zu reagieren. Unterbewußt nehmen andere Menschen einen maskenhaften Gesichtsausdruck aufgrund ihrer Neurozeption als »Komm mir nicht näher«-Signal wahr. Doch trotz des durch diese Maske vermittelten scheinbaren Desinteresses sehnte sich Frank danach, zu den Menschen in seiner Umgebung auf authentische Weise in Kontakt zu treten.

Frank lebte allein und zurückgezogen. Er war depressiv und sorgte sich um seine Zukunft. Er hatte das Gefühl, keine Möglichkeiten mehr zu haben.

Im Rahmen seiner eigenen Traumaarbeit hatte Frank sich mit der PVT beschäftigt. Dadurch wurde ihm klar, daß einige seiner Parkinson-Symptome auch mit einem autonomen Zustand zusammenhingen. Ihm war klar, daß klinische psychiatrische Symptome durch die Gefangenschaft in einem Zustand defensiven Kreiselns entstehen können – durch ständiges Pendeln zwischen einem sympathischen und einem dorsal-vagalen Zustand. Um herauszufinden, ob das SSP ihm helfen könnte, suchte er nach einem entsprechenden Angebot und stieß so auf Liz. Bei ihrem ersten Zusammentreffen bezeichnete er das SSP als seine »letzte Hoffnung«.

In den ersten Sitzungen mit Liz berichtete Frank über sein Entwicklungstrauma. Er konnte sich an sein Leben in der Zeit, bevor er 14 Jahre alt gewesen war, nicht mehr gut erinnern, aber das Wenige, was ihm noch vor Augen stand, war negativ. Im Alter von zehn Jahren war bei ihm eine Absence-Epilepsie (kurze, plötzliche Bewußtseinsstörungen) diagnostiziert worden, derentwegen er bis zum Alter von 19 Jahren medikamentös behandelt worden war. Außerdem hatte er in bestimmten Phasen seines Erwachsenenlebens mit psychischen Problemen zu kämpfen gehabt und war in einer psychiatrischen Klinik sowohl stationär als auch ambulant medikamentös und psychotherapeutisch behandelt worden. Er konnte sich nicht erinnern, sich in seinem Leben jemals sicher gefühlt zu haben. Er beschrieb sich als einen Menschen, der aus zwei grundverschiedenen Teilen bestand: einem Kämpfer-Teil, der kompetent sein wollte, und einem furchtsamen und verzweifelten Teil, der sich fragte, warum er eigentlich lebte.

## Art der SSP-Anwendung

SSP Core wurde über sechs Monate in zweimal wöchentlich stattfindenden einstündigen Online-Sitzungen angewendet. Liz war bei jeder dieser SSP-Sitzungen präsent und beobachtete Frank genau. Das Hören wurde sorgsam titriert, indem beide gemeinsam Franks Reaktionen auf die gefilterte Musik verfolgten. Wegen Franks Hypersensibilität waren seine Hörphasen manchmal sehr kurz und dauerten gelegentlich sogar nur eineinhalb Minuten.

Die Audio-Dateien für das SSP wurden mit dem Ziel entwickelt, Gefühle der Sicherheit und biobehaviorale Beruhigungsreaktionen zu erzeugen. Doch Liz wurde sofort klar, daß die Aufnahmen bei Frank einen Zustand der Verletzlichkeit aktivierten und seinen autonomen Zustand destabilisierten. Diese disruptive Wirkung mußte zunächst aufgelöst werden, bevor sich Frank die modifizierten Tonaufnahmen weiter anhören konnte. Bei jeder auftauchenden Störung nutzten Liz und Frank die Co-Regulation und bestimmte somatische Aktivitäten, um sein ANS zu beruhigen, bevor er mit dem Hören der Aufnahmen fortfuhr. Deshalb betrug seine Hörzeit pro Sitzung nur drei bis zwölf Minuten.

Liz nutzte bei ihrer Arbeit mit Frank ihre klinischen und intuitiven Co-Regulations-Fertigkeiten, um seine autonome Reaktivität zu beruhigen. Sie bediente sich dazu regulierend wirkender Übungen, die in Verbindung mit ihren persönlichen Interaktionen und der Co-Regulation Franks autonomen Zustand stabilisierten und die Genesung ermöglichten.

Liz nannte diese Methode »Der sensible Ansatz: der Klient im Zentrum« *(The Sensitive Approach: Client at the Core).* Es handelt sich dabei um einen individualisierten co-regulierenden Prozeß, der die Sensibilität des betreffenden Klienten berücksichtigt. Er hat sich bei vielen Klienten mit komplexen Traumata und chronischen Krankheiten als wirksam erwiesen. Es geht bei diesem Ansatz um eine möglichst feine Dosierung der SSP-Arbeit, die Mikro-Titration genannt wird – was bedeutet, daß der Klient dabei jeweils nur für sehr kurze Zeit die Tonaufnahmen anhört. Um diese Methode adäquat anwenden zu können, achtet Liz sehr genau darauf, wie die einzelnen Klienten auf die Musikaufnahmen reagieren, und versucht so herauszufinden, wann erstmals bei ihnen Störungen auftreten. Indem sie ihnen hilft, dem Flüstern ihres Nervensystems zu lauschen, bevor es zu lautem Rufen anschwillt, kann sie ihren Klienten die »genau richtige« Menge an Klangreizen anbieten. So gelingt es ihr, bessere Resultate zu erzielen.

Für Frank war jede Sitzung anders, und seine Fortschritte stellten sich nicht linear ein. Anfangs traten bei ihm in Reaktion auf das SSP von Zeit zu Zeit plötzlich an der Vorderseite seines Rumpfes Versteifungen auf. Er und Liz nutzten dieses Phänomen als zuverlässiges Signal für eine Destabilisierung und für die Notwendigkeit, die Zeitspanne des Hörens anzupassen. Wenn Frank diese Reaktion seines Körpers spürte, unterbrach er das Musikhören, und Liz empfahl ihm, dies als Zeichen dafür zu verstehen, daß das SSP die beabsichtigte Wirkung entfaltete. Daraufhin half sie ihm, die verschiedenen regulierenden Aktivitäten, die sie ihm beigebracht hatte, zu nutzen, um die angesammelte Spannung aufzulösen, und andere Techniken, die er durch Somatic Experiencing und Qi Gong erlernt hatte, anzuwenden.

Mit der Zeit traten die Muskelverhärtungen bei Frank seltener auf, und wenn sie auftraten, erholte er sich schneller davon. Doch während des Durcharbeitens der Tonaufnahmen erlebte Frank einige schwer erträgliche Emotionen. Mit ihnen umzugehen wurde für seine Arbeit zentraler. Liz unterstützte ihn und ermutigte ihn, sie auszudrücken, wenn sie auftauchten, und sich auf diese Weise wieder davon zu lösen.

Franks Genesung erforderte eine Kombination aus SSP, einer Verbesserung des Gewahrseins der mit seinen autonomen Tendenzen verbundenen Empfindungen und Verhaltensweisen, die Vertrautheit mit regulierend wirkenden Aktivitäten und deren Anwendung sowie Co-Regulation. All dies zusammen ermöglichte ihm, die Integration und Regulation von Körper und Gehirn zu verbessern. Sein engagiertes Suchen und sorgfältige Recherchen ermöglichten ihm die Entwicklung dieses hochwirksamen ganzheitlichen Ansatzes.

Liz und Frank blieben ständig in Kontakt, wenn Frank sich die SSP-Aufnahmen anhörte. Nachdem er die Arbeit mit den SSP-Core-Aufnahmen abgeschlossen hatte, wendete er sich den SSP-Balance-Playlists zu, um die bereits erreichten Veränderungen zu verstetigen. Dem folgte eine zweite Phase der Arbeit mit SSP Core, wiederum gefolgt von SSP Balance. Achtzehn Monate nach Beginn des ersten SSP-Core-Zyklus hörte sich Frank das SSP-Core-Material ein drittes Mal an. Danach nutzte er im Rahmen seines ständigen Selbstfürsorge-Programms regelmäßig die SSP-Balance-Aufnahmen und SSP Connect. Die Aufnahmen halfen ihm weiterhin, ausgeglichen zu bleiben, und sie linderten seine Parkinson-Symptome.

Bei einer Parkinson-Erkrankung werden die physischen und psychischen Symptome normalerweise stetig stärker. Doch seit Frank mit der SSP-Arbeit begonnen hatte, verlief die Entwicklung bei ihm anders. Nach jedem SSP-Core-Zyklus fühlte er sich in seiner Bewegungsfähigkeit flexibler, und seine Stimmung verbesserte sich auch. An der Tatsache, daß er unter Parkinson litt, änderte das nichts, insofern er weiterhin nicht arbeiten konnte. Er benötigte auch weiter regelmäßig Sprachtherapie und Physiotherapie und nahm an Qi-Gong- und Meditationskursen teil, um die erzielten Fortschritte aufrechterhalten zu können. Doch er konnte nun auch drei- bis fünfmal wöchentlich 15 Kilometer auf einem Ergometer fahren, und er genoß seine stark verbesserte Grundstimmung und Lebensqualität. Für ihn stand fest, daß das SSP diese Verbesserungen gefördert hatte, weil er merkte, daß er nicht mehr länger in einem Teufelskreis mobilisierter und immobilisierter Defensivzustände gefangen war.

## Beobachtungen der Therapeutin über die Reaktionen des Klienten auf das SSP

Die Arbeit mit Frank hatte auch auf Liz eine tiefe Wirkung. Zu jener Zeit gab es noch kaum klinische Erfahrungen hinsichtlich der Nutzung des SSP bei Parkinson; die Arbeit mit Frank war völliges Neuland und somit experimentell. Liz hatte von Anfang an großes Interesse daran, mit Frank zu arbeiten, weil die Parkinson-Erkrankung schon in einem so jungen Alter eine so starke Wirkung auf ihn hatte und weil Frank außerdem so sehr daran interessiert war zu erforschen, wie sich sein Trauma in Verbindung mit Parkinson auf sein ANS auswirkte. Obwohl sein Körper abgekapselt war, war seine Geisteshaltung sehr offen. Der Mut, den er trotz seines körperlichen und mentalen Shutdowns hatte, half ihm, das Vertrauen und die Motivation zu entwickeln, die er für die Zusammenarbeit mit Liz brauchte.

Eine unerwartete frühe Belohnung erfuhr Frank in Form der sehr schnellen Wiederherstellung seiner mimischen Ausdrucksfähigkeit. Schon nach der ersten nur eineinhalb Minuten dauernden Hörsitzung äußerten Frank und Liz ihre Freude darüber, daß Franks Gesicht wieder lebendig geworden war, ein starker Kontrast zu der vorherigen maskenhaften Ausdruckslosigkeit. Frank konnte wieder lächeln! In der zweiten Sitzung machte er Witze, was ihm große Freude bereitete, denn er konnte sich nicht einmal mehr daran erinnern, wann er dazu das letzte Mal in der Lage gewesen war.

Die Reaktivierung seines Systems für soziale Verbundenheit war für Liz und Frank ein Grund zu großer Freude, insbesondere weil sie merkten, daß diese positive Entwicklung sich auch in seiner Familie und bei seinen Freunden niederschlug. Die Wiederherstellung der mimischen Ausdrucksfähigkeit ermöglichte die Co-Regulation, die zum Katalysator und zu einem wichtigen Bestandteil jener positiven Entwicklung wurde, welche die Verbundenheit stärkte und die Transformation ermöglichte.* Wie tiefgreifend sich dies auf Franks ganzes Leben auswirken würde, und zwar sowohl hinsichtlich des Umfangs als auch der Intensität der Auswirkungen, hätte man vorher niemals absehen können.

---

* PVT-Erkenntnis 5: Der autonome Zustand beeinflußt soziale Signale.

Auch Franks körperliche Erstarrung und seine eingeschränkte Bewegungsfähigkeit veränderten sich rasch zum Positiven. In der zweiten Sitzung fühlte er sich plötzlich in der Lage aufzustehen und Liz zu zeigen, wie gut er sich bewegen konnte und wie begeistert er darüber war. Zur siebten Sitzung erschien er, völlig untypisch für ihn, ziemlich spät, aus einem sehr erfreulichen Grund: Er war mit Freunden ausgegangen und sogar Fahrrad gefahren. Er war also wegen sozialer Kontakte zu spät gekommen! Frank und Liz lachten und feierten, wie stark er sich in so kurzer Zeit verändert hatte.

Eine weitere erstaunlich starke Reaktion auf das SSP war, wie sich Franks Hörschärfe verändert hatte. Dies war an der Lautstärke beim Anhören der SSP-Core-Aufnahmen zu erkennen: Er reduzierte sie während der ersten Hörstunde von 25 auf 10 und hielt sie im weiteren Verlauf der Arbeit auf 13. Dies war eine unerwartete positive Auswirkung, denn Frank war sein Leben lang sehr geräuschempfindlich gewesen, wobei er bestimmte Geräusche als beängstigend laut empfunden und trotzdem Schwierigkeiten gehabt hatte, Stimmen aus Hintergrundgeräuschen herauszufiltern.* Verbesserungen dieser Art spiegeln die Wirkung des SSP auf das System für soziale Verbundenheit, das für die Regulation der Mittelohrmuskeln wichtig ist.

In der gleichen Zeitspanne erlebte Frank auch viele andere Veränderungen zum Positiven. Er sprach klarer, und seine Stimme wurde sonorer und melodiöser. Sein Gewahrsein besserte sich, und ihm war klarer geworden, wie er sich in seinen verschiedenen autonomen Zuständen jeweils fühlte. Weil sich seine Verdauung besserte, litt er seltener unter Verstopfung, ein sehr häufiges Symptom bei Parkinson-Patienten. Auch seine Stimmung besserte sich, er wurde im Ausdruck seiner Emotionen freier, und er konnte die Einnahme von Antidepressiva zunächst reduzieren und später ganz beenden.

Frank nutzte weiter die regulierend wirkenden Übungen, die er mit Liz in ihren gemeinsamen Sitzungen erforscht und geübt hatte. Diese waren ein zentrales Element seiner täglichen Bemühungen um Selbstfürsorge und Regulation. Seine Fähigkeit, einen ruhigen und verbundenen ventral-vagalen Zustand zu erreichen, hatte sich stark gebessert. Seine emotionalen und körperlichen Erfolge aufgrund der SSP-Arbeit blieben erhalten, was beinhaltete, daß er besser schlief, daß seine Depression und Angst abnahmen, daß seine Verbindungen zu den Menschen in seiner Umgebung besser wurden und daß er sich fließender bewegen konnte. Auch vermochte er, den jeweiligen Umständen angemessener zu reagieren, und er begegnete Herausforderungen zuversichtlicher und handlungsfähiger.**

---

* PVT-Erkenntnis 6: Der autonome Zustand, die vokale Intonation und die Regulation der Mittelohrmuskeln beeinflussen einander.

** PVT-Erkenntnis 8: Das ANS steht im Zentrum unseres körperlichen und psychischen Wohlbefindens.

## Assessments

Das PDQ-39 dokumentierte Verbesserungen bei Frank hinsichtlich der Alltagsfunktionsfähigkeit, des emotionalen Wohlbefindens und sozialer Interaktionen, wobei sich die Symptom-Werte von »mittel« vor der SSP-Arbeit zu »sehr leicht« nach der SSP-Arbeit veränderten. Ebenso wechselten seine HADS-Werte für Angst und Depression von »mittelstark« zu »normal«. Alle diese Verbesserungen bestanden auch 18 Monate später noch. Außerdem ließen die von Frank selbst berichteten Werte für sensorische Empfindlichkeit in den Kategorien auditiv, visuell, taktil und die Verdauung betreffend gemäß BBCSS nach der SSP-Arbeit starke Verbesserungen in allen genannten Bereichen erkennen.

## Reflexionen des Klienten über seine Reaktion auf das SSP

Seit Beginn der Nutzung des SSP hatte sich Franks Lebensqualität deutlich gebessert, und er sah sich auf einem guten Weg. Er erzielte auch weiterhin Fortschritte, indem er die SSP-Programme wiederholte und mit Hilfe regulierend wirkender Aktivitäten, durch Körpertraining, Qigong und Meditation, an der Verbesserung seiner autonomen Balance arbeitete. Er war zwar nicht von der Parkinson-Erkrankung genesen, nahm aber eine deutliche Verringerung der mit der Krankheit verbundenen Symptome wahr, sofern er sich in einem Zustand der Sicherheit befand – der Tremor bei körperlicher Aktivität trat seltener auf, er bewegte sich fließender, und er war generell in einer angeregteren Verfassung.

Wichtig ist auch, daß Frank seit Beginn seiner SSP-Arbeit seine L-Dopa-Medikation nicht mehr hatte erhöhen müssen. Von diesem Mittel, das den Dopaminspiegel stabilisiert, benötigen manche Patienten im Laufe der Zeit immer höhere Dosen, um ihre Symptome unter Kontrolle halten zu können, weil die Wirkung der Krankheit nach und nach zunimmt und die Dopamin produzierenden Gehirnzellen mit der Zeit absterben. Kurz nach Beginn der SSP-Arbeit konnte Frank die Dosis seines Antidepressivums heruntersetzen, was schließlich dazu führte, daß er das Mittel gar nicht mehr brauchte. Seine Grundstimmung war nun stabiler, er schlief gut und wachte während der Nacht nicht mehr auf. Er fühlte sich optimistisch, hatte 30 Kilo abgenommen und hatte erfreuliche soziale Kontakte zu guten Freunden und einer Freundin. Seinem Logopäden fiel auf, daß seine Stimme melodiöser geworden war, und seine Freunde merkten, daß er häufiger lächelte und öfter Blickkontakt herstellte.

Diese positiven Entwicklungen ließen zwar etwas nach, wenn er sich unter Druck fühlte, aber im Gegensatz zu der Zeit vor der SSP-Arbeit, in der er sich fast ständig in einem Shutdown-Zustand befunden hatte, konnte er sich nun selbst wieder in einen Zustand der Balance und Verbundenheit versetzen. Die größere Flexibilität und die verbesserte Kontrolle über die Reaktionen seines Nervensystems halfen ihm, sich nicht mehr wie ein Opfer zu fühlen.*

Vor Beginn der Zusammenarbeit mit Liz und vor der SSP-Arbeit war Frank ständig mit seiner Zukunft beschäftigt und sorgte sich wegen der unaufhaltsamen Verschlechterung seines Zustandes. Später vergaß er manchmal völlig, daß er an Parkinson litt. In solchen Augenblicken hatte er das Gefühl, relativ normal und glücklich zu leben. Was er erlebte, faßte er in folgendem Satz zusammen: »Vor der Arbeit mit dem SSP habe ich *über*lebt. Jetzt lebe ich.«

## Analyse des Falls mit Dr. Porges

Dieser Fall veranschaulicht sowohl die extreme Sensibilität des Nervensystems dieses Klienten als auch die starke Wirkung des SSP. Die anfängliche Reaktion von Klienten auf das SSP kann Einblicke in ihr Destabilisierungspotential und in die mögliche positive Wirkung des Programms auf sie liefern. Liz stärkte bei Frank Co-Regulation und Vertrauen und ermutigte ihn, den Reaktionen seines Nervensystems und seinen autonomen Zuständen gegenüber Neugier zu entwickeln, statt sich davor zu fürchten. So lernte Frank, sich in seine körperlichen und interozeptiven Signale einzustimmen, was ihm zu wertvollen Erkenntnissen bezüglich seiner Wechsel zwischen verschiedenen physiologischen Zuständen verhalf. Aufgrund ihrer Kompetenz und Erfahrung konnte Liz Frank ermutigen, die Veränderungen seines autonomen Zustandes zu erkennen, und sie brachte ihm bei, das Anhören der SSP-Aufnahmen nötigenfalls zu unterbrechen. In jeder Sitzung wurde sehr genau darauf geachtet, daß Franks System sich in einem ausgeglichenen Zustand befand und bereit war, den SSP-Input aufzunehmen.

Parkinson-Patienten reagieren zuweilen physisch auf das SSP, beispielsweise mit Muskelverhärtungen oder subtilen Veränderungen des Gesichtsausdrucks. Solche Reaktionen zu registrieren und zu respektieren ist sehr wichtig, weil sie Hinweise für eine sinnvolle Dosierung (Titrierung) der SSP-Aufnahmen liefern. Der PVT zufolge sind mit Parkinson verbundene autonome Symptome wie Einschränkungen der Mimik und der Sprachmelodie oft nachrangige Sekundärerscheinungen, die defensive Anpassungen des Nervensystems spiegeln, also nicht direkt etwas mit der Erkrankung zu tun haben. Die sorgfältige Mikrotitrierung durch Liz ermöglichte es in Verbindung mit Franks scharfsichtiger Selbstwahrnehmung, die schützenden

* PVT-Erkenntnis 7: Das ANS kann so beeinflußt werden, daß es Verbundenheit und Wohlbefinden priorisiert.

Adaptationen aufzulösen, was zu einer deutlichen Verringerung seiner Parkinson-Symptome und zu einer starken Verbesserung seiner Lebensqualität führte.

## Co-Regulation, Voraussehbarkeit und Handlungsfähigkeit

Die Co-Regulation bildete in dieser Fallstudie die Grundlage, von der aus Frank die positive Wirkung des SSP zu erleben vermochte. Durch die Co-Regulation konnte sein Nervensystem spontan zu demjenigen von Liz in Verbindung treten, was ein Gefühl des Vertrauens und damit Voraussehbarkeit, Handlungsfähigkeit und eine reziproke Beziehung förderte. Voraussehbarkeit resultierte aus dem vertrauten Muster, nach dem die gemeinsamen Sitzungen abliefen, und aus dem Wissen, daß Dysregulation und Muskelkontraktionen zwar vorkämen, aber auch wieder aufgelöst werden würden. Die Handlungsfähigkeit basierte auf Franks Wissen, daß seine Entscheidungen bezüglich des Hörens (bzw. dessen Dosierung) und der regulierend wirkenden Aktivitäten respektiert würden. Er konnte sowohl seine negativen als auch seine positiven Gefühle zum Ausdruck bringen. Die Beziehung zwischen Frank und Liz erblühte während dieser gemeinsamen Reise und fand ihren Ausdruck in gemeinsamem Mitgefühl sowie in Humor, Respekt und Freude.

Franks Veränderung war ein Entwicklungsprozeß. Das SSP und seine Arbeit mit Liz veranschaulichen, daß soziale Zuwendung und Unterstützung von anderen Menschen anpassungsfähiger und flexibler machen.* Seine klinischen Erfahrungen mit dem SSP und mit Liz waren für ihn eine hochwirksame neuronale Übung. Das SSP fungierte bei der Förderung der Co-Regulation und der Verbindung zwischen Franks und Liz' Nervensystem als Beschleuniger, und ihre Einstimmung auf einander kam der Wirkkraft des SSP zugute.

## Auflösung von Muskelanspannung infolge der Parkinson-Erkrankung

Muskelsteifheit und wiederkehrende unwillkürliche Muskelverhärtungen kommen bei Parkinson häufig vor. Das Erstarren kann viele Muskeln betreffen, beispielsweise die des Gesichts, wodurch der maskenhafte Gesichtsausdruck von Parkinson-Patienten verursacht wird. Wiederkehrende Muskelverhärtungen wirken sich oft auf den Rumpf und die Gliedmaßen aus – was als Zittern, Krämpfe, Erstarren und Probleme beim Gehen zum Ausdruck kommen kann – und können eine Körperseite stärker als die andere betreffen.

---

* PVT-Erkenntnis 4: Die Macht von sozialer Verbundenheit und Co-Regulation

Das SSP förderte die Lösung vom defensiven Kreiseln und das Erscheinen der Merkmale des Systems für soziale Verbundenheit. Beispielsweise wurde Franks Gesicht beim Hören lebhaft, und seine Stimme expressiver. Dies deutet darauf hin, daß sein System für soziale Verbundenheit aufgrund der überwältigenden Bedrohung durch die Krankheit nicht aktiv gewesen, aber aufgeblüht war, als diese nachließ.

Auch wurden Franks periodische Muskelkontraktionen seltener – sie traten etwa halb so oft oder zumindest ein Drittel seltener auf als vorher –, und wenn sie auftraten, klangen sie viel schneller wieder ab. Mit dem Abnehmen der Muskelsteifheit und des Zitterns wurde Frank sowohl körperlich als auch emotional flexibler. Seine mimische Ausdrucksfähigkeit und seine Flexibilität verbesserten sich, wenn er im verbundenen ventral-vagalen Zustand war. Abgesehen von den zeitweiligen Verbesserungen in unmittelbarem Zusammenhang mit den SSP-Hörsitzungen kam es auch zu einer anhaltenden Verbesserung seiner Funktionsfähigkeit in allen Lebensbereichen.

## Titration und Interozeption

Das Dosieren der Hörsitzungen des SSP ist eher eine Kunst als ein wissenschaftlich fundiertes Verfahren. Es geht dabei darum, die »genau richtige« Hörzeit zu finden, durch die sich eine positive Reaktion hervorrufen und eine Destabilisierung vermeiden läßt. Die Verbesserung der Interozeption, zu der es im Laufe der SSP-Hörsitzungen kommt, kann dies unterstützen. Als Interozeption wird die Wahrnehmung unserer Körperempfindungen bezeichnet, die über sensorische Nervenbahnen unter anderem des Vagusnervs übermittelt werden. Vielleicht erinnern Sie sich noch daran, daß etwa 80 bis 90 Prozent der Nervenfasern des Vagus sensorischer Natur sind und Informationen über die Situation in den Körperorganen zum Gehirn übermitteln. Man hat herausgefunden, daß eine Stärkung des vagalen Tonus mit dem interozeptiven Gewahrsein korreliert.[2]

Im Einklang mit der Polyvagal-Theorie kann die Interozeption auch das Gewahrsein der mit physiologischen Zuständen verbundenen Veränderungen verstärken. Frank wurde auf diese Weise mit Veränderungen seines autonomen Zustandes vertrauter und lernte, sich vor den damit verbundenen Empfindungen weniger zu fürchten. Sein verbessertes Gewahrsein konnte er dann nutzen, um zu signalisieren, daß er beim Anhören der SSP-Musik eine Pause brauchte, und um durch bestimmte Übungen seine Muskelanspannung zu lösen und seinen Körper zu stabilisieren. Indem er sich auf diese Weise mit seinem Körper vertrauter machte und lernte, auf den Input des SSP zu reagieren, gelang es ihm, sich auf seine interozeptiven Signale besser einzustimmen. Dadurch wurden autonome Feedbackschleifen gestärkt, und es wurde ihm möglich, sich je nach Situation in bestimmte geeignete autonome Zustände zu versetzen oder sie zu verlassen.*

## Wiederholung des SSP mit dem Ziel, seine Wirkung auf die Symptome einer chronischen Krankheit aufrechtzuerhalten

Vielleicht hat Frank deshalb weiter von Wiederholungen der SSP-Hörsitzungen profitiert, weil die fortschreitende Parkinson-Erkrankung ständig als Trigger fungierte. Es verhält sich damit anders als bei komplexen Traumata, bei denen das Nervensystem ständig durch sensorische Hypersensibilitäten und durch Hypervigilanz beeinträchtigt wird, obwohl der stärkste Angriff auf das Nervensystem in der Vergangenheit erfolgt ist.

## Stimulation des Vagusnervs mit einem Vagusnervstimulator oder durch das SSP

Parkinson-Patienten können von einem Vagusnervstimulator (VNS) profitieren, der den Vagusnerv direkt elektrisch stimuliert. Man könnte solch ein Gerät mit einer Art Prothese vergleichen, weil er die Aktivität des Vagusnervs verstärkt. Dies kann zum Zeitpunkt der Behandlung zu einer Symptomverringerung führen, es bewirkt aber nicht unbedingt eine langfristige Veränderung. In der Regel lassen die positiven Wirkungen bei Abschalten des VNS nach.

Die Wirkung des SSP hingegen entspricht derjenigen einer neuronalen Übung. Das SSP trainiert und verstärkt die Fähigkeit, in einen aktivierten ventral-vagalen Zustand zurückzukehren, und optimiert außerdem allmählich das ANS. Selbst wenn die Arbeit mit dem SSP abgeschlossen ist und der Klient wieder normal in der Welt agiert, wird die Entstehung eines verbundenen autonomen Zustandes, der seinerseits einen verbundenen autonomen Zustand erzeugt, weiter gestärkt.

Das Senden und Empfangen von Signalen für Sicherheit, das Gewahrsein des eigenen autonomen Zustandes und die regelmäßige Nutzung von regulierend wirkenden Werkzeugen und Aktivitäten zur Wiederherstellung der Balance sind Möglichkeiten, die Stärkung des vagalen Tonus zu unterstützen und zu erweitern. Dadurch wird die Resilienz gegenüber Streß verstärkt, es wird leichter, sich von der Wirkung von Triggern zu erholen, und der Zugang zu sozialer Verbundenheit wird verbessert. All das optimiert das Erleben der menschlichen Existenz und kann die Lebensqualität verbessern – so wie es bei Frank der Fall gewesen war. Genau das war die bei der Entwicklung des SSP erhoffte Wirkung – daß die einmal geöffnete Tür zum System für soziale Verbundenheit offen bleiben und das System durch die Verstärkung der sozialen Stimulation erblühen würde.

---

* PVT-Erkenntnis 2: Autonome Zustände beeinflussen unsere Gefühle, Gedanken und Verhaltensweisen.

## Implikationen für das Alltagsleben

Chronische Krankheiten sind weit verbreitet und sowohl für die Betroffenen selbst als auch für ihre Angehörigen sehr belastend. Leider tritt infolge der Erkrankung oft noch eine zweite Quelle des Leidens in Form einer Schwächung des Systems für soziale Verbundenheit auf. Die PVT kann solchen Patienten und ihren Angehörigen und Betreuern jedoch zu Hoffnung verhelfen, indem sie Möglichkeiten erschließt, solche sekundären Symptome chronischer Erkrankungen abzuschwächen. Es handelt sich dabei um Praktiken, die Verbundenheit, Co-Regulation und Regulation mit dem Ziel verbessern, einen Zustand der Ruhe und ein Gefühl der Sicherheit zu erreichen und zu lernen, die dem eigenen Nervensystem innewohnenden Schutzmöglichkeiten zu verstehen und zu würdigen. Diese relativ kleinen Schritte verändern die Beziehung zur eigenen Krankheit entscheidend und verbessern letztlich die Lebensqualität der Betroffenen deutlich.

# 13 Geschlechtsidentität und selektiver Mutismus

## FALLÜBERSICHT

**SSP-Anbieterin:** Kelly Melhorn, MA, BCaBA, Begründerin und Besitzerin von Selective Mutism H.E.L.P. Website: *smhelp.org/*

**klinische Disziplin:** Kelly ist darauf spezialisiert, Kindern und Teenagern mit selektivem Mutismus (SM) zu helfen. Dieser Aufgabe widmet sie sich leidenschaftlich, seit bei ihrer Tochter im Alter von viereinhalb Jahren SM diagnostiziert wurde. SM ist eine Angststörung. Charakteristisch für sie ist die Unfähigkeit, in bestimmten sozialen Situationen zu sprechen, in denen dies erwartet wird – z. B. in der Schule –, obwohl die betroffene Person in anderen Zusammenhängen, z. B. zu Hause, sprechen kann. Es geht nicht um eine Entscheidung oder Weigerung, sondern die betroffene Person kann in der auf sie triggernd wirkenden Umgebung aus Furcht nicht sprechen.

**andere therapeutische Modalitäten und Kompetenzen:** Verhaltensanalytische Interventionen, auf der Polyvagal-Theorie basierender Ansatz

**Klient:** Kai, ein vierzehn Jahre alter Junge, lebt mit seinen Eltern zusammen in einer Kleinstadt im Mittleren Westen der USA. Beide Eltern stammen aus Vietnam und sind mittlerweile eingebürgerte Amerikaner. Die Mutter kam 1994 als Flüchtling ins Land, der Vater 2007. In der Familie wird hauptsächlich Englisch gesprochen, obwohl Kai in den ersten Lebensjahren auch Vietnamesisch gesprochen und gelernt hat. Kai kam im Alter von zwölf Jahren erstmals zu Kelly. Er benutzte damals seinen Geburtsnamen und identifizierte sich mit den Pronomen sie (f)/sie (pl.). Fragen bezüglich seiner Geschlechtsidentität und des Umgangs mit dem SM wich er aus.

**Besonderheiten/Symptome:** SM, Geschlechtsdysphorie, Angst, Depression, Selbstschädigung und Suizidgedanken. Geschlechtsdysphorie ist ein tiefreichendes und beständiges Unbehagen, das durch eine Diskrepanz zwischen dem Geschlecht, das einer Person zum Zeitpunkt der Geburt zugeschrieben wird, und dem wahren, von den Betroffenen selbst erkannten Geschlecht entsteht. Transpersonen und nichtbinäre Personen erleben oft schon sehr früh eine starke Geschlechtsdysphorie, was zu Gefühlen der Konfusion, Scham und Angst und zu Problemen in sozialen Interaktionen führen kann.

**autonome Tendenz:** defensives Kreiseln – ein Pendeln zwischen sympathischem und dorsal-vagalem autonomem Zustand

**Assessments:** Patient Health Questionnaire-9 (PHQ-9)

## Beschreibung des Klienten

Kai war ein sehr aufgeweckter Junge. Er konnte schon früh ausgezeichnet lesen, war mathematisch begabt und seinen Altersgenossen auch in anderen Bereichen in der Regel ein bis zwei Jahre voraus. Seine Eltern waren erstaunt, als er mit zehn Jahren im fünften Schuljahr plötzlich starke Angst davor entwickelte, vor seiner Schulklasse zu sprechen. Kais Mutter informierte Kelly, der Junge sei schüchtern, und bei ihm sei eine Verzögerung der sprachlichen Ausdrucksfähigkeit aufgetreten und zwischen dem zweiten und fünften Lebensjahr sprachtherapeutisch behandelt worden. Außerdem war er mit fünf Jahren von einem Ergotherapeuten behandelt worden, der an der Auflösung bei Kai noch bestehender primitiver Reflexe gearbeitet habe.

Kai war in Gegenwart bestimmter Personen extrem schüchtern, aber was nun im fünften Schuljahr vor sich ging, war etwas anderes. Zu diesem Zeitpunkt wurden bei ihm Anzeichen für Sozialangst deutlicher. Wenn von Kai erwartet wurde, daß er sprechen sollte, erstarrte und verstummte er, vermied er Blickkontakt und weinte manchmal auch. Er schien seine Energie ausschließlich auf die Vermeidung sozialer Situationen zu verwenden. Wegen dieser Probleme bemühte sich Kais Mutter um die Entwicklung und Anwendung eines individualisierten Erziehungsplans (IEP) für die Schule, was mit Bemühungen um Verstärkung der Emotionsregulation und sozialer Sprachkompetenzen verbunden war. Rückblickend nehmen Kais Eltern an, daß ihr Sohn etwa zu der Zeit, als er soziale Situationen zu vermeiden anfing, mit seiner Geschlechtsidentität zu hadern begonnen habe.

Im siebten Schuljahr, als Kai zwölf Jahre alt war, hatte er Probleme mit schulischem Druck, Konflikten der Eltern und emotionalen Belastungen, während er mit der Diskrepanz zwischen seinem weiblichen Geburtsgeschlecht und seiner wahren Geschlechtsidentität als Mann fertig zu werden versuchte. Ein Streit wegen seiner Geschlechtsidentität mit seinem besten Freund verschlimmerte sein Leiden, was zum Widerwillen, in bestimmten Situationen zu sprechen, und schließlich zur völligen Unfähigkeit, dies zu tun, führte.

Als seine Angst im Januar noch stärker geworden war, zog Kai sich noch stärker von seinen Eltern zurück. Sie entdeckten, daß er zu Selbstschädigungen neigte und Suizidgedanken entwickelte. Deshalb machte sich seine Mutter auf die Suche nach zusätzlicher Hilfe.

Kais Mutter fand Kelly auf Facebook und nahm wegen Kais selektivem Mutismus Kontakt zu ihr auf. Kelly fing im Februar des Schuljahrs, in dem er in der siebten Klasse war, mit ihm zu arbeiten an. Mittlerweile war er bezüglich der Personen, mit denen zu sprechen er als angenehm empfand, noch eigenwilliger geworden. Außer den Mitgliedern seiner Familie vertraute er nur zwei oder drei Lehrern sowie vier bis sechs Kindern in der Schule. Außerdem wurde er von starken Wutanfällen heimgesucht, deren Ursache ihm nicht klar war, und gelegentlich litt er unter Verstopfung.

Kelly und Kai verabredeten sich zu dreißigminütigen wöchentlichen Online-Sitzungen. Diese Zeit nutzte Kelly, um Kai kennenzulernen. Sie bemühte sich, für Kai eine Person zu werden, der er vertrauen und mit der er sich verbinden konnte. Sie wollte ihm dann helfen, seine Prioritäten zu entdecken und Resilienz, positives Denken und Bewältigungsstrategien zu entwickeln. Anfangs schaltete Kai nur die Kamera ein, ließ das Mikrophon jedoch stumm und kommunizierte nur in Form von Nicken. Aufgrund seiner Angst war er nicht in der Lage, eine Selektivfrage zu beantworten, etwas in eine Chat-Box zu schreiben oder mit den Fingern auf bestimmte Wahlmöglichkeiten zu deuten.

Im folgenden Monat erklärte Kai seiner Familie, er wolle seinen weiblichen Geburtsnamen nicht mehr benutzen. Er verlangte, von allen fortan Kai genannt und mit dem Pronomen er/ihn angesprochen zu werden.

Obwohl die Eltern seine Entscheidung unterstützten, fuhr Kai mit dem selbstschädigenden Verhalten fort. Besorgt wendeten sie sich an eine lokale psychiatrische Einrichtung, wo mit Kai eine psychologische Evaluation anhand des Behavior Assessment System for Children-3 (BASC-3) durchgeführt wurde. Die Testergebnisse deuteten auf Schwierigkeiten mit der Anpassung, mit sozialen Fertigkeiten und funktionaler Kommunikation hin, verbunden mit einer starken Rückzugsneigung. Man empfahl Kai, an einem vierwöchigen ambulanten Behandlungsprogramm gegen Angst im örtlichen Krankenhaus teilzunehmen, und Kelly unterstützte ihn weiterhin wöchentlich. Obwohl Kai lernte, seine Angsttrigger zu erkennen und einige Bewältigungsfähigkeiten zu entwickeln, blieb seine Interaktion mit den medizinischen Betreuern schwierig. Sie beschrieben ihn als stoisch, distanziert und widerständig gegenüber seinem Alter gemäßen typischen Gesprächen und sozialen Interaktionen.

Drei Monate später, im Juli, begann Kai, unterstützt durch Kelly, mit einem oder zwei Wörtern auf Fragen von Altersgenossen, Familienangehörigen und Kelly selbst zu antworten. Allmählich ließ er sich auch auf Gespräche mit ihr ein, die er häufig durch scherzhafte Bemerkungen und durch die Schilderung von Beobachtungen initiierte. Offenbar tat es Kai gut, wenn er Verbundenheit, Wertschätzung und die Freiheit, in seinem eigenen Tempo zu kommunizieren, spürte.* In entspannten und druckfreien Situationen beobachtete Kelly auch, daß Kais Humor zutage trat. Sie

---

* PVT-Erkenntnis 4: Die Macht von sozialer Verbundenheit und Co-Regulation

empfahl seinen Eltern, ihn dazu anzuspornen, seine Interessen zu verfolgen; außerdem sollten sie ihm positives Feedback geben und ihn nicht zum Reden drängen.

Kellys Empfehlung folgend gestanden die Eltern Kai mehr Autonomie in der Gestaltung seiner Alltagsroutine und hinsichtlich seiner Aktivitäten zu. Anfangs pflegte er daraufhin stärker Kontakt über Apps auf seinem Handy. Doch nach einer Weile besuchte er Gruppentreffen mit Gleichaltrigen, die ebenfalls mit ihrem Transgender-Status zurechtzukommen versuchten. Dieses Engagement stärkte Kais Selbstvertrauen, vermittelte ihm das Gefühl, verstanden zu werden, und verbesserte die Kommunikation zwischen ihm und seinen Eltern.

Nachdem er einige Monate lang nicht mehr auf selbstschädigende Handlungen zurückgegriffen hatte, kam es im Alter von dreizehn Jahren, zwei Wochen nach dem Eintritt in die achte Klasse, erneut zu einem Vorfall dieser Art. Seine Mutter reagierte empathisch und fürsorglich, und Kai offenbarte, daß die Selbstverletzung durch Schneiden in diesem Fall die Folge einer Zurückweisung durch seine Klassenkameraden und des Drucks seines Vaters wegen schulischer Leistungen war.

Obwohl dieser Vorfall für Kai belastend war, hatten die anschließenden Äußerungen von Verständnis und die Unterstützung Kais durch seine Mutter und durch Kelly zur Folge, daß er fortan nicht mehr auf selbstverletzendes Verhalten zurückgriff und in der Folgezeit seine Situation deutlich verbessern konnte. Er wurde im Kontakt mit Kelly viel gesprächiger, und genauso verhielt es sich in den wöchentlichen Sitzungen mit seinem Sprachtherapeuten in der Schule im Rahmen seines individuellen Erziehungsplans. Kai fing auch an, sich in der Schule und in der Gemeinde zu engagieren, indem er sich einer Theatergruppe anschloß, an Treffen mit Gleichaltrigen teilnahm und seine verbale Kommunikation verbesserte. Außerdem fing er an, im Rahmen des Nachhilfeunternehmens seiner Mutter Grundschüler in Mathematik zu betreuen. Und seit seine Eltern aufgehört hatten, ihn zu bedrängen, nur Bestnoten zu erzielen, hatten sich seine Leistungen auf einem hohen Niveau stabilisiert.

## Art der SSP-Anwendung

Als Kai im Dezember im Alter von 13 Jahren – 10 Monate nach Beginn seiner Zusammenarbeit mit Kelly – in die achte Klasse kam, begann Kelly mit der SSP-Arbeit. Sie hatte mit ihm und seinen Eltern nicht nur über die PVT gesprochen, sondern auch über seine autonomen Tendenzen und darüber, wie das SSP dazu beitragen könnte, sein Nervensystem in einen stärker von Verbundenheit geprägten ventral-vagalen Zustand zu versetzen. Da Kai und seine Eltern mittlerweile eine Vertrauensbeziehung zu Kelly aufgebaut hatten, waren sie angesichts der Möglichkeit, diese neue Therapie ausprobieren zu können, begeistert. Wegen Kais vorherigen Angstproblemen und seiner Neigung zu selbstschädigendem Verhalten und Suizidgedanken war Kelly bei der SSP-Arbeit besonders vorsichtig (ähnlich wie in Kapitel 8 beschrieben).

Kai hörte in seinen wöchentlichen Sitzungen mit Kelly jeweils zehn Minuten lang die SSP-Core-Aufnahmen. Er entschied sich, seine Kamera und sein Mikrophon ausgeschaltet zu lassen; Kelly hingegen schaltete ihre Kamera ein, um ihm zu ermöglichen, sich mit ihr verbunden zu fühlen. Auch während seiner wöchentlichen Sitzung mit seinem Ergotherapeuten hörte er sich die Aufnahmen zehn Minuten lang an. In diesen Sitzungen arbeitete der Ergotherapeut an den erhalten gebliebenen primitiven Reflexen und auditiven Sensibilitäten, die Kelly aufgefallen waren.

Kelly entschied sich zunächst dafür, die Hörzeit auf zehn Minuten zu beschränken, weil Kai in der Vergangenheit Angstprobleme und eine Neigung zu selbstschädigendem Verhalten gehabt hatte. Sie hielt sorgsam Ausschau nach Anzeichen für Dysregulation, weil sie dann eine Pause hätte einlegen müssen, aber Kai kam mit den zehnminütigen Hörsitzungen gut zurecht, und es tauchten keine Anzeichen für Dysregulation auf. Er berichtete, er fühle sich weniger angespannt, und ihm fiel auf, daß er sowohl während als auch nach dem Hören tiefer atmete.

Trotz anfänglichen Widerwillens, seine Eltern in die SSP-Arbeit einzubeziehen, äußerte Kai nach vier Monaten den Wunsch, seine Mutter solle anwesend sein, während er sich die Aufnahmen anhörte. Sie warfen einander dann Bälle zu, was während der Therapie das Gefühl der Verbundenheit und Unterstützung förderte. Kai hörte sich nun in Anwesenheit seiner Mutter an drei bis fünf Tagen wöchentlich jeweils zehn Minuten lang die SSP-Aufnahmen an. So gelang es ihm, das SSP-Core-Programm im April vollständig durchzuhören.

## Beobachtungen der Therapeutin bezüglich der Reaktionen des Klienten auf das SSP

Abgesehen von den Fortschritten, die Kai vor Beginn der SSP-Arbeit mit dem an der Polyvagal-Theorie orientierten Behandlungsansatz erzielt hatte – beispielsweise hinsichtlich des Sprechens vor einer Klasse, des Beitritts zu einer GSA-Gruppe *(Genders and Sexualities Alliances)* und der Mitwirkung in einer lokalen Theatergruppe –, war er während und nach der SSP-Arbeit deutlich unabhängiger und fühlte sich wohler unter Menschen. Während seiner Sitzungen mit Kelly zeigte Kai zunehmend Fokussiertheit, Zuversicht und verbales Engagement. Seine Stimme wurde kräftiger, er antwortete besser auf offene Fragen, und seine Antworten wurden detaillierter. Kais auditive Hypersensibilität nahm ab, und er klagte nicht mehr über Umgebungsgeräusche, die ihn vorher abgelenkt hatten.*

Nach dem Anhören der ersten Stunde der SSP-Aufnahmen fühlte sich Kai ausreichend wohl, um seine Mutter um Hilfe bei seinen naturwissenschaftlichen Haus-

---

* PVT-Erkenntnis 6: Der autonome Zustand, die vokale Intonation und die Regulation der Mittelohrmuskeln beeinflussen einander.

aufgaben zu bitten, was ihm vorher sehr schwer gefallen wäre. Nach Anhören der zweiten Stunde der SSP-Aufnahmen übernahm er zum ersten Mal bei einem Theaterstück eine Rolle, in der er fünf Zeilen vortragen mußte. Später bewarb er sich erfolgreich um eine Rolle bei einer Theaterproduktion der Schule und schloß sich einer kommunalen Improvisationsklasse an, die sich wöchentlich traf.

Als Kai die vierte Stunde der SSP-Aufnahmen erreicht hatte, zeigte er deutlich mehr Flexibilität, Offenheit und die Bereitschaft, sich aus seiner Komfortzone herauszuwagen, und das galt insbesondere für soziale Zusammenhänge. Er erklärte sich bereit, sich dem Zufallsprinzip folgend Gruppen innerhalb seiner Klasse zuteilen zu lassen – eine erstaunliche Veränderung gegenüber seiner vorherigen Präferenz, mit bestimmten Klassenkameraden eine Gruppe zu bilden. Während eines Online-Research-Kurses hielt er seine Kamera dauerhaft eingeschaltet und beteiligte sich aktiv am Klassenchat. Kai merkte, daß ihm sein Grammatikkurs immer mehr Freude machte. Seine Mutter war erstaunt, daß er sogar eine Vorliebe für die Teilnahme an Gruppenkursen im Gegensatz zu Einzelsitzungen mit dem Lehrer entwickelte. In einer kirchlichen Gruppe, der er angehörte, beteiligte er sich mittlerweile an Spielen, und es fiel ihm nicht mehr schwer, auf Fragen zu antworten – all dies hatte ihm vorher große Probleme bereitet.

Kai war auch offen für die Idee, anläßlich des Beginns der Highschool-Zeit auf eine andere Schule zu wechseln, statt in der bisher besuchten zu bleiben. Dazu mußte er an Vorstellungsveranstaltungen anderer Schulen teilnehmen und erfolgreich ein Gespräch mit einer Lehrkraft der neuen Schule absolvieren. Er verhielt sich nun generell unabhängiger, indem er beispielsweise mit einem Fahrrad zu lokalen Geschäften fuhr, indem er die öffentlichen Verkehrsmittel benutzte und indem er sich außerhalb seines Zuhauses mit Freunden traf.* Während eines zweiwöchigen Theater-Workshops fand er einen neuen Freund und zeigte Kelly ohne jede Aufforderung ein Bild von ihm und sich selbst.

Nachdem Kai das SSP abgeschlossen hatte, konnte er lächeln, und sein Blickkontakt wurde besser.** Er benutzte seine Stimme häufiger und fühlte sich beim Sprechen und Singen offensichtlich immer wohler. Zwei Monate nach Abschluß der SSP-Arbeit führten Kelly und Kai ein neunzehnminütiges Gespräch – was gegenüber früheren Sitzungen, in denen er nur ein paar Worte oder Sätze gesprochen hatte, eine erstaunliche Verbesserung war. Außerdem plante er eine Geburtstagsparty, zu der er drei Freunde einlud.

Ende August, als Kai 14 Jahre alt war, begann sein neuntes Schuljahr in seiner neuen Schule. Dort nahm er an mehreren Willkommensveranstaltungen teil, in de-

---

* PVT-Erkenntnis 2: Autonome Zustände beeinflussen unsere Gefühle, Gedanken und Verhaltensweisen.

** PVT-Erkenntnis 5: Der autonome Zustand beeinflußt soziale Signale.

nen er sich aktiv der Beantwortung offener Fragen stellte – was ihm bisher immer sehr schwer gefallen war. In der ersten Woche in der neuen Schule stellte er sich selbstbewußt vor, teilte lustige Fakten mit und stellte seinen neuen Klassenkameraden Fragen. Dem Physiklehrer fiel seine aktive Beteiligung an der Laborarbeit auf, und ein Mathematiklehrer war von Kai so beeindruckt, daß er ihn in seinen Kurs für Fortgeschrittene einlud. Seit Kai die SSP-Arbeit abgeschlossen hatte und auf die neue Schule gewechselt war, hatte seine Motivation, sich mit Mathematikhausaufgaben auseinanderzusetzen, den Unterricht zu protokollieren und wichtige Passagen im Lehrbuch zu markieren, stark zugenommen. Auch seine Beziehung zu dem Freund aus dem Theater-Workshop entwickelte sich weiter positiv, und beide nahmen zusammen an einem zweiten Theater-Workshop teil.

Nach der SSP-Arbeit ließen Angst und Depression bei Kai nach. Er entwickelte mehr authentische Beziehungen zu anderen, und seine Beziehung zu seinen Eltern besserte sich ebenfalls. Auch mit seiner Transgender-Identität kam er nun besser zurecht und fühlte sich wohler dabei, sich authentisch auszudrücken.

## Assessments

Obgleich Kelly schon intensiv mit Kai gearbeitet hatte, führte sie vor und nach der SSP-Arbeit den PHQ-9 aus. Dieser Test untersucht die Schwere depressiver Symptome mit Hilfe einer Werteskala von 0 bis 27, wobei höhere Werte eine schwerere Depression anzeigen. Vor der SSP-Arbeit lag Kais Wert bei 8, nach der SSP-Arbeit bei 5. Beide Werte lagen also im Bereich zwischen 5 und 9, was auf eine »leichte depressive Störung« hindeutete. Ein Wert von 4 oder weniger hätte das Nichtvorliegen einer Depression angezeigt.

## DIe Reflexionen des Klienten und seiner Eltern über die Reaktion auf das SSP

Kai berichtete, er empfinde seit dem Ende der SSP-Arbeit weniger Angst und fühle sich während sozialer Interaktionen unbeschwerter.* Diese Verbesserung wurde durch seinen erfolgreichen Start in der Highschool erkennbar, außerdem durch seine positiven Erfahrungen mit dem Theaterspiel und seine aktive Teilnahme an einem Improvisationstheaterkurs. Und er berichtete, seine Beziehung zu seinen Eltern sei unkomplizierter geworden.

* PVT-Erkenntnis 1: Der autonome Zustand fungiert als intervenierende Variable.

Die Verbesserung von Kais Fähigkeit, seine Aufmerksamkeit zu fokussieren, ermöglichte ihm die Teilnahme an einem Mathematikkurs für Fortgeschrittene und das Auswendiglernen seines Textes für Theateraufführungen. Seine Mutter berichtete: »Zuhause wirkt Kai nun viel entspannter, weniger gestreßt bezüglich seiner Arbeit in der Schule und offener in seiner Kommunikation.« Er hatte zwar immer noch Schwierigkeiten mit der Emotionsregulation, aber sie beobachtete eine Verbesserung seines Selbstvertrauens. Kai kommunizierte nun auch offen mit seinem Vater, wenn er die Arbeit an seinen Hausaufgaben unterbrechen wollte und wenn er die Hilfe des Vaters nicht mehr brauchte. Diese wichtige Veränderung der Kommunikationsdynamik machte das häusliche Zusammenleben für alle Beteiligten angenehmer.

Kai wurde nun von seiner Familie als Transgender-Mann unterstützt. Seine Mutter informierte sich gründlich über die Geschlechtsidentität und nahm an mehreren Coaching-Sitzungen speziell für Eltern teil. In der Schule fühlte sich Kai durch seine Teilnahme an einer GSA-Gruppe unterstützt, was ihm half, sein wahres Selbst unbeschwerter gegenüber seinen Freunden und seiner Familie zum Ausdruck zu bringen. Seine Mutter fragte ihn, ob er gern mit einer Hormon-Blocker-Therapie beginnen wolle, aber Kai zieht es bisher vor, diese Möglichkeit nicht zu nutzen. Der Mutter fiel auf, daß Kais Körpersprache maskuliner geworden war: Er gab seiner Stimme einen etwas dunkleren Klang und ließ sich die Haare kürzer schneiden.

Weil Kai sich nun akzeptiert fühlte, weil er Co-Regulation erlebt hatte, weil er verschiedene Therapien erprobt und das SSP durchgearbeitet hatte, wurde sein Nervensystem allmählich in einen regulierteren und offeneren Zustand versetzt und war deshalb besser in der Lage, zu sich selbst und anderen Menschen in Kontakt zu treten. Dieser Fortschritt ermöglichte Kai, sich seinen Leidenschaften zu widmen und ein erfüllenderes, authentischeres und bereichernderes Leben zu führen.*

## Analyse des Falls mit Dr. Porges

Aus Sicht der PVT ist selektiver Mutismus ein Ausdruck eines destabilisierten ANS. Defensivzustände schränken den Zugang zum System für soziale Verbundenheit ein, was den sprachlichen Ausdruck und spontane Aktivitäten beeinträchtigt. Trigger für selektiven Mutismus variieren von Person zu Person, aber gemeinsame Faktoren sind Angst, Traumata, familiärer Streß sowie Situationen wie ein Umzug oder Schulwechsel sowie Sprach- und Sprechprobleme. Nach Auffassung der PVT ist allen diesen Faktoren eine Wirkung auf das ANS gemeinsam.

---

* PVT-Erkenntnis 7: Das ANS kann so beeinflußt werden, daß es Verbundenheit und Wohlbefinden priorisiert.

Mit selektivem Mutismus verbundene Symptome sind die Unfähigkeit, in bestimmten Situationen zu sprechen, das Weiterbestehen primitiver Reflexe, auditive Hypersensibilität, langsame Bewegungen oder langsames Sprechen, eine verzögerte Reaktionszeit, starrer oder niedriger Muskeltonus, Verdauungsstörungen, Sozialangst und eine schlechte Interozeption. Diese Merkmale können mit einer »schwergängigen Vagusbremse«[1] in Verbindung gebracht werden, die Verzögerungen bei der Aktivierung oder Deaktivierung verschiedener autonomer Zustände einschließlich des ventral-vagalen Zustandes verursachen können.

Eine schlechte Regulation der Vagusbremse kann Schwierigkeiten bei der Regulation autonomer Zustände hervorrufen, was sich auf die Emotionsregulation, auf soziale Interaktionen und auf die allgemeine Funktionsfähigkeit des Nervensystems auswirken kann. Diese neurophysiologische Erklärung wirft Licht darauf, warum es Menschen mit selektivem Mutismus schwerfällt, sich auf für sie neuartige soziale Situationen einzustellen, und warum sie gelegentlich Schwierigkeiten damit haben, die neuronale Steuerung des Kehlkopfes und des Rachens zu aktivieren, die für die Sprechfähigkeit unverzichtbar ist. Außerdem behindert eine schwergängige Vagusbremse die Innervation der für das System für soziale Verbundenheit wichtigen Kranialnerven, was sich auf die Mimik, den Blickkontakt, die Prosodie der Stimme und die Fähigkeit, die Geräusche der menschlichen Stimme zu verarbeiten, auswirkt. Dies erklärt, inwiefern das Nichtsprechen von Menschen mit selektivem Mutismus in bestimmten Situationen keine freiwillige Entscheidung, sondern der Ausdruck einer physiologischen Schwierigkeit ist, die auf dem Zustand des ANS beruht.

So wie bei jeder facettenreichen Störung kommen bei Menschen mit selektivem Mutismus einzigartige Symptomkombinationen vor, deren Variieren im Zeitverlauf auf Veränderungen autonomer Zustände hindeuten. Übersteigen die metabolischen Erfordernisse von Defensivzuständen die Fähigkeiten des Körpers und des Nervensystems, können Symptome ihren Höhepunkt erreichen.

Zu Kais Symptomen zählten der Fortbestand primitiver Reflexe, auditive Hypersensibilität, Angst und gelegentlich Verstopfungsprobleme. Dies alles deutete darauf hin, daß sein Nervensystem sich in einem Zustand chronischer Defensivität befand. Das Verweilen in einem überlebensorientierten defensiven Zustand behindert auch die Nutzung der höheren kognitiven Fähigkeiten.

## Geschlechtsidentität und Sicherheit

Kai beschrieb, wie sich seine Bemühungen um die Klärung seiner Geschlechtsidentität im Laufe der Zeit weiterentwickelten – wie sie sich von »Behagen bei der Vorstellung, ein Mädchen zu sein, über ein gewisses Unbehagen, dann zum Willkommenheißen einer nicht-binären Identität, weiter zur allmählichen Annahme einer männlichen Identität und schließlich am Ende des siebten Schuljahres zur Selbstidentifikation als Trans-Mann« entwickelte. Momentan fühlt er sich mit seinem gewählten Geschlecht wohler als je zuvor.

Der Weg zum geistigen und körperlichen Wohlbefinden ist für Menschen, deren Geschlechtsidentität nicht ihrem Geburtsgeschlecht entspricht, manchmal verwirrend und schwierig. Aber Kai scheint damit gut zurecht zu kommen. Und wenn er sich mit seinem Geschlecht wohl fühlt und von den Menschen in seinem Umfeld Liebe und Unterstützung erhält, verhilft ihm das zu mehr Autonomie und Flexibilität, was ihn wiederum in die Lage versetzt, seine Emotionen wirksam zu regulieren, seine sozialen Interaktionen zu verstärken und seinen angeborenen Scharfsinn vollständig zum Ausdruck zu bringen.

In der äußeren Welt gibt es unzählige Gefahrensignale, und das gilt insbesondere in der schulischen und familiären Umgebung, wo ständig unzählige Urteile gefällt werden. Auch unsere Innenwelt kann Gefahr signalisieren, wenn unsere wahre Identität nicht unserem Geburtsgeschlecht entspricht – was bei Geschlechtsdysphorie der Fall sein kann.

Menschen mit einer Geschlechtsdysphorie können vielfältige Emotionen und Verhaltensweisen erleben, wozu Gefühle der Verwirrung, Angst, Leiden sowie Augenblicke der Selbstentdeckung, Stärkung und Erleichterung zählen können. Wirkt Geschlechtsdysphorie besonders belastend, kann defensives Kreiseln entstehen, bei dem wir zwischen einem aktivierten sympathischen und einem auf Rückzug fixierten dorsal-vagalen Zustand pendeln, was einen Wirbel emotionaler und physiologischer Dysregulation erzeugt.

Sind wir in diesem Zyklus gefangen, können wir uns nur schwer wieder daraus befreien, so daß wir uns sicher fühlen oder uns mit anderen Menschen und mit den Freuden des Lebens authentisch verbunden fühlen können. Mit Belastungen äußeren und inneren Ursprungs fertig zu werden ist uns jedoch möglich, wenn es für uns »Inseln der Sicherheit« gibt – Augenblicke, in denen wir uns in Gegenwart anderer Menschen wohlfühlen und akzeptiert fühlen, so daß unser Körper sich beruhigen kann. Für Kai fungierten seine Freunde, seine Familie, Kelly und das Theater als sicherer Hafen.

## Leidenschaften im Einklang mit einem Ziel

Leidenschaften spiegeln oft, was das Nervensystem eines Menschen braucht und schätzt. Kais Leidenschaft galt dem Theater, das ihm viele Möglichkeiten bot, sein Selbstgewahrsein zu vertiefen und seine sozialen Fähigkeiten zu verfeinern.

Das Theaterspiel ist eine komplexe neuronale Übung des Systems für soziale Verbundenheit. In der Psychotherapie erschließen Theaterspiel und Psychodrama den

Ausdruck und die Erforschung von Emotionen. Indem Schauspieler bestimmte Gefühle und Empfindungen erforschen, um sie einem Publikum zu vermitteln, verfeinern sie ihre Interozeption – die Fähigkeit, physische Signale von inneren Organen wahrzunehmen und zu deuten und adäquat auf sie zu reagieren. Diese Fähigkeit, die für die Verbindung zwischen Gehirn und Körper entscheidend ist, trägt zum Gefühl der Verkörperung und zum Selbstverständnis bei.

Viele Schauspieler, und das gilt auch für diejenigen, die mit Sozialangst ringen, fühlen sich auf der Bühne besonders wohl, weil sie dort durch eine voraussehbare Struktur gehalten werden. Das merkte Kai, und er schätzte die soziale Verbundenheit und die Co-Regulation in der Theatergruppe.

## Das Erleben von Immigranten und das Beeltern im Sinne der Polyvagal-Theorie

Immigranten, die Eltern sind, werden in einem neuen Land mit Ungewißheit konfrontiert und drängen ihre Kinder deshalb oft, erfolgreich zu sein, weil ihnen eine gute Ausbildung als Schlüssel zu einem besseren Leben erscheint. Dies kann Kindern eine schwere Last auferlegen, und wenn der Druck zu stark wird, behindert er manchmal ihre Fähigkeit zu lernen.

Kai war ein guter Schüler und sehr klug, aber wenn er zu stark unter Druck gesetzt wurde, verfiel er in einen dorsalen Shutdown. Er neigte dann zum Aufschieben wichtiger Arbeiten und hatte Schwierigkeiten mit seinen Hausaufgaben. Aus Sicht der Polyvagal-Theorie ist das durchaus plausibel. Chronische Defensivität beeinträchtigt Gehirnfunktionen, die für das Lernen sehr wichtig sind.

Einen Wendepunkt erreichte Kai, als seine Eltern ihren Druck bezüglich seiner schulischen Leistungen verringerten, sich statt dessen auf seine Interessen und Stärken konzentrierten und ihm mehr Unabhängigkeit zugestanden. Daraufhin besserten sich Kais Konzentrationsvermögen und seine Motivation rasch, er erzielte in der Schule bessere Leistungen, und er wurde zum Besuch von Kursen für Fortgeschrittene eingeladen. Er kommuniziert jetzt unbeschwerter, fühlt sich authentischer und ist in seinen Beziehungen zu seiner Familie präsenter.

Seine Eltern ringen weiterhin mit ihren tief verwurzelten Erwartungen, aber wenn sie beobachten, wie Kai zu kämpfen hat, entscheiden sie sich im Zweifelsfall für sein Glück, was sie dazu veranlaßt, ihr Verhalten anzupassen. Dies ist zwar ein Lernprozeß, doch sie haben ihre Vorstellungen von der Erfüllung ihrer elterlichen Pflichten so modifiziert, daß sie besser auf Kais Bedürfnisse eingehen können. Sie unterstützen mittlerweile aktiv seine Geschlechtsidentität und sein emotionales Wohlbefinden, indem sie Rapport und Verbundenheit fördern und sensibel auf die Signale ihres Nervensystems reagieren.

## Implikationen für das Alltagsleben

Gefahren für das Nervensystem können verschiedene Formen annehmen. Äußere Erlebnisse wie Mißbrauch, Mißhandlung und Vernachlässigung sowie medizinische Behandlungen gelten im allgemeinen als traumatisierend. Aber auch innere Erlebnisse, die zwar nicht so deutlich in Erscheinung treten und häufig übersehen werden, können eine Bedrohung des Nervensystems signalisieren. Abgesehen von bekannteren und eher anerkannten Faktoren wie Krankheit, Schmerz und Erschöpfung gibt es auch weniger offensichtliche wie hormonelle Schwankungen, kognitive Beeinträchtigungen und Geschlechtsdysphorie. Es ist wichtig, die tiefreichende Wirkung innerer Trigger auf das Nervensystem zu erkennen und anzuerkennen. Unabhängig vom Ursprung von Leid und Dysregulation kann die Nutzung von Regulationsstrategien (wie dem SSP und den in Kapitel 4 beschriebenen) helfen, Leiden zu lindern und Hoffnung zu wecken.

# 14

# Unerwartete Reaktion auf das SSP verändert den Genesungsverlauf

## FALLÜBERSICHT

**SSP-Anbieterin:** Deirdre Stewart, LPC, SEP, BCN, Vizepräsidentin der Trauma Resolution Services for Meadows Behavioral Healthcare. Website: *themeadows.com*

**klinische Disziplin:** Psychologische Beraterin, Erzieherin und Trainerin, spezialisiert auf die Heilung von komplexen Traumata und Suchtproblemen

**andere therapeutische Modalitäten und Kompetenzen:** Neurofeedback, NeuroAffective Relational Model (NARM), Somatic Experiencing, Somatisches und bindungsfokussiertes EMDR

**Klientin:** Marie (Pseudonym), eine 36 Jahre alte verheiratete Frau, ist von ihrer Drogen- und Alkoholabhängigkeit seit zehn Jahren genesen und wurde in dieser Zeit auf ambulanter Basis intensiv von The Meadows unterstützt. The Meadows ist eine angesehene Einrichtung mit vielen therapeutischen Angeboten, die Menschen bei der Überwindung von Abhängigkeiten, bei der Heilung unaufgelöster emotionaler Traumata und ganz generell bei der Transformation ihres Lebens helfen.

**Besonderheiten/Symptome:** Marie hat eine umfangreiche Traumavorgeschichte in Form eines Geburtstraumas, eines Schocktraumas und eines Entwicklungstraumas. Sie leidet unter Substanzabhängigkeit, Migräne, Stimmungsschwankungen und Panikattacken. Bei ihr wurde eine Bipolar-II-Störung diagnostiziert, und sie wurde langfristig medikamentös stabilisiert und wird es immer noch.

**autonome Tendenz:** Marie wechselte oft zwischen dem sympathischen und dem dorsal-vagalen Zustand, unterlag also dem Zustand defensiven Kreiselns. In Zeiten sympathischer Dominanz erlebte sie Perseveration, Angst, Überforderung und Panikattacken. In Phasen dorsal-vagaler Dominanz erlebte sie emotionale Abstumpfung, eine deutliche Einschränkung des mimischen Ausdrucks, Depression, Scham und emotionale Taubheit. Befanden sich ihr Arousal und ihre Aufmerksamkeit im Bereich ihres Toleranzfensters, konnte sie eine Kombination des sympathischen und des ventral-vagalen Zustandes erleben.

**Assessments:** Vor und nach der SSP-Arbeit Quantitative Elektroenzephalographische Untersuchung (qEEG).

## Beschreibung der Klientin

Marie war in einer kleinen, entlegenen Stadt im Bundesstaat Washington geboren worden. Ihre Mutter war mit 16 Jahren unerwartet schwanger geworden und beschloß, Marie zur Adoption freizugeben. Zum Zeitpunkt der Adoption war Marie drei Tage alt gewesen. Sie weiß sehr wenig über ihre biologischen Eltern. Auch ihr zwei Jahre jüngerer Bruder war adoptiert worden, und beide wuchsen mit sehr konservativen religiösen Überzeugungen auf.

Der Adoptivvater, den Marie als »narzißtisch« bezeichnete, neigte dazu Marie zu vernachlässigen und sie verbal und emotional zu mißhandeln. Er kritisierte Marie oft und behandelte sie sehr streng. Außerdem war er sexuell enthemmt. Marie war sich nicht sicher, ob sie in ihrer präverbalen Lebensphase von ihm sexuell mißbraucht worden war. Sie hat zwar keine expliziten Erinnerungen an solche Vorfälle, aber ihre somatischen Erinnerungen und ihre Panikattacken lassen vermuten, daß etwas vorgefallen sein könnte.

Maries Adoptivmutter war fürsorglich und unterstützend, aber sie suchte eher selbst bei Marie emotionale Unterstützung, weil sie unter ihrer Ehe und unter den außerehelichen Affären ihres Mannes litt.

Die mittlerweile 36 Jahre alte Klientin unterzieht sich Therapien, die ihre Genesung von Traumata und deren Auswirkungen einschließlich ihrer Suchtprobleme zum Abschluß bringen sollen. Marie kämpfte im Alter von 14 bis 26 Jahren mit Drogen- und Alkoholabhängigkeit und hat diese Probleme seit zehn Jahren überwunden. Auch von einer Eßstörung ist sie genesen. Als Kind litt sie im Alter zwischen 4 und 8 Jahren unter Pica, eine Störung, bei der Kinder nicht zum Essen geeignete Substanzen wie Gipsputz, Papier oder Lehm essen. Außerdem litt Marie unter Narkolepsie, was es ihr einmal unmöglich gemacht hatte, Arbeitsverhältnisse länger aufrechtzuerhalten, und was sie in ihrer Alltagsfunktionsfähigkeit beeinträchtigt hatte. Nach 25 Neurofeedback-Sitzungen konnte sie mit diesem Problem umgehen, und mittlerweile ist sie seit über sieben Jahren bei ein und demselben Arbeitgeber beschäftigt.

Marie besucht wöchentlich Therapiesitzungen, um an interpersonalen Problemen, einem negativen Selbstkonzept und Regulationsproblemen zu arbeiten und ihre Resilienz zu stärken. Bei ihr wurde eine Bipolar-II-Störung diagnostiziert, für die Hypererregbarkeit und Hypersensitivität ebenso charakteristisch sind wie Dissoziation, Migräne und Panikattacken.

Trotz ihrer immer noch erheblichen Probleme ist Marie außergewöhnlich aufgeweckt und verfügt über beträchtliche innere Ressourcen. Ihre Fähigkeit, präsent zu bleiben und ihre autonomen Zustände flexibel zu wechseln, hilft ihr, mit alltäglichen Herausforderungen fertig zu werden, und generell ist sie mit ihrem derzeitigen Leben relativ zufrieden. Marie hoffte, das SSP würde ihre Heilung und Entwicklung fördern, denn sie wollte ihre mäßige bis starke Zuckerabhängigkeit überwinden, ihre

Hypersensitivität verringern und ihre Art, zu sich selbst und anderen in Beziehung zu treten, verändern. Ihre Ziele waren, mehr Frieden zu erleben, ihre Reaktivität zu verringern und Selbstliebe und Mitgefühl zu entwickeln.

## Art der SSP-Anwendung

Deirdre unterstützte Marie seit über zehn Jahren mit Hilfe verschiedener Therapieansätze. In dieser Zeit entwickelten sie eine auf kohärenter und mitfühlender Zuwendung basierende enge und vertrauensvolle Beziehung. Weil Marie mit dem umfassenden Unterstützungsnetzwerk von The Meadows vertraut war, konnte sie auch auf andere erfahrene Therapeuten und eine Anzahl von Angeboten zurückgreifen. Daß ihr diese Möglichkeiten bewußt waren, vermittelte ihr Zuversicht. Und auf Deirdre wirkte es beruhigend zu wissen, daß Marie diese Unterstützungsmöglichkeiten zur Verfügung standen.

Marie nutzte im Rahmen ihrer Arbeit mit Deirdre schon zum dritten Mal das SSP. Beim ersten Mal, Anfang 2019, hatte sie eine Stärkung ihrer Vitalität erlebt und etwas, das Marie als »Saubere Frontscheibe«-Effekt bezeichnet hatte: Die Welt war ihr danach heller vorgekommen.

Das zweite Erlebnis mit dem SSP im März 2023 führte zu dauerhaften Verbesserungen in Form einer stärkeren Verkörperung, einer Verbesserung der Fähigkeit, zu anderen Menschen in Kontakt zu treten, und einer Verringerung von Sozialangst, Selbstzweifeln und Übererregung.

Das SSP-Core-Programm wurde noch ein drittes Mal in Verbindung mit dem von Ana do Valle entwickelten SEGAN-Ansatz genutzt, genauso wie in den beiden vorherigen Fällen. In The Meadows wird diese Art der SSP-Anwendung als Ergänzung des großen Spektrums therapeutischer Modalitäten genutzt. SEGAN beinhaltet tägliche 90-minütige Einzelsitzungen an fünf aufeinanderfolgenden Tagen, in denen sich die Klienten jeweils eine Stunde lang die SSP-Core-Aufnahmen anhören. Deirdre war in jeder dieser Sitzungen anwesend, um Marie zu unterstützen, und half ihr, ihre Empfindungen, Affekte und Impulse zu beobachten und dem Beobachteten mit Hilfe von Bildern einen Sinn zuzuschreiben. Während der Hörsitzungen in Anwesenheit von Deirdre malte Marie mit Wasserfarben.[1]

Alle Hörsitzungen verliefen unproblematisch, und Marie wirkte während der gesamten Zeit ruhig und gesammelt. Zwischen ihren täglichen Sitzungen jedoch erlebte sie eine starke sympathische Aktivierung, die während der vorherigen beiden SSP-Arbeitsphasen nicht aufgetreten war. An den Abenden nach den Hörstunden 3 und 4 beschrieb Marie, sie fühle sich sowohl überstimuliert als auch erschöpft. Sie pendelte zwischen Schreien und einem den Tränen nahen Zustand, und manchmal erlebte sie diese beiden Emotionen gleichzeitig. Im Laufe der Woche wurde ihre

Verfassung immer instabiler, und sie fühlte sich erregter. In dieser schwierigen Zeit war die Klientin dankbar für die Unterstützung durch ihren Mann und für die Möglichkeit, Deirdre telefonisch zu erreichen und von ihr auf diesem Wege unterstützt und bestärkt zu werden.

## Beobachtungen der Therapeutin bezüglich der Reaktionen der Klientin auf das SSP

Während wie auch nach der Woche, in der ihre SSP-Sitzungen stattfanden, empfand Marie starkes Unbehagen. Sie benötigte in dieser Zeit ständig beruhigende Zuwendung und Unterstützung von seiten ihrer Therapeutin. Trotz dieser Schwierigkeiten gelangte die Klientin zu einem letztlich positiven Ergebnis. Ihre Exekutivfunktionen, ihre komplexe kognitive Verarbeitung und ihr Arbeitsgedächtnis besserten sich. Ihre Orientierungsreaktion wandelte sich allmählich von einem anfangs defensiven zu einem explorierenden Charakter – diese Veränderung hatte sich seit ihrem ersten Kontakt mit dem SSP angebahnt. Außerdem hat sich ihre Mimik normalisiert, ihr Gesichtsausdruck ist expressiver geworden, ihr Blickkontakt hat sich gebessert, und sie wirkt generell heiterer und lebhafter. Marie hat eindeutig mehr Energie und ist vitaler.

Die dritte SSP-Phase aktivierte Maries Nervensystem stärker als die ersten beiden und erzeugte dadurch einige anhaltende Schwierigkeiten. Ihre primäre Coping-Strategie – Dissoziation oder »Sich ausklinken« – wurde von ihr deutlich seltener genutzt. Ohne diesen Bewältigungsmechanismus, auf den sie sich viele Jahre lang verlassen hatte, erlebte sie mehr »starke Emotionen« und fühlte sich weniger gut in der Lage, mit Problemen fertig zu werden. Mit Hilfe therapeutischer Unterstützung für den Umgang mit diesen Gefühlen starker Wut und Traurigkeit gelang es Marie, mit den emotionalen Herausforderungen so umzugehen, daß sie eine Veränderung zum Positiven erreichte. Diese dauerhafte Reorganisation in Maries Gehirn wurde mit Hilfe eines qEEG gemessen.

Der Fall wirft Licht auf zwei zentrale Erkenntnisse über SSP-Behandlungen. Erstens demonstriert er, daß es wichtig ist, im Rahmen eines Suchtbehandlungsprogramms, das in der Regel einen einmonatigen stationären Klinikaufenthalt erfordert, schon früh mit der SSP-Arbeit zu beginnen. Dieser frühe Start läßt mehr Zeit für die vollständige Integration und Verarbeitung des Erlebten. Obgleich die Veränderungen bei Marie sich als letztlich positiv erwiesen, erforderten sie Anpassungen hinsichtlich der Strategie und zusätzliche Unterstützung. Ein allmählicherer, dosierterer Umgang mit dem SSP hätte möglicherweise dazu beigetragen, die destabilisierenden Wirkungen zu mildern, und hätte vielleicht auch eine bessere Integration ihrer neuen Art, in der Welt zu sein, gefördert.

Eine weitere wichtige Erkenntnis aus diesem Fall ist, daß das SSP nicht immer eine einmalige Intervention ist. Jeder erneute Einsatz der Methode kann sowohl die Physiologie der Klienten als auch die Organisation seines Gehirns vertiefen und verändern. Maries verringerte Fähigkeit, sich gegen äußere Stimuli abzuschotten, wird es ihr mit der Zeit ermöglichen, präsenter und besser reguliert zu sein und sich aus einem Erstarrungszustand zu befreien. In der Zwischenzeit wird sie weiter von Deirdres therapeutischer Unterstützung und von ihrer eingestimmten Präsenz profitieren.

Marie setzt ihre Reise der Genesung und Heilung fort. Obwohl die dritte SSP-Phase für sie sehr anstrengend war, wurde sie dadurch auch dazu angeregt, neue Arten sozialer Aktivität zu erforschen. Wegen der Veränderungen, die bei ihr im Bereich auditiver Verarbeitung und erhöhten Arousals eingetreten sind, wird sie verläßliche Unterstützung und Integration gut gebrauchen können. Es könnte sich durchaus als vorteilhaft erweisen, das SSP in einigen Monaten noch ein viertes Mal zu nutzen, um weitere Fortschritte zu ermöglichen.

## Assessments

Es wurden Prä- und Post-SSP-qEEGs durchgeführt, um die Wirkungen des SSP auf Maries Gehirnwellenaktivitäten zu dokumentieren. In den vier qEEG-Messungen Prä- und Post-SSP wurden beobachtbare Veränderungen dokumentiert. Penijean Gracefire, LMHC, BCN, qEEG-D, eine Analytikerin für neuronale Frequenzen, die für das Neurofeedback-Team von The Meadows als Beraterin fungiert und sich auf 3D-Bilder vom Gehirn spezialisiert hat, führte bei Marie die qEEG-Analyse durch und prüfte sie.

Die Frequenzverteilung »bei geschlossenen Augen« vor und nach dem SSP, an der zu erkennen ist, wie das Gehirn Ressourcen verteilt, gibt Einblick in habituelle Aktivierungsmuster. Auf Maries Prä-SSP-Diagramm war die höchste Aktivität bei den Delta-Wellen erkennbar. Delta-Wellen werden mit kortikaler Deafferenzierung bei der Lösung mentaler Aufgaben in Verbindung gebracht, was auf eine Hemmung sensorischen Inputs zwecks Verstärkung der inneren Konzentration hindeutet.[2] Marie könnte den anhaltenden Überschuß an Deltawellen als Strategie für das Streßmanagement genutzt haben. Möglicherweise hat ihr dies geholfen, während der Verarbeitung emotionaler und kognitiver Aufgaben soziale und sensorische Anforderungen aus der Umgebung abzuschwächen.

In Maries Post-SSP-Messung war eine signifikante Abnahme der Delta-Aktivität und eine deutliche Zunahme von Beta- und Gamma-Frequenzen zu erkennen. Dies deutet darauf hin, daß Maries Gehirn weniger Zeit unter dem Einfluß langsamerer Frequenzen und mehr Zeit unter dem Einfluß schnellerer Frequenzen verbringt, was zu einer Hochregulierung sowie zu höherer Verarbeitungsgeschwindigkeit und Produktivität führt.[3]

Aus klinischer Sicht ermöglichte das in der Prä-SSP-Messung erkennbare verstärkte Vorkommen von Delta-Wellen es Marie, eintreffende Anforderungen und auditive Stimuli zu dämpfen. Berücksichtigt man ihre Vorgeschichte und ihren Selbstbericht, so spiegelt dies wahrscheinlich eine altbewährte dissoziative Strategie, ähnlich der dorsal-vagalen Reaktion, die von der PVT beschrieben wird. Offenbar hat das SSP die Funktionsweise des Gehirns reorganisiert und diese Pufferwirkung verringert. Infolgedessen agiert Marie nun aktiver im gegenwärtigen Augenblick und interagiert umfassender mit ihrer Umgebung, was auf eine deutliche Veränderung der Coping-Strategie ihres Gehirns hinweist.

Die Prä- und Post-SSP-Messungen bei »offenen Augen« und die Z-Score-Analyse der Frequenzverteilung lassen eine Veränderung hinsichtlich der Aktivierung erkennen. Anfangs lag bei Marie eine stärkere Aktivierung im auditiven Kortex hinten links vor, an deren Stelle bei der Post-SSP-Messung eine stärkere Aktivierung auf der rechten Seite folgte. Dies deutet auf eine Reorganisation und Repriorisierung der Funktionsweise ihres Gehirns hin.

Die Werte der sowohl der Prä- als auch der Post-SSP durchgeführten Alpha-Peak-Frequenz-Messung bei »geschlossenen Augen« deuten auf eine ausgewogenere auditive Funktionsweise nach der SSP-Arbeit hin, obgleich in diesem Fall eine etwas langsamere Verarbeitungsgeschwindigkeit beobachtet worden war. Durch das Abnehmen ihrer linken frontalen Alpha-Frequenz wurde die Tendenz zum Vermeiden verringert und die Verbundenheit gefördert. Diese Veränderung ist zwar als positiv einzuschätzen, aber die gleichzeitig beobachtete Erhöhung des sensorischen Inputs ist problematisch.[4]

Und schließlich demonstrieren die Prä- und Post-SSP gemessenen »Eyes open«-Alpha-Peak-Frequenz-Werte, daß Maries Gehirn weniger stark aufgegliedert ist und mehr Netzwerksynchronie aufweist. Diese Resultate werden mit einer verbesserten kortikalen Integration und mit einer verstärkten emotionalen Verarbeitung sozialer Signale in Verbindung gebracht.[5]

Die von Marie berichteten Gefühle der Überwältigung während und nach der SSP-Arbeit waren hauptsächlich auf Veränderungen hinsichtlich ihrer Fähigkeit, eintreffende Stimuli zu regulieren, zurückzuführen. Aufgrund der verringerten Aktivität rechts-frontaler Vermeidungsmechanismen und einer verringerten Gating-Fähigkeit reagierte sie auf Input aller Art sensibler. Diese Veränderung hatte zwei signifikante Auswirkungen: Marie war in geringerem Maße in der Lage, Erlebnisse, Empfindungen und Emotionen zu dissoziieren, was zu einer Verstärkung sensorischer Erlebnisse führte und außerdem bewirkte, daß sie mehr Zeit unter dem Einfluß höherer Gehirnwellenfrequenzen (Beta und Gamma) verbrachte. Die Folge war eine Verstärkung der Hypervigilanz im hinteren Parietallappen, insbesondere in Reaktion auf neu eintreffende sensorische Informationen.[6]

## Die Reflexionen der Klientin bezüglich ihrer Reaktion auf das SSP

Marie empfand diese drittmalige Nutzung des SSP als »viel schwieriger« als die vorherigen beiden. Obwohl sie die täglichen 90-minütigen Sitzungen als bereichernd empfand und ihre Zeit mit Deirdre sowie auch das Malen dabei genoß, war sie überrascht über das größere Spektrum von Emotionen, die zwischen den Sitzungen und nach deren Abschluß zutage traten. Diese Veränderungen und Emotionen zu verarbeiten und zu integrieren erforderte viel Zeit und Mühe. Letztlich erwiesen sich die Veränderungen zwar als positiv, aber ihre anfängliche destabilisierende Wirkung war belastend und erforderte unerwartet viel zusätzliche Unterstützung.

Marie erlebte Destabilisierungssymptome wie die Aktivierung ihres Nervensystems, emotionale Volatilität in Form von Weinanfällen, Schreien und Agitation. Sie hatte auch Schwierigkeiten mit dem Verlust der Fähigkeit zu dissoziieren, und sie empfand es als große Herausforderung, diese Veränderungen ihres inneren Erlebens zu akzeptieren. Mittlerweile erforscht Marie neue Arten, effektiver mit sozialen Interaktionen umzugehen.

Trotz all dieser Schwierigkeiten war Marie erfreut über die vielen Veränderungen zum Positiven, die sie bemerkte. Sie konnte nun besser im Hier und Jetzt präsent sein, und sie war dankbar, daß es ihr gelungen war, ihre Sucht nach Süßem zu reduzieren.* Ihre Verarbeitungsgeschwindigkeit und ihre Fähigkeit, klar zu denken, besserten sich ebenso wie ihre räumliche Orientierungsfähigkeit – was erstaunlich war. Ihr Mann beobachtete eine deutliche Verbesserung ihres Richtungsgefühls und ihrer Navigationsfähigkeiten.

Andere erstaunliche positive Auswirkungen dieser dritten SSP-Nutzung waren die Befreiung von ihren Panikattacken und eine deutliche Verringerung ihrer Hypersensibilität. Ihre Beziehung zu sich selbst empfand sie nun als geerdeter, und mit ihren Beziehungen zu anderen Menschen geht sie positiver um, indem sie besseren Kontakt zu ihren Emotionen und Empfindungen herstellt. Marie kann nun zu anderen Menschen in Verbindung treten, ohne mit ihnen zu verschmelzen. Sie hat auch eine Verstärkung ihrer Selbstliebe und des Mitgefühls beobachtet, und das hat ihr geholfen, sich besser gegenüber ihrer Arbeit, ihrer Familie und ihren Freunden

* PVT-Erkenntnis 8: Das ANS steht im Zentrum unseres körperlichen und psychischen Wohlbefindens.

abzugrenzen. Kürzlich ist aufgrund der Verbesserung von Maries sozialer Verbundenheit eine neue, ihr sehr wichtige Freundschaft entstanden – ein wichtiger Erfolg auf ihrem persönlichen Entwicklungsweg.*

Trotz aller weiterhin bestehenden Probleme hofft Marie, daß die bereits erreichten Veränderungen zu langfristigen positiven Resultaten führen werden. Die positiven Auswirkungen der Arbeit überwiegen in ihren Augen die verbliebenen Schwierigkeiten. Deshalb ist sie daran interessiert, das SSP noch ein viertes Mal durchzuarbeiten. Ihr Fall veranschaulicht, daß die Wirkung des SSP zwar nicht immer mit spezifischen Intentionen in Einklang steht, daß es aber zuverlässig in der Lage ist, das Nervensystem im Hinblick auf ein höheres Maß an Balance und Resilienz umzustrukturieren.

## Analyse des Falls mit Dr. Porges

Ein bemerkenswerter Aspekt dieses Falls ist, daß er uns ermöglicht, Maries autonome und behaviorale Reaktionen auf das SSP mit bestimmten Veränderungen ihrer Gehirnwellenmuster, identifiziert mit Hilfe des qEEG, in Verbindung zu bringen. Außerdem veranschaulicht ihre Geschichte, wie durch mehrmalige Nutzung des SSP unterschiedliche Eigenschaften und Fähigkeiten gefördert werden können.

Marie fühlte sich nach ihrer dritten und neuesten SSP-Erfahrung völlig überwältigt. Sie beschrieb, daß sie sich vorher auf den Schutz einer leichten Dissoziation verlassen hatte, die ihr als Überlebensstrategie diente, indem sie eine Barriere zwischen ihr und der Außenwelt schuf. Nach der dritten Serie von SSP-Sitzungen wurde diese schützende Barriere entfernt. Ohne sie fiel es Marie schwer, beim unerwarteten Auftauchen von Stimuli in einem Zustand der Regulation zu bleiben, weil sie jeden Input von außen wie eine unwillkommene Intrusion empfand.

Die anhand der qEEG-Ergebnisse beobachteten Veränderungen der Gehirnwellenmuster entsprachen Maries subjektivem Erleben. Wie im Abschnitt »Assessment« erklärt, wurde in den fünf Tagen zwischen den qEEG-Messungen vor und nach der SSP-Arbeit bei Marie eine signifikante Verringerung der Delta-Wellen-Aktivität im Gehirn festgestellt. Diese langsamen Wellen deuten auf eine Verringerung des sensorischen und motorischen Inputs. Diese Reduzierung korreliert mit ihrer vorherigen Fähigkeit, sensorischen Input zu hemmen, und weist auf die Schwierigkeiten des Umgangs mit eintreffenden Stimuli hin, mit denen sie nach der SSP-Arbeit konfrontiert wurde.

---

* PVT-Erkenntnis 7: Das ANS kann so beeinflußt werden, daß es Verbundenheit und Wohlbefinden priorisiert.

Eine weitere auf den qEEG-Messungen basierende Beobachtung war, daß Maries Gehirn vor der SSP-Arbeit ein signifikantes Ungleichgewicht aufwies: Ihre Alpha-Wellen waren in der linken Hemisphäre deutlich stärker als in den für die auditive Verarbeitung zuständigen Bereichen der rechten Hemisphäre. Nach der SSP-Arbeit war die Aktivität der Alpha-Wellen zwischen den beiden Hemisphären besser synchronisiert. In der Regel geht eine ausgewogenere Verteilung der Alpha-Wellen-Aktivität mit einer stärkeren autonomen Flexibilität einher; es wird aber einige Zeit dauern, bis Marie diese signifikante Veränderung vollständig integriert hat.

Die Verlagerung von Alpha-Wellen in die rechte Hemisphäre könnte außerdem auf drei weitere potentielle Veränderungen hindeuten. *Erstens* bestand bei Marie möglicherweise ein *left ear advantage* (LEA – eine »Überlegenheit des linken Ohrs«), bevor sie mit dieser dritten Phase der SSP-Arbeit begann, und ihr rechtes Ohr war nach der SSP-Arbeit dem linken ebenbürtiger. Ein *right ear advantage* gilt als wünschenswerter, weil der auditive Input über das rechte Ohr in der Regel zur linken Hemisphäre weitergeleitet wird, die bei den meisten Menschen stärker auf Sprache und Sprachverarbeitung spezialisiert ist. Die Verlagerung könnte die Hörschärfe und die Verarbeitung von Hörwahrnehmungen im Gehirn verbessern.* Obwohl Maries auditive Verarbeitung nicht getestet wurde, sollte in diesem Zusammenhang darauf hingewiesen werden, daß ein SCAN-3-Test nach der SSP-Arbeit oft Verbesserungen der Hörschärfe und der Verarbeitung auditiver Informationen zutage fördert.[7]

Die *zweite* bei Marie beobachtete Veränderung war eine signifikante Verbesserung ihrer Navigationsfähigkeiten trotz langjähriger Schwierigkeiten in genau diesem Bereich. Die verbesserte Balance zwischen ihrem rechten und linken Schläfenlappen deutet auf eine verstärkte Aktivität im rechten Parietallappen hin, der für die räumliche Erinnerung, die Verarbeitung visuell-spatialer Informationen und für Navigationsaufgaben wichtig ist.

Bei der *dritten* bei Marie beobachteten Verbesserung geht es um die Verarbeitung sozialer Stimuli, die gewöhnlich eher mit der rechten Hemisphäre assoziiert sind. In Verbindung mit dem Verlust ihrer vorherigen Fähigkeit, eintreffende Stimuli zu dämpfen, scheint Maries Außenfokussierung stärker geworden zu sein. Sie hatte ständig unter extremer Sozialangst gelitten und soziale Situationen deshalb häufig gemieden. Nach der SSP-Arbeit jedoch merkte sie, daß sie offener und authentischer geworden war. Außerdem sah sie sich plötzlich in der Lage, eine neue authentische Freundschaft zu begründen, was sie sowohl überraschte als auch sehr erfreute.**

---

* PVT-Erkenntnis 6: Der autonome Zustand, die vokale Intonation und die Regulation der Mittelohrmuskeln beeinflussen einander.

** PVT-Erkenntnis 4: Die Macht von sozialer Verbundenheit und Co-Regulation

## Puffer sind nicht selektiv

Überlebensinstinkte können in schwierigen Situationen in unserem Körper und unserem Nervensystem Barrieren und Puffer kreieren, um unsere Sicherheit zu garantieren und unsere Funktionsfähigkeit zu erhalten.* Solche Puffer wirken aber nicht selektiv. Wenn sie Umgebungsstressoren, negative Emotionen und überwältigende Empfindungen ausfiltern, blockieren sie gleichzeitig Signale für Sicherheit, Bestärkung und Verbundenheit. Dies kann ein Gefühl der Unverbundenheit und Haltlosigkeit hervorrufen, ähnlich der Situation im Falle eines abgeschalteten dorsalvagalen Zustandes.

Marie beschrieb sehr anschaulich, wieviel Energie erforderlich ist, um ein professionelles äußeres Verhalten vorweisen zu können, und verglich es mit einer Ente, die sanft auf dem Wasser dahingleitet, während sie unter der Wasseroberfläche ziemlich heftig mit ihren Schwimmfüßen paddelt. Barrieren zwischen der inneren und äußeren Welt aufzubauen und unsere wahren Emotionen zu verbergen ist erschöpfend und führt oft zum Abbruch unserer Verbindung zu anderen Menschen und zu uns selbst.

## Chronische Defensivität als Charakteristikum von Substanzabhängigkeit

Menschen mit einer Traumavorgeschichte sind oft nicht mit ihrem Körper in Kontakt, was zu einer Abkoppelung von Körper und Gehirn führen kann. Das kann zwar bei akuten Problemen adaptiv sein, kann aber auch zu Empfindungstaubheit im Körper führen und das Gehirn dazu bringen, eine Erzählung ohne akkuraten Input vom Körper zu entwickeln. Der Verlust der Verbindung zum Körper führt oft zu einem chronischen Defensivzustand, in dem die Betroffenen unablässig zwischen sympathischem und dorsal-vagalem Zustand pendeln, wohingegen ihnen der ventral-vagale Schaltkreis verschlossen bleibt.

Eine Sucht entsteht oft, wenn das ANS in einem Defensivzustand gefangen ist. Dies bringt Menschen dazu, sich suchterzeugenden Substanzen und Verhaltensweisen zuzuwenden, um das mit den Defensivzuständen verbundene Unbehagen zu verringern. Solche Strategien können unangenehme Zustände und physischen Schmerz zwar zeitweilig betäuben, aber sie verschaffen keinen Zugang zum ventralvagalen Zustand, der allein echte Regulation und Homöostase ermöglicht. Aus Sicht der PVT ist eine Sucht ein Versuch, unterschwellige Gefühle der Bedrohung zu lindern, wobei die Handlungen der Betroffenen eine verzweifelte Suche nach Sicher-

* PVT-Erkenntnis 2: Autonome Zustände beeinflussen unsere Gefühle, Gedanken und Verhaltensweisen.

heit spiegeln. Der Versuch, durch Suchtverhalten einen Zustand der Sicherheit zu erreichen, kann jedoch letztlich nicht zum Erfolg führen, weil echte Sicherheit und ein Gefühl des Wohlbefindens nur durch soziale Verbundenheit erreicht werden können.[8]

## Mehrfache SSP-Booster können nützlich sein

Nach Abschluß einer ersten Serie von SSP-Sitzungen berichten viele Klienten über eine verbesserte Flexibilität bezüglich autonomer Zustände, die überdies (wie in Kapitel 4 beschrieben) durch ihr verstärktes Selbstgewahrsein und ihre Bemühungen um die Nutzung regulierender Aktivitäten unterstützt wird. Die neue Flexibilität führt oftmals zu einer tiefreichenden und dauerhaften Veränderung ihres Lebensweges.

Einige Klienten profitieren aber auch von einer Wiederholung der SSP-Arbeit. Dies wurde zuerst bei Kindern beobachtet, bei denen der Kontakt mit äußeren Stressoren wie Viren, Unfällen oder Schocks nach Abschluß des SSP manchmal das ANS erneut in einen Defensivzustand versetzte, was zur Beeinträchtigung der Co-Regulation und zu Schwierigkeiten mit der Selbstregulation führte. In solchen Fällen hatte die Durchführung einer oft aus nur wenigen Hörsitzungen bestehenden SSP-Booster-Serie vielversprechende Resultate zur Folge, und es konnte demonstriert werden, daß eine solche Maßnahme das ANS wieder in den Zustand der Regulation zu versetzen vermag.

Mit zunehmender Erfahrung erkannten die SSP-Praktiker im Laufe der Zeit, daß auch Traumatisierte und insbesondere diejenigen mit einem Entwicklungstrauma mit seiner charakteristischen adaptiven Abkoppelung von Körper und Gehirn von SSP-Booster-Serien profitieren. Die SSP-Praktiker berichteten, daß die Wiederholung der SSP-Arbeit bei Klienten dieser Art zu neuen Resultaten führe, beispielsweise zu einer Verbesserung der Bereitschaft zur Selbsterforschung und zu Offenheit gegenüber körperlichen Empfindungen. Mit der Zeit wurden die Klienten vertrauter damit, einen verbundenen ventral-vagalen Zustand zu erreichen, der die Resilienz förderte.

Marie hatte Schwierigkeiten mit der Integration der durch die dritte SSP-Serie erreichten Veränderungen. Doch Veränderungen ihres autonomen Zustandes, ihres Verhaltens und ihrer Gehirnwellenmuster zeigen, daß sie immer besser in der Lage ist, in einen Zustand sozialer Verbundenheit einzutreten und ihr Nervensystem zu regulieren, ohne deshalb Zucker konsumieren zu müssen. Dies deutet darauf hin, daß eine neue Neurozeption von Sicherheit im Entstehen begriffen ist, die es ihr ermöglichen könnte, sich aus dem Zustand defensiven Kreiselns zu befreien und einen besseren Zugang zum Zustand sozialer Verbundenheit und zur Homöostase zu erlangen.

## Implikationen für das Alltagsleben

Substanzabhängigkeit ist kein Resultat freier Entscheidung, sondern eine adaptive überlebenssichernde Reaktion auf einen Zustand der Dysregulation. Menschen können sich dem Konsum suchterzeugender Substanzen oder bestimmten Arten von Suchtverhalten zuwenden, um im Chaos der sympathischen Aktivierung Linderung zu finden oder der Empfindungstaubheit und Verzweiflung des dorsal-vagalen Shutdowns zu entkommen. Dieses Bemühen mag kurzzeitig Linderung verschaffen, doch die eigentliche Ursache der Dysregulation bleibt bestehen und kann das Nervensystem sogar zur Gefangenschaft im defensiven Kreiseln verurteilen.

Die PVT erschließt für uns alle eine mitfühlende und nicht-urteilende Sicht des Verhaltens und erkennt an, daß unsere Gedanken, Emotionen und Verhaltensweisen aus dem Zustand unseres Nervensystems resultieren. Wird das Nervensystem unterstützt und verbunden, fungiert es als Plattform für Entlastung und neue Möglichkeiten.

# 15

# COVID-Genesung und Erneuerung der Selbstbeziehung

## FALLÜBERSICHT

**SSP-Anbieterin:** Jill Hosey, MSW, RSW. Website: *jillianhosey.com*

**klinische Disziplin und Fokus:** Jill ist klinische Sozialarbeiterin und Traumatherapeutin. Sie behandelt Kinder, Jugendliche und Erwachsene, die Traumata erlebt haben, unter PTBS und Dissoziativen Störungen leiden und Bindungs- und Entwicklungstraumata erlitten haben. Jill ist Hauptautorin von *»Combined Delivery Guidelines for EMDR and SSP«*.

**andere therapeutische Modalitäten und Kompetenzen:** EMDR-Therapie *(Eye Movement Desensitization and Reprocessing)*. Deep Brain Reorienting (DBR), Traumafokussierte Kognitiv-behaviorale Therapie (KBT), Sensumotorische Psychotherapie und PVT. Außerdem ist Jill mit Neurofeedback und der Alexander-Technik (AT) vertraut, benutzt diese Methoden aber nicht bei der Arbeit mit ihren Klienten.

**Klientin:** In Jills Leben spielen Migräne, Reizdarm und ein Beziehungstrauma in der Kindheit wichtige Rollen. Im Herbst 2022, als sie wegen einer akuten COVID-Erkrankung plötzlich bettlägerig wurde, übernahm sie die Rolle der Therapeutin und der Klientin und wendete ab dem neunten Tag ihrer Krankheit das SSP bei sich selbst an. Außerdem behandelte sie sich an drei Nachmittagen nach dem Anhören der SSP-Aufnahmen mit Neurofeedback.

**Besonderheiten/Symptome:** Jill erlebte schwere COVID-Symptome, darunter kognitive Dysfunktion, Beeinträchtigungen des Arbeitsgedächtnisses, Erschöpfung, starke Benommenheit, Unfähigkeit zu fokussieren oder sich zu konzentrieren, Tachykardie und starke Magen-Darm-Störungen. Diese Symptome triggerten bei ihr die Erinnerung an Beziehungs- und Bindungstraumata, die sie in ihrer Kindheit erlebt hatte, was Gefühle der Machtlosigkeit und das Bedürfnis, sich zu verbergen, bei ihr hervorrief. Außerdem erlebte sie Angst und Depression und entwickelte Wut auf ihren Körper, weil sie die Kontrolle über ihn verloren hatte und weil er sich nicht so schnell wieder erholte, wie sie es sich gewünscht hätte.

Wegen ihrer Kindheitserlebnisse hatte Jill, um sich selbst zu schützen, die Gewohnheit entwickelt, sowohl zu anderen Menschen als auch zu sich selbst Distanz zu halten. Das Erlebnis einer schweren COVID-Erkrankung machte sie dann jedoch auf die Nachteile dieser Vorgehensweise aufmerksam, zeigte es ihr doch deutlich ihre Abneigung dagegen, um Hilfe zu bitten, ihre Verletzlichkeit zu zeigen und Selbstmitgefühl zu entwickeln.

**autonome Tendenz:** Versucht zunächst, den sympathischen Zustand zu nutzen, wechselt dann aber zum dorsal-vagalen.

**Assessments:** Formale Assessments wurden in diesem Fall nicht genutzt.

## Beschreibung der Klientin

Als Psychotherapeutin und EMDR-Trainerin ist Jill es gewöhnt, anderen Menschen zu helfen und sie zu unterrichten. Als bei ihr blitzschnell extreme COVID-Symptome auftraten und es ihr unmöglich machten, das Bett zu verlassen, wurde ihr klar, daß sie ihr Wissen, ihre Fertigkeiten und ihre Behandlungsmethoden nutzen mußte, um sich selbst zu helfen.

Sie verlor ihren Geruchs- und Geschmackssinn völlig, litt unter starker Erschöpfung und Schmerzen im ganzen Körper – sogar ihre Haut schmerzte –, einer Halsentzündung, Schmerzen in der Brust und Husten, starken Kopfschmerzen und einem stechenden Schmerz in den Augen. Besonders große Sorgen machten ihr die Schmerzen in der Brust, und die Ruhefrequenz ihres Herzens, mit 100–120 bpm ohnehin hoch, war nun noch weiter gestiegen, und zudem schlug ihr Herz unregelmäßig. Am dritten Tag nach dem ersten Auftreten der Symptome versuchte sie, ein Buch zu lesen, schaffte aber keine einzige Seite, und sie hatte Schwierigkeiten, sich auch nur an das Wenige, was sie gelesen hatte, zu erinnern. Dies war eine deutlich andere Reaktion auf eine Krankheit, als sie es sonst gewöhnt war.

Am neunten Tag veränderten sich Jills Symptome. Einige der ursprünglichen ließen nach, und neue tauchten auf. Sie litt unter extremer Benommenheit, hatte das Gefühl, der Boden bewege sich unter ihren Füßen, und sie hatte Gleichgewichtsstörungen. Ihre starke Benommenheit war verbunden mit Desorientiertheit, Konzentrationsunfähigkeit, Wortfindungsproblemen und Beeinträchtigungen des Arbeitsgedächtnisses. Besorgt versuchte sie es mit einem Selbsttest, indem sie einige Kapitel aus einem Buch über ein Therapiemodell las, das sie oft in Kursen unterrichtete. Sie konnte sich an nichts von dem, was sie las, erinnern. Deshalb geriet sie in Panik. Wenn sie nun nicht mehr genesen würde? Sie fühlte sich ohne jede Hoffnung und blickte dem, was kommen würde, besorgt entgegen.* Hier wurde ihr Ichempfinden in Frage gestellt. Wie würde sie weiter leben? Wie könnte sie arbeiten? Und wer war sie überhaupt? Sie stellte den Wert ihrer eigenen Sicht auf ihr Sein in der Welt in Frage.

Nun schlug ihr Herzschlag noch schneller, das Herzrasen wurde stärker, und plötzlich empfand sie Übelkeit und bekam Durchfall. Jill fragte sich, ob sie eine Dysfunktion des Vagusnervs erlebte, denn das wäre eine Erklärung für ihre Benommenheit, ihre Probleme mit dem Herzen, die Brustschmerzen und die Magen-Darm-Probleme gewesen. Das Wenige, was über COVID zu lesen sie schaffte, deutete darauf hin, daß sie gerade aus der akuten Phase in einen chronischen Zustand wechselte, ähnlich dem Long-COVID-Zustand, von dem sie gelesen hatte.[1] In Forschungsartikeln wurde die Vagusnervstimulation als sinnvolle Möglichkeit zur Behandlung entzündlicher und immunologischer Prozesse genannt.[2] Jill dachte sofort an das SSP, das als Methode der akustischen Vagusnervstimulation patentiert wurde und das mit neuronalen Übungen verbunden ist, die den Zugang zu Balance und Flexibilität des ANS verbessern sollen.

## Art der SSP-Anwendung

SSP-Praktikern wird ausdrücklich geraten, das SSP nicht bei sich selbst anzuwenden. Aber Jill war wegen ihrer Symptome und insbesondere wegen ihrer extrem starken Benommenheit so besorgt, daß sie der Ansicht war, möglichst schnell etwas in die Wege leiten zu müssen. Sie hatte sich die SSP-Core-Aufnahmen schon zweimal angehört – beim ersten Mal in kurzen Zeiteinheiten und später noch einmal in einstündigen Sitzungen –, und sie hatte das SSP bei Dutzenden ihrer Klienten genutzt. Aufgrund ihrer Erfahrungen mit allen SSP-Varianten verstand sie den Prozeß sehr gut. Mit ihrer scharfen Interozeption und ihrem starken Selbstgewahrsein glaubte Jill, sie könnte ihr Vorhaben gefahrlos in die Tat umsetzen. In ihrer vertrauten häuslichen Umgebung fühlte sie sich wohl, und eine Vertrauensperson aus ihrem Haushalt sah während der Arbeit bei ihr von Zeit zu Zeit nach dem Rechten.

Jill war die Hauptautorin der *»Combined Delivery Guidelines for EMDR and SSP«*. Sie hatte Erfahrung in der Zusammenstellung eines individuellen SSP-Anwendungsplans für jeden ihrer Klienten. Bei der Entwicklung eines solchen Plans berücksichtigte sie alle Aspekte der jeweiligen Situation, die autonomen Tendenzen der Klienten, ihre Präferenzen, die Umgebung, in der die Arbeit stattfinden sollte, und die übrigen therapeutischen Modalitäten, die im konkreten Fall genutzt wurden. Und genau so bereitete sie sich nun auf ihre eigene Behandlung vor.

In Zusammenhang mit ihren bisherigen SSP-Experimenten hatte sie Schlafprobleme gehabt, wenn sie sich die Aufnahmen zu spät am Tag angehört hatte. Deshalb

---

* PVT-Erkenntnis 1: Der autonome Zustand fungiert als intervenierende Variable.

entschloß sie sich, die Aufnahmen morgens unmittelbar nach dem Aufstehen anzuhören. Sie stellte ein Glas Wasser und ihren Kopfhörer neben ihr Bett und trank jeden Morgen nach dem Aufwachen das Wasser, atmete einige Male tief und hörte sich dann im Liegen und mit geschlossenen Augen die SSP-Aufnahmen an. Sie nahm sich vor, das Hören zu unterbrechen, sobald sie eine stärkere Angst kommen sah oder wenn sie merkte, daß sich Übelkeit oder Benommenheit ankündigten. Weil ihr die Gefahr einer Dysregulation sehr bewußt war, prüfte sie und vergewisserte sie sich regelmäßig, daß die Fortsetzung angemessen war. Mit Hilfe ihrer Neugier und ihrer Aufmerksamkeit beim Hören fand sie heraus, daß es weiterhin täglich gefahrlos möglich und sinnvoll war, sich jeweils eine Stunde lang die SSP-Aufnahmen anzuhören.

Jill war klar, daß das SSP nicht als eigenständige Therapie gedacht ist und daß es oft gleichzeitig mit anderen therapeutischen Modalitäten genutzt wird. Dieses Bewußtsein erwies sich als wertvoll in drei Situationen, in denen sie unter anhaltender Angst, Trübung des Denkvermögens und dem Gefühl, irgend etwas sei mit ihrem Gehirn nicht in Ordnung, litt. Aufgrund früherer Erlebnisse nahm sie an, daß Neurofeedback ihrem Körper und Gehirn zu dem verhelfen könnte, was sie bräuchten. Deshalb benutzte sie es während mehrerer Stunden nach dem Anhören der SSP-Aufnahmen.

## Die Reaktionen auf das SSP, welche die Therapeutin bei sich selbst beobachtete

Nachdem sich Jill am ersten Tag fünf Minuten lang die SSP-Aufnahmen angehört hatte, bemerkte sie plötzlich eine physische Veränderung – einem elektrischen Strom von ihrem Steißbein bis zum obersten Punkt ihres Kopfes ähnlich –, der ihren Körper harmonisierte. Nachdem sie sich die Aufnahmen eine Stunde lang angehört hatte, ließ ihre Benommenheit nach, und statt dessen war ein Gefühl des Geerdetseins in den Vordergrund getreten. Der Boden bewegte sich nicht mehr, wenn sie aufstand, und sie spürte, daß ihre Fußsohlen sicher auf dem Boden standen.

Nach der Hörsitzung am zweiten Tag war Jills Herz zu seiner normalen Ruheherzfrequenz zurückgekehrt. Sie fühlte sich erleichtert, weil ihre auf sie selbst gerichtete Intervention offenbar wirkte, und ihre Angst ließ nach.

Am dritten Tag begann die Auflösung ihrer Magendarmsymptome. Die Interozeption war bei ihr schon seit der ersten SSP-Sitzung stärker geworden, und die Besserung war durch die COVID-Erkrankung nicht verblaßt, im Gegensatz zu ihrem durch die Erkrankung beeinträchtigten Geschmacks- und Geruchssinn. Jill beobachtete, daß bei ihr ebenso wie bei vielen ihrer Klienten jede Wiederholung des SSP-Core-Programms neue positive Wirkungen hervorrufen konnte. Sie fragte sich, ob der Grund dafür war, daß ihr Nervensystem dabei jeweils auf andere Weise gestärkt und umstrukturiert wurde.*

Am vierten Tag beschloß Jill, ihr Gedächtnis zu testen. Weil sie sich noch gut daran erinnerte, wie schockiert und frustriert sie gewesen war, weil ihre Konzentrationsfähigkeit nicht ausreichte, um ihr zu ermöglichen, sich die aufgenommenen Informationen zu merken, nahm sie sich vorsichtig ein Buch vor, um zu überprüfen, ob sich die Situation in dieser Hinsicht gebessert hatte. Zu ihrer Freude stellte sie fest, daß sie mehrere Kapitel lesen, das Buch dann zur Seite legen und sich später an den Inhalt dessen, was sie gelesen hatte, erinnern konnte. Dies war in ihren Augen ein wichtiger Fortschritt, weil es nicht nur auf die Rückkehr einer gewissen Energie und Ausdauer, sondern auch auf eine Verbesserung ihres Gedächtnisses hindeutete.

Am fünften Tag löste sich die Kongestion im Bereich der Brust auf, und die Probleme mit der Lunge verschwanden. Zwei Tage nach Abschluß der SSP-Sequenz fiel ein erneuter COVID-Test negativ aus, aber Jill verspürte immer noch eine gewisse Erschöpfung und Kongestion der Lunge. Fünf Tage nach Abschluß des SSP konnte Jill wieder einen EMDR-Kurs leiten; es dauerte aber noch zwei Monate, bis ihr Geschmacks- und Geruchssinn sich erholten.

Abgesehen vom Rückgang der Symptome bemerkte Jill eine stärkere Ausgeglichenheit und Flexibilität ihres ANS, sie hatte wieder Hoffnung, und die Sorgen wegen ihrer Gesundheit und ihrer Zukunft lösten sich ebenfalls auf.** Das Bewußtsein ihrer Fähigkeit, für sich selbst sorgen zu können, wurde zu einem hochwirksamen Mittel gegen ihre früheren existentiellen Sorgen.

## Eine zusätzliche positive Reaktion aufgrund des SSP

Fünf Wochen nach Abschluß des SSP und der Genesung von den meisten COVID-Symptomen nahm Jill die zwei Jahre zuvor begonnene therapeutische Arbeit mit Deep Brain Reorienting (DBR) und Alexander-Technik (AT) wieder auf. Sie hoffte, diese beiden Ansätze würden ihr helfen, an der Überwindung der grundlegenden Probleme arbeiten zu können, die zu ihrer Angst, ihrem Gefühl der Hoffnungslosigkeit und ihrer Wut auf sich selbst und ihren Körper beitrugen.***

Der AT-Lehrer, mit dem Jill zuvor gearbeitet hatte, gab ihr AT, und sie wendete Praktiken, die sie in ihrer DBR-Ausbildung erlernt hatte, bei sich selbst an. Bei ihrer

---

* PVT-Erkenntnis 7: Das ANS kann so beeinflußt werden, daß es Verbundenheit und Wohlbefinden priorisiert.

** PVT-Erkenntnis 8: Das ANS steht im Zentrum unseres körperlichen und psychischen Wohlbefindens.

*** PVT-Erkenntnis 3: Die Neurozeption erkennt Anzeichen für Gefahr und Sicherheit und verändert den autonomen Zustand.

ersten Wiederbegegnung mit dem AT-Lehrer bemerkte dieser, daß sie offener geworden war. Er sagte: »Da ist wohl ein Bannzauber in Ihnen gebrochen worden.« Jill selbst spürte, daß etwas sich in ihr etwas geöffnet hatte und daß sie präsenter war. Gleichzeitig erlebte Jill durch DBR eine deutliche Verringerung der Aktivierung im Hintergrund.

Jill merkte, daß sie nach der dritten SSP-Serie mit den beiden Modalitäten auf eine völlig neue Weise arbeiten konnte. Sie wurde durch keinerlei Defensivität behindert und spürte eine tiefere Reaktion in sich. Sie »verbarg« sich weniger vor anderen und vor sich selbst. Zuvor war es für sie ein Kampf gewesen, wirklich präsent zu sein, doch nun war sie völlig offen.

Rückblickend wurde Jill klar, daß sie vorher nie wirklich sie selbst gewesen war. Sie hatte ihre Verletzlichkeit nie völlig zum Ausdruck gebracht und nicht zugelassen, daß sie selbst sich – und andere sie, sogar ihre Allernächsten – authentisch gesehen hatten. Ihr wurde klar, daß sie ihr »Selbst« für andere geschaffen hatte. Es war, als sei sie zwar in der Nähe ihres Körpers, aber nicht in der Lage gewesen, sich selbst zu finden. Nach Abschluß der SSP-Sequenz und durch die AT- und DBR-Arbeit konnte sie nun zulassen, gesehen und gehört zu werden. Sie entwickelte ein stärkeres Selbstempfinden und einen inneren Kompaß. Ihre Wut nahm ab, weil sie es nicht mehr für notwendig hielt, sich zu verteidigen. Weil ihr Selbstmitgefühl erstarkt war, konnte sie nun besser für sich selbst sorgen, weil sie auf ihren körperlichen Zustand eingestimmt war. Daß sie die Verbindung zu sich selbst wiedergefunden hatte, gab ihr das Gefühl, ihr Zuhause gefunden zu haben.

## Analyse des Falls mit Dr. Porges

Der menschliche Körper reagiert auf COVID sowohl physisch als auch systemisch, wobei das Immunsystem und das ANS zusammenwirken. Wie wir wissen, werden unsere grundlegenden Überlebensmechanismen vom Hirnstamm gesteuert und finden ihren Ausdruck im ANS. Das Immunsystem und das endokrine System haben ähnliche Aufgaben – Gefahren molekularen und chemischen Ursprungs für unser Überleben zu entdecken und durch Aktivierung geeigneter Abwehrkräfte darauf zu reagieren. Wenn wir das ANS in einem Zusammenhang betrachten, der die Reaktionen des Immunsystems und des endokrinen Systems einbezieht, ermöglicht uns das, die neurophysiologischen Defensivreaktionen unseres Körpers unter dem Einfluß starker Pathogene zu erklären sowie die Störungen unserer physiologischen, mentalen und behavioralen Prozesse, die bei einigen von uns in Reaktion auf eine COVID-Erkrankung auftreten.

Die Polyvagal-Theorie fokussiert auf die vom Hirnstamm regulierten grundlegenden Überlebensmechanismen, die im ANS, aber nicht ausschließlich dort, zum

Ausdruck kommen. Das Modell der PVT versteht das ANS als neuronale Plattform für Störungen in physiologischen, mentalen und behavioralen Prozessen. In Jills Fall handelte es sich dabei um eine Entzündung (Schmerz, Erschöpfung, Husten und Halsschmerzen), einen Shutdown der sensorischen Systeme (Verlust des Geschmacks- und Geruchssinns), eine Beeinträchtigung ihrer höheren kognitiven Funktionen (Benommenheit und Störungen des Arbeitsgedächtnisses), und einen Anstieg der Herzfrequenz. Emotional reagierte sie auf jedes dieser Symptome ängstlich und hypervigilant.

In der akuten Phase einer Virusinfektion treten oft Symptome auf, die signalisieren, daß der Körper unter starkem Streß steht, und die als Hinweise auf eine starke Gefährdung der Gesundheit verstanden werden können. Diese Signale verschwinden gewöhnlich zusammen mit den physischen, mentalen und emotionalen Beeinträchtigungen in der Zeit, in der man sich von der akuten Phase der Erkrankung erholt. Bleiben akute Symptome jedoch über die Anfangsphase einer Virusinfektion hinaus bestehen, kann eine chronische Phase folgen, in der die Symptome eher Veränderungen in der Funktion des Nervensystems (wie im Fall defensiven Kreiselns) und emotionalen Störungen entsprechen, also nicht den Auswirkungen des ursprünglichen Pathogens. Das beschriebene Phänomen wird bei Krankheitszuständen wie Long COVID beobachtet, bei denen Menschen lang anhaltende Symptome mit neurologischen, kognitiven und autonomen Störungen erleben.

Jills akute COVID-Phase löste sich auf, bevor ein chronischer Zustand, Long COVID, entstand. Mit Jills Erfahrungen decken sich jedoch mehrere von SSP-Praktikern gesammelte Berichte darüber, wie das SSP die Verringerung der mit COVID und Long COVID verbundenen Symptome fördern kann.

## Wie das SSP Jills Genesung von COVID unterstützte

Jills intuitive Entscheidung, über eine Woche zu warten, bevor sie sich dem SSP widmete, könnte der Grund dafür sein, daß das SSP bei ihr effizienter wirkte, denn auf diese Weise wurde verhindert, daß es zu einem Konflikt mit der akuten Krankheitsphase kam. Durch die Entwicklung eines Rituals für die täglichen SSP-Hörsitzungen machte sie eine ansonsten chaotische Zeit ein wenig voraussehbarer.* Mit Hilfe der Selbstfürsorge wurde ihr Gefühl, handlungsfähig und belastbar zu sein, gestärkt, was für Traumatisierte besonders wertvoll ist.

Jills System konnte die in die Musik des SSP-Core-Programms eingebetteten Signale für Sicherheit über afferente Bahnen übermitteln und zur Aktivierung ihres Systems für soziale Verbundenheit nutzen, weil der Quellkern der Kranialnerven

---

* PVT-Erkenntnis 3: Die Neurozeption erkennt Anzeichen für Gefahr und Sicherheit und verändert den autonomen Zustand.

mit der Expressivität der Mimik, der Hörschärfe, der Sprachmelodie, der Körpersprache und dem Einfluß des Vagus auf das Herz verbunden ist. Während sich diese Botschaften akkumulierten, konnte sich das ANS wieder auf die Unterstützung der homöostatischen Funktionen im Körper konzentrieren und sich einem optimaleren Zustand nähern.*

## Schichten der Heilung

Jills Genesung von den COVID-Symptomen und ihre gestärkte Resilienz ermöglichten ihr, sich auf sich selbst und zuvor genutzte therapeutische Modalitäten zu besinnen, wodurch sie zu einem neuen und tieferen Selbstverständnis gelangte. Sie begann, verschiedene Aspekte ihrer frühen Lebensjahre zu versöhnen, wobei diese Einsichten sie in Wellen erreichten. Jede neue Erkenntnis verstärkte das Gewahrsein ihres Körpers, verringerte ihre Defensivität und vertiefte ihre Verbindung zu sich selbst und anderen.

Für Jill vertiefte jede erneute Begegnung mit dem SSP den Zugang zu einem verbundenen ventral-vagalen Zustand und vergrößerte ihre Fähigkeit und Resilienz. Sie war erstaunt darüber, daß sie sich ständig weiterentwickelte. Beispielsweise fiel ihr während des Gesprächs über die Fallanalyse auf, daß sie nun Blickkontakt halten konnte – der sich zudem gut anfühlte und ihre vorherige Aversion nicht erneut triggerte. Auch ihre Stimme strahlte durch Klarheit und Melodiosität aus, daß sie sich ruhig und wohl fühlte.** Jill entwickelte neue Muster der Resilienz und war in der Lage, sich mit alten Mustern auseinanderzusetzen und sie zu verwerfen, weil sie ihr keine guten Dienste mehr leisteten. Sie konnte nun andere Menschen an sich heranlassen und sich ihnen gegenüber als offen für Kontakt zeigen.

## Das Geschenk der Offenheit

Die Entwicklung des Nervensystems zielt auf die Entwicklung von Vertrauen ab – es geht ihm darum, Kontakt zu ermöglichen, ohne seine Stabilität zu gefährden. Doch wir Menschen neigen mit zunehmendem Alter dazu, vorsichtiger zu werden und in neuartigen Situationen häufiger Defensivhaltungen zu mobilisieren. Wir erziehen sogar unsere Kinder zu Wachsamkeit und Vorsicht. Dies ist in einer nicht völlig sicheren Welt eine natürliche und adaptive Reaktion. Doch wir müssen nicht nur Gefahren und Bedrohungen meiden, sondern auch Möglichkeiten finden, im Kontakt mit einander und angesichts neuartiger Erlebnisse offen zu bleiben.

---

* PVT-Erkenntnis 2: Autonome Zustände beeinflussen unsere Gefühle, Gedanken und Verhaltensweisen.

** PVT-Erkenntnis 5: Der autonome Zustand beeinflußt soziale Signale.

Eine Sehnsucht, auf authentische Weise zu anderen Menschen in Verbindung zu treten, ist ein fester Bestandteil unseres komplexen und facettenreichen evolutionären Erbes.* Offenheit ist ein Geschenk, das durch den Akt des Gebens transformiert und vergrößert wird, weil es viele Male zurückgegeben wird – nicht nur dem Gebenden, sondern auch dem Empfangenden und den Menschen, zu denen beide in Verbindung treten.

Verstöße gegen Vorhersehbarkeit und Sicherheit bewirken ebenso wie unterbrochene frühe Bindungen, Mobbing, Mißbrauch, Mißhandlungen und andere Formen des Ausschlusses oder der Unterdrückung, daß unser Nervensystem statt Mustern der Verbundenheit Schutzmuster entwickelt. Doch selbst bei Menschen, in deren Leben keine guten Modelle für sichere Beziehungen existieren, kann die bloße Möglichkeit zugänglicher und reziproker Beziehungen ein brennendes Verlangen erzeugen und die Motivation wecken, sich sicher und mit anderen Menschen verbunden zu fühlen. Deshalb versuchen so viele Menschen, ihr Leben zu verbessern, und oft suchen sie sich dabei Hilfe, in einer Therapie, in Selbsthilfegruppen, in Büchern oder im Verfolgen anderer Aktivitäten. Es mag ein Teil unseres Erbes sein, daß Güte und Liebe zutage treten, wenn wir unsere Defensivität ablegen, eine Güte und Liebe, die das Leben wunderschön machen.

* PVT-Erkenntnis 4: Die Macht von sozialer Verbundenheit und Co-Regulation

## Implikationen für das Alltagsleben

Die COVID-Pandemie hatte eine verheerende Wirkung auf die Gesundheit vieler Menschen und hatte außerdem tiefreichende und lange anhaltende Folgen für die soziale Verbundenheit. Wir wurden auf eine neue Bedrohung, das Virus, eingestimmt. Als soziale Wesen suchen wir instinktiv Verbundenheit, wenn wir erstmals mit einer Bedrohung konfrontiert werden. Die Pandemie bewirkte jedoch, daß wir enge Interaktionen als gefährlich wahrzunehmen lernten, weil dabei Krankheitserreger übertragen werden können.

Unsere soziale Dynamik veränderte sich. Wir erlebten zwar gemeinsam ein globales Ereignis, doch es wirkte nicht vereinigend. Ein unsichtbares Pathogen verzerrte unsere sozialen Bindungen auf eine zu unserem Streben nach Kontakt und Unterstützung im Widerspruch stehende Weise. Alle und insbesondere die besonders stark gefährdeten Menschen wurden derart isoliert, daß es bis heute verfolgbare Spuren hinterlassen hat. Aber wir können daran arbeiten, unsere sozialen Gewohnheiten wiederherzustellen und wichtige Verbindungen zu anderen Menschen zu reaktivieren. Die Verbindungen zu anderen Menschen aufrechtzuerhalten kann individuell lebensspendend und auf der kollektiven Ebene transformierend wirken.

# 16

# Von Ausgrenzung zu Befähigung

## Der Weg eines Jungen mit einer Hypermobilitäts-Spektrum-Störung

### FALLÜBERSICHT

**SSP-Anbieterin:** Njoki Wamae. Kontakt: *njokiwamaetherapy@gmail.com*

**klinische Disziplin:** Njoki ist Beraterin/Psychotherapeutin, und ihre Arbeit basiert auf dem humanistischen Ansatz und einer integrativen Herangehensweise. Sie arbeitet mit Adoptivfamilien und bildet Lehrer und Schulpersonal im Umgang mit der sozialen und emotionalen Entwicklung von Kindern aus.

**andere therapeutische Modalitäten und Kompetenzen:** Lehrbeauftragte an der Open University; Ausbildung von Lehrern im Bereich der sozialen und emotionalen Entwicklung von Kindern, Arbeit mit Adoptivfamilien; Beratung und Anwaltschaft bei Fragen und Problemen bezüglich der psychischen Gesundheit.

**Klient:** Alex (ein Pseudonym) war elf Jahre alt, als Njoki anfing, mit ihm zu arbeiten. Er lebte in einer unglaublich liebevollen und unterstützenden Familie, zusammen mit einer älteren Schwester, die intensive medizinische Betreuung benötigte. Aufgrund psychologischer und körperlicher Bedrohungen in der Schule wirkte Alex anfangs sehr schüchtern und erlebte nur wenige soziale Interaktionen außerhalb seiner Familie.

**Besonderheiten/Symptome:** Hypermobilitätssyndrom (HMS), langsame kognitive Verarbeitung und Beeinträchtigung des Arbeitsgedächtnisses, Dyslexie, Angst vor dem Eintritt in die Sekundarschule, Erschöpfung, Hypersensibilitäten, schlechte Propriozeption, Harninkontinenz und häufige Unfälle infolge der Hypermobilität – von denen einige signifikant waren, weshalb er ihretwegen immer noch in einem Krankenhaus überwacht wird.

**autonome Tendenz:** Wegen seiner Isolation in der Schule befand Alex sich in einem dorsal-vagalen Shutdown. Doch bevor dies eintrat, war seine autonome Tendenz sympathisch, wobei er eher zur Flucht als zum Kampf neigte.

**Assessments:** Über Njokis Standard-Anamnese hinaus wurden keine formellen Assessments genutzt.

## Beschreibung des Klienten

Als für Alex das Ende seiner Grundschulzeit näher rückte (die Schüler gewöhnlich im Alter zwischen 5 und 11 Jahren besuchen) und er sich auf den Wechsel in eine größere Sekundarschule vorbereitete (die Schüler im Alter zwischen 11 und 18 Jahren besuchen), erreichte seine Angst neue Höhen. Seine Befürchtungen gingen deutlich über die mit Übergangssituationen typischerweise verbundenen Sorgen hinaus, und kennzeichnend für sie war eine starke Furcht vor dem Unbekannten. Alex' Mutter hatte vom SSP gehört, und sie hoffte, diese Methode würde ihrem Sohn helfen.

Als Njoki mit Alex zu arbeiten begann, wirkte er extrem schüchtern, vermied jeden Blickkontakt und antwortete immer nur mit einzelnen Worten, wenn er nicht sogar seine Mutter für sich antworten ließ. Ihm war es eindeutig lieber, wenn seine Mutter in den Sitzungen anwesend war, was Njoki ihm uneingeschränkt zugestand. Als sie ihm dies versicherte, war er sichtlich erleichtert.

Alex war der jüngste von drei Geschwistern und in einer sehr liebevollen familiären Umgebung aufgewachsen. Eine Schwester von ihm benötigte ständig intensive medizinische Betreuung. Dies könnte Alex dazu gebracht haben, ihren Bedürfnissen seinen eigenen gegenüber grundsätzlich Vorrang einzuräumen, mit der Folge, daß er sich von seinen eigenen Bedürfnissen distanzierte. Auch die schweren Unfälle, die er in seiner Kindheit erlebt hatte und die Krankenhausversorgung und ärztliche Betreuung erfordert hatten, waren Bestandteil der Herausforderungen, mit denen er sich laufend konfrontiert sah. Bei Alex wurde das Hypermobilitätssyndrom (HMS) diagnostiziert, eine generelle Überbeweglichkeit der Gelenke. Dies äußerte sich bei Alex in Form von Gelenkknacken, intermittierender Gelenkschwäche aufgrund von schlaffen Bändern und Bindegeweben, Erschöpfung, Schmerz, Magen-Darm-Problemen, einer starken Einschränkung der Verträglichkeit von Speisen und in Form von Symptomen autonomer Dysfunktion.

Aus dem Aufnahmeformular ging hervor, daß Alex in für ihn schwierigen Situationen mit dem Sympathischen Nervensystem reagierte, was bei ihm in Form von Gedankenrasen, einer Pulsbeschleunigung, schnellem Atmen und Schwierigkeiten zu fokussieren zum Ausdruck kam. Auf solche Situationen reagierte Alex mit Zappeln und ständigen Bewegungen, er widersetzte sich den Bemühungen anderer, ihn zu beruhigen, und oft weinte oder brüllte er. Völlig überwältigt zog Alex sich dann zurück, wurde klein und still. Es fehlte ihm an Energie, mit der Situation fertig zu werden, und manchmal fügte er sich einfach, nicht weil das seinem Willen entsprach, sondern weil er sich so überfordert fühlte, daß er nicht wußte, was er sonst hätte tun können.*

---

* PVT-Erkenntnis 2: Autonome Zustände beeinflussen unsere Gefühle, Gedanken und Verhaltensweisen.

Insbesondere in lauten Umgebungen, in denen er bestimmte Lautstärken und Tonfrequenzen als unangenehm empfand, litt Alex unter Hypersensibilitäten. Auch helles Licht war ihm manchmal unangenehm.

Der Test der Verhaltenssymptome zeigte, daß verschiedene Bereiche bei Alex Anlaß zur Sorge gaben. Dazu zählten eine geringe Streßtoleranz, eine erhöhte Reaktivität bei bestimmten Geräuschen, Schwierigkeiten mit der Ausführung von Instruktionen, mit der sensorischen Verarbeitung sowie mit dem Sprachverständnis in lauten Umgebungen, Hypervigilanz, Entspannungsprobleme, Gedankenperseveration und leichtes Erschrecken.

Ein weiteres wichtiges Merkmal von Alex ist, daß er in sicheren und Vertrauen erweckenden Umgebungen wie dem Familienkreis und der Gesellschaft enger Freunde eine starke Fähigkeit hatte, Emotionen anderer Menschen zu erkennen, wobei er insbesondere in seiner Familie sogar oft der erste war, der dies tat.

Ein signifikantes frühes Ereignis in Alex' Leben war der Wechsel von der Lansdowne Primary School zur Gladwin Primary School im Alter von acht Jahren aufgrund eines Umzugs der Familie. Für ihn war es schwierig, die vertraute Umgebung von Lansdowne, in der er sich unterstützt fühlte, zu verlassen, weil er dort gute Freunde gehabt hatte und sehr beliebt gewesen war. Die Gladwin-Schule konfrontierte Alex mit einer deutlich anderen Umgebung. Ihm fehlte die Verbindlichkeit einer Gemeinschaft, und das erschwerte es ihm, Freundschaften zu schließen und aufrechtzuerhalten. Die einladendere Atmosphäre von Lansdowne stand in krassem Gegensatz zu seiner neuen Schulsituation, und Alex spürte diesen Unterschied sehr stark.

Trotz dieser Schwierigkeiten dauerte es drei Jahre, bis Alex Unterstützung suchte und seiner Mutter anvertraute, wie sehr er in seiner neuen Schule zu kämpfen hatte. Nachdem er mit seinen Eltern darüber gesprochen hatte, was ihn quälte, ließen sie ihn wieder nach Lansdowne wechseln, worüber Alex begeistert und erleichtert war. Doch wegen der COVID-19-Epidemie und den damit verbundenen Lockdown-Maßnahmen konnte er nicht sofort nach Lansdowne wechseln, sondern erhielt seinen Unterricht weiterhin online aus Gladwin, was sich als sehr schwierig herausstellte und zur Folge hatte, daß er sich traurig und gestreßt fühlte. Diese Zeit markierte für Alex einen Wendepunkt. Er fing an, sich zurückzuziehen, verlor das Selbstvertrauen und fühlte sich einsam.

Im Herbst-Trimester seines letzten Jahres in der Grundschule (im Alter von 11 Jahren) konnte Alex endlich wieder physisch am Unterricht der Lansdowne Primary School teilnehmen. Da die durch COVID-19 bedingten Einschränkungen jedoch immer noch bestanden, hatte er Schwierigkeiten damit, seine früheren Freundschaften wiederzubeleben und sich in die neue Umgebung einzupassen. Trotz seiner natürlichen Fähigkeit, die Emotionen anderer Menschen zu verstehen, erschwerten es ihm die Gesichtsmasken und Maßnahmen zur sozialen Distanzierung, soziale Signale korrekt zu deuten.

Außerdem rang Alex mit dem Ausdruck seiner eigenen Emotionen. Darüber hinaus hatte er Schwierigkeiten mit Exekutivfunktionen wie Planung und Beharrlichkeit, und sein Arbeitsgedächtnis funktionierte nicht gut. Deshalb war sein Verhalten impulsiv und unflexibel.

Vor der SSP-Intervention hatte Alex keinerlei Erfahrung mit Therapien gehabt. Zu seinen Zielen für das SSP zählte, sich wieder sicherer zu fühlen, seine Angst zu verringern und generell flexibler mit seinem Leben umzugehen. Weil ein erneuter Schulwechsel näher rückte, diesmal auf die Sekundarschule und zusammen mit nur wenigen Freunden, war es Alex' Mutter besonders wichtig, daß ihr Sohn tragfähige Beziehungen entwickelte und aufrechterhielt. Sie hoffte, das SSP werde das Selbstvertrauen ihres Sohnes stärken, damit er in seinem Leben so aktiv werden konnte, wie er es in der Vergangenheit in Situationen, in denen er sich sicher gefühlt hatte, getan hatte.

## Art der SSP-Anwendung

Alex' wöchentliche SSP-Sitzungen über einen Zeitraum von 20 Wochen fanden online statt. Er zog es vor, von seinem Schlafzimmer aus und im Beisein seiner Mutter und der Hauskatzen daran teilzunehmen.

Njoki begann mit ihrer Arbeit, indem sie Alex über das ANS unterrichtete und ihm half, sein eigenes Nervensystem zu kartieren und zu verstehen. In erster Linie ging es darum, Alex verständlich zu machen, daß wir auf eine Aktivierung in der Regel automatisch reagieren und daß es dabei darum geht, uns vor realen oder wahrgenommenen Gefahren zu schützen. Um dieses Konzept ein wenig zu vereinfachen, benutzte Njoki Daniel Siegels Handmodell des Gehirns (siehe hierzu das Glossar).

Für Alex war es sehr wichtig, seine autonomen Reaktionen zu verstehen, um sich darüber klar zu werden, daß er etwas tun konnte, um seine Emotionen zu regulieren – sowohl mit anderen Menschen, denen er vertraute, als auch allein. Indem Njoki erläuterte, daß autonome Reaktionen automatisch erfolgen, versuchte sie Alex zu helfen, mit den hervorgerufenen Emotionen umzugehen, ohne sich ihretwegen zu schämen oder ihretwegen Schuldgefühle zu entwickeln. Sie veranschaulichte die Entwicklung des menschlichen Gehirns mit Hilfe einer Geschichte, in der geschildert wurde, wie wir in Situationen, die wir als bedrohlich empfinden, kämpfen, fliehen, erstarren oder uns verschließen können.

Außerdem erläuterte sie mit Hilfe unterschiedlicher elastischer Bänder, daß seine Fähigkeiten je nach Situation verschieden stark seien und daß es grundsätzlich keine gute Idee sei, etwas zu erzwingen zu versuchen, auch nicht, wenn es um das Anhören der SSP-Aufnahmen gehe. Njoki machte Alex klar, daß ein extrem gedehntes elastisches Band sich blitzschnell zusammenziehen und dadurch Schäden verursachen kann – im Gegensatz zu einem nur ein wenig gedehnten Band, das genau deshalb mehr zu bewirken vermag. Unterstützt von der Mutter empfahl Njoki dem Jungen, auf seinen eigenen »elastischen« Zustand zu achten und seine optimale Fähigkeit für den Umgang mit Streß und Emotionen herauszufinden.

Im Laufe der Zeit wurde Alex interaktiver und empfänglicher für neue Informationen. Auch erforschten sie gemeinsam Möglichkeiten der Selbstfürsorge. Dehnübungen gefielen Alex besonders gut, und er war stolz darauf, Njoki eine seiner Lieblingsübungen beibringen zu können. Er nahm auch aktiv an Übungen in bewußtem Atmen teil, ihm gefiel das Malen, und es war kein Problem für ihn, seine Kreationen Njoki zu zeigen.

Als sie mit der SSP-Core-Arbeit begannen, vereinbarten sie, daß Alex sich nicht an eine bestimmte Sitzungsdauer zu halten brauche. Stattdessen legten sie eine zeitliche Obergrenze von 30 Minuten pro Sitzung fest, so daß Alex eine Zeitspanne zwischen einer und dreißig Minuten wählen konnte, was ihm bei der SSP-Arbeit ein Gefühl der Wahlfreiheit vermittelte. In der Regel entschied er sich für eine Zeitspanne von 15 Minuten, und er schaffte es stets problemlos, den Prozeß zu bewältigen.

Jede Sitzung begann mit einem Check-in, wozu Alex die Deskriptoren seiner autonomen Leiter benutzte. Dieses von Deb Dana entwickelte Werkzeug soll Klienten helfen, mit ihren autonomen Zuständen vertrauter zu werden[1] und mit ihrer Hilfe auszudrücken, wie sie sich fühlen. Alex wurde immer geübter darin, seine Emotionen zu artikulieren. Dabei ging er manchmal ausführlicher darauf ein, warum er sich auf eine bestimmte Art fühlte, wohingegen er das in anderen Situationen nicht tat. Njoki begrüßte alle seine Antworten ausdrücklich. Zum Abschluß ihrer Sitzungen sprachen sie darüber, was Alex in der Zeit bis zur nächsten Sitzung tun wollte. Und in der nächsten Sitzung fragte Njoki jeweils nach, was aus den Plänen geworden sei. Dadurch entstand eine tragfähige Beziehung, die es Alex ermöglicht, seine Erlebnisse mit Empfindungen im eigenen Körper zu verbinden. Erwähnte er beispielsweise, er sei begeistert, fragte Njoki ihn, woran er dies merke. Dadurch brachte sie ihn dazu, Empfindungen wie ein Gefühl der Leichtigkeit in seiner Brust zu beschreiben. Diese sollte Alex helfen, seine körperlichen Empfindungen und deren Bedeutung stärker wahrzunehmen.

Alex' Mutter war bei den SSP-Sitzungen zugegen, und sie befand sich in einer Position, in der Njoki sowohl sie als auch Alex sehen konnte. Einer der anrührendsten Aspekte ihrer Interaktion war eine Art Tanz, in dem sie respektvoll eine zärtliche Baby-Mutter-Beziehung spiegelten. Die Mutter gewährte Alex intuitiv Unterstützung, wann immer er sie brauchte. Sie war ständig präsent und lächelte ihn an, wenn er in ihre Richtung schaute. Diese liebevolle Dynamik entfaltete sich in jeder Sitzung, und Njoki genoß es, sich an der besonderen Verbindung zwischen Mutter und Kind zu erfreuen. Außerdem zeigte die Mutter tiefen Respekt gegenüber den Grenzen und der Autonomie ihres Sohnes, indem sie nur aktiv wurde, wenn er sie dazu einlud, entweder verbal oder durch nonverbale Signale.

Auch die beiden Kätzchen von Alex spielten in den Sitzungen eine wichtige Rolle: Sie stärkten die Verbindung zwischen Mutter und Sohn und waren für Alex ein Sicherheit vermittelndes und angenehmes Gesprächsthema. Im Laufe der Sitzungen, meist nach etwa der Hälfte, stellte Alex seine Kamera so ein, daß Njoki sehen konnte, wo sich seine Kätzchen ausruhten. Manchmal kuschelte er sogar mit Jiji, dem zutraulicheren der beiden.

## Beobachtungen der Therapeutin bezüglich der Reaktionen des Klienten auf das SSP

Alex' reagierte sehr ermutigend auf das SSP. Obwohl er die dadurch eingetretenen Veränderungen nicht so recht beschreiben konnte, waren sie deutlich an seinem Verhalten zu erkennen. Njoki und seine Mutter merkten, daß er wesentlich mehr Selbstvertrauen entwickelt hatte, daß er flexibler geworden war und daß er glücklicher wirkte.

Vor der SSP-Arbeit hatte Alex in der Schule mit Sticheleien, die an Mobbing grenzten, fertig werden müssen. Dies stand im Gegensatz zu seinen sanften, liebevollen und freundlichen Charakterzügen. Um sich zu schützen, war er sozialen Interaktionen gegenüber grundsätzlich argwöhnisch geworden, mit der Folge, daß er sich etwas isoliert fühlte.

Nach der SSP-Arbeit wurde Alex selbstsicherer, möglicherweise weil er gelernt hatte, Signale für Sicherheit und Gefahr korrekter zu unterscheiden. Seine Mutter berichtete über einen wichtigen Fortschritt: Er hatte zum ersten Mal seit langem von der Schule einen Freund mit nach Hause gebracht. Ihm war wichtig, daß sein Freund seine Kätzchen kennenlernte – ein deutliches Zeichen für das neu entstandene Selbstvertrauen und die Bereitschaft, sich auf soziale Kontakte einzulassen. Dieser Besuch war für Alex und seine Familie ein sehr erfreuliches positives Erlebnis.

Ein anderer bemerkenswerter Aspekt von Alex' Bemühungen war sein starkes Interesse am Theaterspiel. Bei seiner Bewerbung um die Mitwirkung in einer lokalen Theatergruppe hatte er zunächst keine großen Erwartungen, sondern bemühte sich um eine kleinere Rolle, in der er weitgehend im Hintergrund bleiben konnte. Doch nach den SSP-Sitzungen war sein Selbstvertrauen so gestärkt, daß er sich um eine prominentere Rolle bewarb. Seine Mutter, die darüber sehr glücklich war, drückte dies wie folgt aus: »Ich freue mich sehr darüber, daß Alex sich jetzt mehr zutraut und daß er sich für diese Dinge interessiert.«

In Großbritannien ist es Kindern im sechsten Schuljahr, die in der Regel zehn oder elf Jahre alt sind, erlaubt, ohne elterliche Begleitung in Bussen zu fahren – was sie auf ihren Weg zur Sekundarschule vorbereiten soll. Die meisten Kinder freuen sich über diese neue Freiheit und genießen es, allein mit dem Bus fahren zu dürfen. Vor den SSP-Sitzungen hätte Alex nie auch nur darüber nachgedacht, allein mit dem Bus zu fahren, und er hatte sich an lauten und belebten Orten wie etwa in Läden unwohl gefühlt. Nach der SSP-Behandlung jedoch gelang es ihm problemlos, in einem Bus zu einem lokalen Einkaufszentrum zu fahren, sich dort sogar in verschiedene Läden zu wagen und dort herumzustöbern – was für ihn bis zu diesem Zeitpunkt völlig unvorstellbar gewesen war. Die neu entdeckte Unabhängigkeit war für seine Familie ein Grund zum Feiern, markierte sie doch eine weitere erstaunliche Veränderung, die durch das SSP eingetreten war.

## Die Reflexionen der Mutter über die Reaktion ihres Sohns auf das SSP

Alex profitierte in vielerlei Hinsicht vom SSP. Seine Angst nahm ab, und sein Selbstvertrauen wurde stärker. Dadurch erblühte sein System für soziale Verbundenheit und ermöglichte ihm, neue Möglichkeiten und Erfahrungen zu erforschen. Er baute neue Freundschaften auf, und als seine Mutter ihn fragte, ob er glaube, daß das SSP ihm geholfen habe, antwortete Alex: »Es hat mir den Anstoß gegeben, Dinge zu verändern.« Er glaubte auch, daß sein Gedächtnis besser geworden sei, und er fühlte sich zuversichtlicher und besser in der Lage, Freunde zu finden, die zu ihm paßten.

Das Nachlassen seiner sensorischen Hypersensibilität ermöglichte ihm, Hintergrundgeräusche besser zu ertragen und Speisen zu kosten, die ihm bisher unbekannt gewesen waren. Infolge dieser Veränderung konnte er fortan mit seiner Familie in lauten Gaststätten essen, und er konnte in einer Musical-Produktion mitwirken, bei der es ebenfalls ziemlich laut herging. Nach der SSP-Arbeit zeigte Alex mehr Initiative bei Aktivitäten, die seinen Interessen entsprachen, und bei Bemühungen, seine Ziele zu erreichen. Er erklärte, er wolle die SSP-Arbeit wiederholen, und in der Zwischenzeit stellte er selbst eine Playlist mit beruhigender Musik zusammen.

Als Alex auf eine andere Grundschule wechselte, wurde er für etwa drei bis fünf Jahre von seinen bisherigen Freunden getrennt. Nach der SSP-Arbeit jedoch kontaktierte Alex einen alten Freund, und es gelang ihm, diese Freundschaft wiederzubeleben. Sie entwickelte sich so gut, daß Alex sich schließlich in der Lage fühlte, bei diesem Freund zu übernachten. Er wurde auch offener, nahm an Geburtstagspartys teil und konnte sich an Festen dieser Art erfreuen. Dies waren für Alex wichtige Entwicklungsschritte, die das Wiederauftauchen eines glücklichen und vertrauensvollen jungen Menschen zum Ausdruck brachten.

## Analyse des Falls mit Dr. Porges

Das Hypermobilitätssyndrom (HMS) umfaßt viele spezielle Störungen wie beispielsweise das Ehlers-Danlos-Syndrom, für das Gelenkhypermobilität charakteristisch ist. Bei Menschen mit HMS treten oft systemische Symptome wie Magen-Darm-Probleme, autonome Dysregulation sowie emotionale und muskuloskeletale Probleme auf.

Dysautonomie oder Dysregulation des ANS wurde im Rahmen einer neueren Studie bei 63 Prozent der teilnehmenden HMS-Patienten festgestellt.[2] Einige Menschen mit einer genetischen Prädisposition für HMS bleiben asymptomatisch, bis die Erscheinungen durch ein Trauma getriggert werden, beispielsweise durch einen Autounfall. Solch ein Trauma kann zu einer autonomen Veränderung führen, die Betroffene in einen Defensivzustand versetzt, dem sie nicht zu entkommen vermögen. Dadurch entsteht die neurophysiologische Plattform für den Ausdruck verschiedener behavioraler, physiologischer und psychologischer Symptome. Die autonomen und emotionalen Symptome müssen nicht zwingend dem genetischen Programm des HMS angehören, sondern sie können auch als Begleiterscheinungen eines normalen Bedrohungstriggers auftreten. Somit ist es, optimistisch betrachtet, möglich, an mit dem autonomen Zustand zusammenhängenden Symptomen, etwa solchen der Emotionsregulation, mit Hilfe von Interventionen wie dem SSP zu arbeiten, die das ANS neu einstimmen. Dieser Hypothese entsprechend wurden die bei Alex auftretenden Symptome – seine Hypersensibilität, seine Angst, seine Magen-Darm-Probleme und seine Erschöpfung – durch autonome Dysregulation beeinflußt.

### Hypersensibilität

Alex litt unter starker Hypersensibilität, die sich auf Geräusche, Licht und bestimmte Nahrungsmittel bezog – ein Phänomen, das mit der Hypervigilanz seines Nervensystems zusammenhing. Dazu zählte die verstärkte Sensibilität gegenüber den Emotionen anderer Menschen. In einem Defensivzustand erkannte Alex' Körper noch die schwächsten Signale, mit der Folge, daß er ständig wachsam blieb. Nach der SSP-Arbeit konnte sein Körper in einen ruhigen ventral-vagalen Zustand eintreten, was die Beruhigung der Hypersensibilität ermöglichte. Danach konnte er den Lärm in Gaststätten und Theatern besser ertragen, und helles Licht war für ihn auch kein so großes Problem mehr. Außerdem fing er an, mit einer umfangreicheren Nahrungsmittelpalette zu experimentieren.

## Angst

Verstärkte Angst, wie sie bei autonomer Dysregulation sehr häufig vorkommt, ist ein Element eines Zyklus und kann sowohl als Ursache als auch als Folge des Verharrens eines Nervensystems in einem Bedrohungszustand verstanden werden. Das ANS reagiert adaptiv, indem es die Herzfrequenz, den Blutdruck und die Atemfrequenz erhöht und indem es Streßhormone ausschüttet. Dadurch entstehen Empfindungen, die die Gefühle der Angst verstärken und so einen Teufelskreis perpetuieren.

Weil es den Stoffwechsel stark beansprucht, würde die verstärkte Angst Alex' Nervensystem irgendwann erschöpfen, mit der Folge, daß es in einen dorsal-vagalen Zustand wechselt, weshalb sich Alex zurückzieht und warum er schüchtern wirkt. Somit pendelte er in schwierigen Situationen in der Schule zwischen dem sympathischen und dem dorsal-vagalen Zustand. Doch nach der SSP-Arbeit war es Alex möglich, sich aus dem defensiven Kreiseln zu befreien und zu seinem ruhigen und verbundenen ventral-vagalen Zustand in Kontakt zu treten. In diesem Moment konnte Alex' authentisches Selbst anfangen, sich zu zeigen.

## Magen-Darm-Probleme

Gefangensein im defensiven Kreiseln kann sich massiv auf den Magen-Darm-Trakt auswirken. Dadurch können Symptome wie Verstopfung (infolge sympathischer Aktivierung), Durchfall (infolge eines dorsal-vagalen Shutdown) sowie Übelkeit und Erbrechen (infolge einer Verzögerung der Entleerung des Magens – Gastroparese) auftreten. Die Störungen können zu einer abnormen Magen-Darm-Funktion führen, was sich in schlechter Nährstoffaufnahme, bakterieller Überbesiedlung und einem allgemeinen Gefühl von Schmerz und Unbehagen niederschlagen kann. Weil Alex' ANS nach der SSP-Arbeit nicht mehr in einem Defensivmodus gefangen war, konnten die Symptome seiner Magen-Darm-Beschwerden abklingen. Nach dem Abklingen seiner Neigung zum Erbrechen und zur Entwicklung von Bauchschmerzen konnte er seinen Speiseplan allmählich wieder ausweiten.

## Erschöpfung

Alex litt unter Gelenkschmerzen, und schon allein diese Schmerzen wirkten erschöpfend. Sein Verharren im Zustand defensiven Kreiselns machte seine Alltagsbewältigung noch beschwerlicher und verschlimmerte seine Erschöpfung. Angst, Verdauungsprobleme und schlechter Schlaf raubten ihm zusätzlich Energie. Doch nach der Reorganisation seines Nervensystems mit Hilfe des SSP stabilisierten sich seine autonomen Funktionen, wodurch seine Schlafprobleme, seine Angst und seine Verdauungsprobleme aufgelöst wurden. In der Folge kehrte seine Energie zurück und ermöglichte ihm, soziale Interaktionen zu genießen und mit erneuertem Enthusiasmus seine Interessen zu verfolgen.

## Psychoedukation

Njoki bemühte sich, eine von Sicherheit und Vertrauen geprägte Beziehung zu Alex aufzubauen, indem sie sich auf seine Bedürfnisse einstimmte und ihm half, sein Nervensystem zu verstehen. Dadurch wurde es Alex möglich, sich ihr gegenüber bezüglich seiner Erlebnisse und der Veränderungen, die er durchmachte, zu öffnen. Njoki entwickelte auch eine Art gemeinsamer Sprache, indem sie ein Gummiband als Metapher für Alex' Nervensystem benutzte und ihn immer wieder fragte, ob er sich gerade schlaff oder angespannt fühle. Manchmal bezeichnete er sein »Gummiband« als so angespannt, als ob es im nächsten Moment reißen könnte. Njoki erklärte ihm daraufhin, daß er, indem er auf sein »Gummiband« achte, seine autonomen Zustände besser erkennen und so herausfinden könne, wann es ratsam sei, Stressoren zu meiden. Die Metapher wurde zu einem praktischen Werkzeug für das Alltagsleben.

## Sich einpassen

Verschiedene Aspekte von Alex' Leben, die ihn zeitlebens begleiten werden – seine regelmäßig wiederkehrende Inkontinenz, sein Hypermobilitätssyndrom (HMS) und seine gemischt-ethnische Abstammung –, waren in seiner neuen Schule deutlicher erkennbar. Außerdem erlebte Alex mehrere signifikante Veränderungen gleichzeitig, die sich alle unvertraut anfühlten und deshalb seine Sicherheit in Frage stellten. Auch seine Hypersensibilitäten verstärkten sein Gewahrsein der Gefühle und Reaktionen aller Menschen in seiner Nähe.

Alex hatte seine ethnische Identität möglicherweise zum ersten Mal im Alter von neun Jahren, anläßlich seines Wechsels auf eine andere Schule, als andersartig erlebt. Seine vorherige Schule, Lansdowne, war eher multiethnisch gewesen, in Gladwin war das weniger der Fall. In einer ethnisch ziemlich einheitlichen Gemeinde wie Gladwin können ethnische Unterschiede stärker hervortreten. Kinder im Alter von Alex wollen ihren Schulkameraden gleich sein und das Gefühl haben, daß sie dazugehören und geschätzt werden. Jede Kleinigkeit, die nicht der Norm entspricht – von der Kleidung über die Haartracht bis hin zu Aussehen und Inhalt ihrer Lunchbox –, kann große Bedeutung annehmen. Das gilt besonders für Menschen, die ihrer

Umgebung gegenüber hypersensibel sind, was es dann als noch wichtiger erscheinen läßt, sich geschätzt zu fühlen.

Alex mußte mit wesentlich mehr fertig werden, als seinen Eltern klar war. Sich auf eine für die Betroffenen sehr wichtige Weise anders zu fühlen wirkt auf das ANS sehr bedrohlich. Bezieht sich diese Unterschiedlichkeit auf die zentrale Identität eines Menschen, entsteht eine anhaltende Bedrohung, die das ANS längerfristig in einen Defensivzustand versetzen kann. Die Fähigkeit von Alex, mit dieser Herausforderung fertig zu werden, basierte hauptsächlich auf der unerschütterlichen Unterstützung und Liebe seiner Familie.

Auch das SSP half dem Jungen. Seine Mutter bemerkte nach der SSP-Arbeit eine deutliche Veränderung in Alex' Verhalten: Er war nicht mehr so besorgt, daß er herausstechen könnte. Das neuartige Selbstvertrauen war erkennbar an seiner Bereitschaft, sich für eine größere Rolle in einer Theaterproduktion der Schule zu bewerben, neue Erlebnisse zu erproben und sich authentischer zu verhalten.

## Resultate

Als Alex gefragt wurde, ob er glaube, daß das SSP eine signifikante Wirkung auf ihn gehabt hätte, erklärte er, er sei sich nicht sicher. Insbesondere Kinder und Jugendliche sind sich der Veränderungen, die bei ihnen eingetreten sind, häufig weniger bewußt. Weil die Veränderungen spontan eintreten und nicht absichtlich angestrebt werden, bleiben sie dem Gewahrsein oft verborgen. Den Betroffenen wird erst klar, daß sich etwas verändert hat, wenn andere Menschen anders als bisher auf sie reagieren. Sensibles und explizites Feedback kann das Selbstempfinden eines Menschen umformen und den Betreffenden nötigenfalls auf hilfreiche Weise ermutigen. Bei Alex bemerkten Menschen in seiner unmittelbaren Umgebung eine neuartige Neigung zu spontanem sozialem Kontakt, eine Stärkung des Selbstvertrauens, ein gelösteres Auftreten und eine größere Sicherheit darin, er selbst zu sein. Seine Angst war deutlich verringert, und er fing an, Neues auszuprobieren, etwa indem er Freunde zu sich nach Hause einlud, indem er selbständig mit dem Bus fuhr und indem er eigene Playlists mit beruhigend wirkender Musik zusammenstellte. Während sich sein Verhalten und sein autonomer Zustand veränderten, wurde sein soziales Netzwerk größer, denn andere reagierten spontan darauf, daß er nun zugänglicher war.

## Implikationen für das Alltagsleben

Ein Gefühl der Zugehörigkeit ist ein wichtiger Input für unser Nervensystem, weil es uns zu Voraussehbarkeit verhilft, die uns ermöglicht, uns sicher und verbunden zu fühlen. Eine Gemeinschaft, in der wir uns angenommen und geschätzt fühlen, bietet uns ein stabiles Unterstützungsnetzwerk, das für unsere emotionale Entwicklung unverzichtbar ist. Das Gefühl, dazuzugehören, macht uns flexibler, neugieriger und sozial aufgeschlossener, und dies wiederum hilft uns, in sozialen Interaktionen mehr Selbstvertrauen zu entwickeln und uns damit leichter zu tun. So entsteht eine positive Feedbackschleife, die Kreativität und Forschungsdrang fördert und es uns ermöglicht, authentisch wir selbst zu sein, statt uns verurteilt oder zur Anpassung gedrängt zu fühlen. Ein starkes Zugehörigkeitsgefühl kann auch das Gefühl der Unsicherheit verringern, zuverlässige Co-Regulation ermöglichen, Angst und Depression eindämmen, das Wohlbefinden verstärken und es uns erleichtern, uns Herausforderungen zu stellen.

# 17

# Warum es für einen SSP-Praktiker wichtiger ist, zu »sein«, als zu »tun«

## FALLÜBERSICHT

**SSP-Anbieterin:** Paula Scatoloni, LCSW, SEP. Website: *paulascatoloni.com/about/*

**klinische Disziplin:** Paula ist Behandlerin, Ratgeberin, Sprecherin und Klangheilerin. Sie ist spezialisiert auf Somatik, Bewegung und die therapeutische Nutzung von Klang für die Heilung im individuellen und kollektiven Nervensystem. Sie ist Hauptautorin der *»Combined Delivery Guidelines for Somatic Experiencing and Safe and Sound Protocol (SSP)«*.

**andere therapeutische Modalitäten und Kompetenzen:** Interpersonale Neurobiologie, PVT, Somatic Experiencing, Körperarbeit und somatische Erziehung, Transformation des Erlebenden Gehirns, Sensumotorische Psychotherapie, Body-Mind-Centering, Verkörperte Genesung, Biofield Tuning und spirituelle Weisheitslehren

**Klient:** David (ein Pseudonym) ist somatischer Therapeut, der unter anderem mit Rolfing und Structural Integration, Somatic Experiencing, expressiver Kunsttherapie und dem SSP arbeitet. Außerdem fungiert er als Berater für psychische Gesundheit und hat bei Kathy Kain und Stephen Terrell eine Ausbildung in somatischer Resilienz und Regulation absolviert. Er wendete sich an Paula, weil er sich ein erlebensbasiertes Training in der SSP-Arbeit wünschte.

**Besonderheiten/Symptome:** Paula vermittelt anderen Therapeuten ihren SSP-Ansatz, indem sie ein umfassendes SSP-Erlebnis ermöglicht. Davids Arbeit mit ihr zielte auf die persönliche und berufliche Entwicklung, nicht auf die Arbeit an bestimmten Merkmalen und Symptomen. Vielmehr setzten beide Beteiligten auf die organische Offenbarung von Informationen im Laufe der SSP-Sitzungen.

**autonome Tendenz:** Davids Nervensystem hatte keine optimale ventrale Kapazität oder das, was man als grundlegende Regulationsfähigkeit bezeichnen würde, entwickelt.[1] Deshalb antwortete es auf sympathische Erregung mit einer dorsalen

Reaktion. Dies wird oft »funktionales Erstarren« genannt – eine Bezeichnung für die Fähigkeit, sich grundlegenden Aufgaben des Alltagslebens zu widmen, während man sich in einem Zustand der »Erstarrung« oder in einem gemischten Zustand sympathischer und dorsal-vagaler Physiologie befindet.

**Assessments:** Formelle Assessments wurden in diesem Fall nicht genutzt. Paula griff auf das zurück, was sie über David herausgefunden hatte, als sie gemeinsam an der Entwicklung eines Bildes von seiner Bindungsdynamik[2] gearbeitet hatten. Davon ausgehend unterstützte sie die Umgestaltung seines ANS.

## Beschreibung des Klienten

David arbeitete seit langer Zeit als Anbieter von Rolfing und Structural Integration und hatte durch diese Tätigkeit ein tiefes Verständnis des Körpers, der Bewegungen und des Gewahrseins entwickelt. Davon ausgehend hatte er sich um eine Zertifizierung in Somatic Experiencing bemüht und war so mit der PVT vertraut geworden. Die Auseinandersetzung damit verschaffte ihm nicht nur Klarheit über viele Konzepte, die ihn persönlich interessierten, sondern sie wirkte auch bereichernd auf seine therapeutische Arbeit mit Klienten. Dadurch wurde er dazu motiviert, sich noch eingehender mit dem SSP zu beschäftigen.

David hatte das SSP-Programm zunächst allein durchgearbeitet, und durch seine tiefreichende Eingestimmtheit in seine eigenen körperlichen Reaktionen wurde sein Gewahrsein der Veränderungen physiologischer Zustände noch verstärkt. Ihm fiel auf, daß das SSP die Regulation seines Nervensystems verbesserte. Außerdem war ihm klar, daß es sich um ein relationales Phänomen handelte, und er war daran interessiert, es zusammen mit einem »präsenten Anderen« zu nutzen, um den Aspekt der Co-Regulation intensiver zu erleben. Und weil er herausfinden wollte, wie eine andere in der Anwendung des Somatic Experiencing erfahrene Person das SSP in der Praxis nutzte, wendete er sich an Paula, die in seiner Somatic-Experiencing-Ausbildung assistiert hatte und ihm auch aus klinischen Konsultationen bekannt war.

Abgesehen von der Intention, mehr über die SSP-Anwendung zu lernen, war David neugierig darauf, wie das SSP seine Beziehungsdynamiken verändern würde.

## Art der SSP-Anwendung

Nach Paulas Auffassung gilt: »Klang ist Medizin«. Sie betont, daß Klang und Schwingungen eine starke Wirkung auf die Physiologie, die Psyche und das emotionale Wohlbefinden von Klienten haben und ihnen einen besseren Zugang zu einem größeren Anteil ihrer angeborenen menschlichen Fähigkeiten ermöglichen. Paula versucht, dieses therapeutische Potential mit Hilfe des SSP nutzbar zu machen. Ein zentraler Faktor für die Wirkung des SSP ist die Verkörperung des Praktikers sowie das, was Thomas Hübl »eingestimmte relationale Präsenz« nennt.[3] Paula ermöglicht SSP-Anbietern experientielles (erlebensbasiertes) Lernen, um diese Qualität zu entwickeln und zu vertiefen, womit sie die SSP-Arbeit verbessert, um das Erleben der Klienten zu bereichern.

Ein unverzichtbares Element von Paulas Umgang mit der SSP-Arbeit besteht in der Stärkung der Verkörperung der Klienten durch Erforschung ihrer relationalen Verhaltensmuster. Sie geht dabei von ihren Studien bei Bonnie Bainbridge Cohen[4] aus, in denen sie das Verständnis entwickelt hat, daß frühe Beziehungserlebnisse das Nervensystem so prägen, daß es sich entweder auf Sicherheit oder auf Furcht hin orientiert. Sie erkennt den Einfluß der Umgebung sowie sozialer und kultureller Faktoren auf die Entstehung solcher Tendenzen an und wie sie das Verhalten eines Menschen bei den entwicklungs- und beziehungsbezogenen Bewegungen *(developmental relational movements)* prägen, so wie Cohen es beschreibt: *yield* (nachgeben – in relationaler Sicherheit Ruhe finden), *push* (schieben – Selbstgewahrsein entwickeln mit Hilfe von Propriozeption und Interozeption mit dem Ziel, gesunde Abgrenzungen zu unterstützen), *reach* (ausgreifen – über vertraute Grenzen hinausgehen, um der Neugier Genüge zu tun), und *grasp and pull* (ergreifen und ziehen – die Fähigkeit zu tiefer reichender Intimität gegenüber anderen und der Welt stärken).

Paula bezieht Cohens entwicklungsbegleitende relationale Bewegungen in die SSP-Hörarbeit ein, um ihren Klienten zu helfen, von einem erstarrten in einen fließenden Zustand zu gelangen. Sie ermöglicht ihren Klienten ein somatisches Erlebnis ungefährdeten relationalen Nachgebens mit Hilfe von Kissen, Decken und Stützen, die um ihren Körper positioniert werden. Sie vergleicht dies mit der beruhigenden Umgebung eines Säuglings in einer Wiege, wo er ständig Signale für Geborgenheit und Sicherheit erhält. Während Davids SSP-Sitzungen beobachtete Paula das Vorkommen von entwicklungsbegleitenden Bewegungen sorgsam und gab ihm Feedback, um ihm zu helfen, seine Entwicklung zu verfolgen.

In ihrem Körper und in Gegenwart ihrer Klienten präsent zu sein ist für Paula essentiell. Sie glaubt, daß bei diesen, wenn sie sich auf physischer, emotionaler und energetischer Ebene zutiefst gesehen fühlen, dissoziierte oder verleugnete Anteile auftauchen. Paula ermutigt ihre Klienten, während ihrer SSP-Hörsitzungen auf alle physischen, emotionalen, mentalen oder somatischen Reaktionen zu achten. Dieses Gewahrsein hilft, die betreffenden Reaktionen zu verarbeiten und in das Nervensystem zu integrieren.

Während Paula an der Umstrukturierung des frühen relationalen Musters arbeitet, nimmt sie sich Zeit, um mit den Klienten zusammen entweder vor oder während der SSP-Hörsitzungen deren adaptive Strategien zu identifizieren. Wird das Nervensystem von Klienten sowohl durch die SSP-Arbeit als auch durch die verkörperte Präsenz der Therapeutin unterstützt, weichen die Anpassungsstrategien auf, und es entsteht Raum für die Herausbildung erwünschterer Strategien.

Paula strukturiert die SSP-Sitzungen so, daß bei jedem Element, das während des Hörens zutage tritt, genügend Zeit für die Integration bleibt. Deshalb finden die Sitzungen bei ihr einmal pro Woche statt. Taucht im Rahmen der SSP-Arbeit ein schwieriges frühes Erlebnis auf, können die Klienten sich mit diesem Material vor der nächsten SSP-Sitzung zusammen mit ihren Einzeltherapeuten gründlich beschäftigen.

Wenn Paula das SSP im Gruppenrahmen anbietet, für SSP-Praktiker wie auch für Privatpersonen, unterteilt sie die Hörphasen in der Regel in zehnminütige Abschnitte. In jeder Pause danach fokussieren die Klienten auf ihre Empfindungen, Emotionen, Gedanken, Bilder und Verhaltensweisen.

Weil David schon viel Erfahrung in somatischer Therapie hatte, ließ Paula ihn selbst entscheiden, ob er die Musik unterbrechen wollte, um etwas zu verarbeiten. In der Regel leitete sie ihn dazu an, seine Reaktionen neugierig zu betrachten und sein Gewahrsein und sein Selbstmitgefühl zu nutzen, während er sich mit neu zutage tretenden Aspekten seiner Person beschäftigte. In den wöchentlichen Sitzungen schwankten die Zeitspannen, in denen David die modifizierten Musikaufnahmen anhörte, zwischen 10 und 30 Minuten, je nachdem, was das Hören auslöste. Weil David die Arbeit als einen Lernprozeß verstand, erörterte er mit Paula auch die Nutzung des SSP im Rahmen seiner eigenen Arbeit mit Klienten. Insgesamt erstreckte sich seine Arbeit, die Hören, Lernen und Verarbeiten umfaßte, über sechs Monate.

## Beobachtungen der Therapeutin über die Reaktionen des Klienten auf das SSP

Davids Fähigkeit, sein eigenes inneres System zu beobachten, war einer problem- und mühelosen Interaktion mit Paula förderlich. Die Hörphasen waren durch einen stetigen Wechsel zwischen Ebbe und Flut gekennzeichnet, so daß ihm genügend Zeit sowohl für die innere Verarbeitung als auch für Fragen blieb. Paula war als Somatic-Experiencing-Praktikerin auch erfahren darin, subtile Nuancen zu erkennen und nötigenfalls Davids Aufmerksamkeit darauf zu lenken.

Als David lernte, seine Defensivstrukturen bewußter wahrzunehmen, gelangte er zu einem tieferen Verständnis derselben und erforschte sie mit Hilfe seiner entwicklungsbegleitenden relationalen Bewegungen, während er sich die SSP-Aufnahmen anhörte. Ihm fiel auf, daß er außerhalb der Therapiesitzungen besser in der

Lage war, mit seinem Körper in Kontakt zu bleiben und zu anderen in Beziehung zu treten. Außerdem stellte er fest, daß er für die Regulation seltener die Aufnahme von Nahrung nutzte und es ihm besser gelang, die Balance mit Hilfe innerer Mittel wiederherzustellen. Seine Fähigkeit, seine Bedürfnisse zu identifizieren *(push)*, sie auszudrücken *(reach)* und relationale Unterstützung zu akzeptieren *(grasp and pull)*, veränderte sich allmählich zum Positiven.

Als David sich allgemein wohler fühlte, erlebte er weniger soziales und relationales Unbehagen. Weil er in seinem »Selbst« präsent blieb, konnte er seine Eß- und Trainingsbedürfnisse besser im Blick behalten. Dies waren für ihn zunächst keine relevanten Informationen, doch als sich die Veränderungen zu zeigen anfingen und seine Interozeption zuverlässiger wurde, besserte sich seine Einstimmung auf sie. Er stellte nun nicht mehr die Sorge um das Wohl anderer in den Vordergrund, sondern fokussierte vorrangig auf seine eigenen Bedürfnisse im jeweiligen Augenblick. Wenn wir uns sicher fühlen, nutzen wir unsere Energie anders; wir absorbieren die Energie anderer dann weniger stark, und unsere eigenen Grenzen werden deutlicher.*

David war nun in der Lage, um das, was er brauchte, zu bitten und selbstsicher nein zu sagen, wenn etwas nicht mit seinen eigenen Zielen oder Möglichkeiten im Einklang stand. Im Laufe der sechs Monate verstärkte seine Erforschung verschiedener Aspekte seiner Person seine Fähigkeit, eigene Grenzen zu erkennen und zu setzen, Emotionen zu identifizieren und auszudrücken und Intimität mit anderen stärker zu erleben.

Paula und David arbeiteten gemeinsam daran, Davids Zugang zu seinem authentischen Selbst zu verbessern. Sie konzentrierten sich auf seine inneren Empfindungen während der Hörsitzungen, um seine Propriozeption und Interozeption weiterzuentwickeln. Dies half ihm, die Verbindung zu seiner wahren Essenz – oft auch »Selbst« genannt – wiederherzustellen – zu dem Teil von ihm, der mit seinen frühen Lebensjahren und seiner wahren Identität verbunden war. In einer Sitzung benutzte David ein leeres Blatt Papier und Farbstifte, um während des Hörens etwas zu zeichnen. Diese kreative Aktivität machte ihm seine Beziehung zum Zeichnen in der Kindheit wieder bewußt, und deren Verbindung zu seiner Kreativität oder seiner »spirituellen Essenz«.

Durch das Erleben des SSP-Prozesses in seiner Arbeit mit Paula verkörperte sich David stärker. Als er relationale Unterstützung als verfügbar und nicht bedrohlich besser wahrzunehmen lernte, gelang es ihm leichter, sich relationaler Sicherheit im gegenwärtigen Augenblick zu öffnen. Diese Veränderung ermöglichte ihm, mit seinen Klienten von einer Position des »Seins« statt des »Tuns« aus zu interagieren. Paula betonte gegenüber ihren Klienten, entscheidend sei, daß Therapeuten in der

---

* PVT-Erkenntnis 3: Die Neurozeption erkennt Anzeichen für Gefahr und Sicherheit und verändert den autonomen Zustand.

Lage seien, eingestimmte relationale Präsenz zu verkörpern. Durch diesen Ansatz entstand eine Atmosphäre interpersonaler Sicherheit, welche die heilenden Wirkungen des SSP verstärkte.*

## Reflexionen des Klienten über seine Reaktion auf das SSP

Seit seiner SSP-Arbeit mit Paula fällt es David leichter, in Beziehungen seine Bedürfnisse auszudrücken und angemessene Grenzen zu setzen, ohne den Verlust der Beziehung zu befürchten. Er fühlt sich nun wohler dabei, um Unterstützung zu bitten, statt zu glauben, er müsse mit Herausforderungen allein fertig werden. Deshalb verläßt er sich nun weniger auf Selbstregulation als auf Co-Regulation mit Hilfe anderer.

David, der sich vorher auf eine »ängstliche relationale Strategie« verlassen hatte und der zum Beschwichtigen neigte, um die Verbindung zu anderen zu erhalten, bemerkte nach Abschluß der SSP-Arbeit mit Paula signifikante Veränderungen. Er setzte nicht mehr primär auf Beschwichtigung, sondern stellte seine Bedürfnisse in den Vordergrund. Aufgrund seiner stärkeren Präsenz und seines besseren Gewahrseins konnte er nun frei wählen, ob er sich an seinem »bewährten Muster«, anderen gefällig zu sein, orientieren oder selbst im Augenblick entscheiden wollte, ob er bereit war, jemandem zur Verfügung zu stehen. Diese Veränderung erlebte er als ein »Entmischen« der jüngeren Anteile von sich, die in seiner Kindheit und Jugend seine eigenen Bedürfnisse hintangestellt hatten. David fiel auf, daß er, wenn er sich jetzt dafür entschied, jemandem zu helfen, dies tat, weil es ihm wirklich wichtig war. Er berichtete über ein Gefühl der Integration und eine »neue Normalität« in seinen interpersonalen Verhaltensmustern.

Paula empfahl David, sich zwischen den Sitzungen in seine interozeptiven Signale einzustimmen. Er entdeckte, daß er als hochsensibler Mensch eine Methode entwikkelt hatte, seine Sensibilität außer Kraft zu setzen, um effektiv handeln zu können. Unterstützt durch Paula lernte er, im Rahmen der SSP-Arbeit innezuhalten und seine Sensibilität zu erforschen. Indem er damit wie mit einer Ressource umging, gelang es ihm, an jedem beliebigen Tag die »genau richtige« Stärke von Verbundenheit mit anderen und der Welt zu finden. Er beobachtete, wie er von sympathischer Aktivierung und funktionalem Erstarren in den ventral-vagalen Zustand wechselte, wobei er diese Prozesse sich natürlich entfalten ließ. Weil diese Exploration außerdem die Integration von impliziten Erinnerungen förderte, konnte er ein neues Narrativ bezüglich bestimmter Ereignisse in seinem Leben entwickeln.

---

* PVT-Erkenntnis 4: Die Macht von sozialer Verbundenheit und Co-Regulation

Als Davids Selbstgewahrsein und die Fähigkeiten seines Nervensystems stärker wurden, verbrachte er immer weniger Zeit in Defensivzuständen, und er merkte, daß sich seine exekutiven Funktionen besserten. Nachdem er seine Neigung zu funktionalem Erstarren überwunden hatte, stellte er fest, daß er in seinen Beziehungen weniger verbarg.* Er akzeptierte, daß er sich als neurodivers erlebte, und es war für ihn eine große Erleichterung, als ihm klar wurde, daß er nicht gezwungen war, den neurotypischen Standards zu entsprechen.

David erreichte durch den SSP-Hörprozeß eine tiefere Ebene grundlegender Regulation. Er lernte, zuverlässiger in diesen Zustand einzutreten, und er formte und pflegte sein Nervensystem weiterhin. Diese Transformation wirkte sich positiv auf seine Perspektiven und Beziehungen zu anderen, einschließlich seiner eigenen Klienten, aus.**

Er bemerkte eine gewisse Traurigkeit bei sich, wenn er über seine früheren Strategien des »Übertreibens« in einer Beziehung nachdachte. Aber er brachte sich selbst Verständnis und Mitgefühl entgegen und ging auf sich selbst ein, indem er nun Beziehungen ausgewogener gestaltete.

David lernte auch besser, das SSP zu nutzen, um die Fähigkeit seiner Klienten zur Verkörperung zu vertiefen. Er erkannte, daß seine eingestimmte relationale Präsenz*** die Effektivität der SSP-Arbeit stark verbesserte. Indem er präsenter und eingestimmter war, half er seinen Klienten, tiefer zu ihrer Verkörperung in Verbindung zu treten und stärker vom SSP zu profitieren.

## Analyse des Falls mit Dr. Porges

Der SSP-Praktiker spielt eine wichtige Rolle, denn die Wirkung dieser Methode hängt stark davon ab, ob sie von einer gut eingestimmten und verkörperten Person angewendet wird. Das wird im vorliegenden Fall besonders klar, in dem es um einen Klienten geht, der auch bei seiner eigenen Arbeit als Psychotherapeut Somatic Experiencing und das SSP nutzt. Paulas und Davids harmonische Beziehung, die Nutzung der gleichen Behandlungsansätze, das Vorliegen einer ähnlichen Ausbildung sowie eine gemeinsame sprachliche Grundlage erzeugten bei beiden Beteiligten ein Gefühl von Leichtigkeit und Verstehen.

Daß Therapeuten an diese Art von Arbeit möglichst mit einem Optimum an Eingestimmtheit und Verkörperung herangehen, ist eine wichtige Voraussetzung für

---

* PVT-Erkenntnis 7: Das ANS kann so beeinflußt werden, daß es Verbundenheit und Wohlbefinden priorisiert.

** PVT-Erkenntnis 1: Der autonome Zustand fungiert als intervenierende Variable.

*** PVT-Erkenntnis 5: Der autonome Zustand beeinflußt soziale Signale.

die Musikwiedergabe. Das SSP wurde mit dem Ziel entwickelt, daß es in Anwesenheit eines Therapeuten oder eines liebevollen Elternteils erlebt wird, und es ist am wirksamsten, wenn die Signale für Sicherheit in der Musik durch die Sicherheit und Co-Regulation, die von einem anderen Menschen ausgehen, verstärkt werden. Das SSP übermittelt dem Nervensystem Signale für Sicherheit und eine Einladung zur Verbundenheit. Ohne Verbundenheit könnte das Nervensystem die Signale als bedrohlich deuten. Indem Paula David durch das SSP begleitete, konnte er in Verbundenheit heilen, und seine Verkörperung und Verbundenheit erstarkte sowohl in ihm selbst als auch im Kontakt mit anderen.

## Den Wert von »Sein« im Gegensatz zu »Tun« erleben

Durch Paulas eingestimmte relationale Präsenz lernte David, daß es für einen SSP-Praktiker wichtig ist, sich von jedem Druck zu befreien, mehr zu tun, als präsent und auf den Klienten eingestimmt zu sein. Nur bei ihm zu sein, ohne irgendwelche Forderungen zu stellen oder Erwartungen zu hegen, ist wirksamer als alles, was man tun kann. Die authentische Präsenz des Therapeuten und sorgsames Bezeugen sind die wirksamsten therapeutischen Interventionen.

Je sicherer sich Menschen fühlen – unabhängig von ihrem beruflichen Hintergrund –, um so authentischer können sie agieren und sich ausdrücken. Erinnerungen und Schwachstellen treten zu gegebener Zeit von selbst zutage, was unterstreicht, wie wichtig es ist, nichts zu überstürzen. Wenn physiologische oder psychische Reaktionen auftreten, ergeben sich Gelegenheiten, innezuhalten und sich mit diesen Dingen zu befassen. David fühlte sich in Paulas Gegenwart so sicher, daß er sich in der Lage sah, alle auftauchenden Themen zu erforschen und zu integrieren. Dadurch konnte er sich Einsichten und Erlebnisse erschließen, zu denen er in früheren therapeutischen Settings keinen Zugang gehabt hatte.

In der Beziehung zwischen David und Paula bestand eine Symmetrie, die sich als sehr nützlich erwies. Paula war in der Lage, mit David zusammen zu sein und zu bezeugen, was vor sich ging, ohne ihn mit irgendwelchen Erwartungen oder Forderungen zu behelligen; dies bewahrte David vor jeglichem Druck, ihren Bedürfnissen oder Erwartungen gerecht zu werden. In vielen Aspekten des Lebens, z. B. Elternpflichten, Erziehung und ganz generell in unserer Kultur besteht häufig der Drang, Probleme zu »reparieren«. Was Menschen jedoch tatsächlich brauchen, ist jemand, der ihre Erlebnisse validieren kann, ohne zu versuchen, ihnen Lösungen aufzudrängen. Paula war zu dieser Art von unterstützender Präsenz hervorragend in der Lage.

Durch diese Erfahrung wurde Davids bisherige Sicht des SSP als eines selbstregulatorischen Werkzeugs in einen auf Co-Regulation basierenden Ansatz verwandelt. Er konnte sich die SSP-Aufnahmen zwar allein anhören, zog es aber vor, es in Gegenwart Paulas zu tun. Die Co-Regulation mit Paula war entscheidend für eine wichtige Veränderung. Durch Sitzungen mit ihr wurden David Aspekte seiner selbst bewußt, die ihm bisher entgangen waren.

David stellte fest, daß die SSP-Arbeit im Beisein von Paula eine authentische Kommunikation seiner Bedürfnisse verstärkte. Er fühlte sich in seinen Beziehungen nun so sicher, daß er Meinungsverschiedenheiten aushalten konnte, ohne sich gezwungen zu fühlen, zu beschwichtigen, was vorher sein typisches Muster gewesen war. Das SSP half ihm, dieses Muster zu durchbrechen. Ziel der SSP-Arbeit ist die Neueinstimmung des ANS, damit wir uns sicher genug fühlen können, um zu sein, wer wir wirklich sind.

## Unterstützende Elemente bei der SSP-Arbeit

Verschiedene Elemente verstärken das SSP-Erlebnis, indem sie eine Struktur liefern und Zeit und Raum für Entwicklung und Integration schaffen. Wenn SSP-Praktiker eine Vielzahl von Werkzeugen, Techniken und Herangehensweisen zur Verfügung haben, können sie für jeden Klienten die effektivste Strategie entwickeln. Einige der Strategien, die Paula und David nutzten, werden im folgenden beschrieben.

### Ein eingestimmter Praktiker sein

Paulas authentische Präsenz und ihr aufmerksames Bezeugen dessen, was David erlebte, ermöglichte ihm, sich zu entspannen und authentisch zu sein. Wenn Verletzlichkeiten und Defensivreaktionen bezeugt werden, nehmen sie häufig ab oder verschwinden völlig.

### Einbeziehen von Neugier

Neugier ist eine wichtige Eigenschaft, die Raum schafft zwischen der Reaktion (Neurozeption) und der Deutung der Interozeption (dem Gefühl) durch höhere (bewußte) Gehirnstrukturen.

### Langsames Zuhören

Die wöchentlichen Treffen und das zehnminütige oder längere Zuhören in der Therapiesitzung ermöglichten eine bessere Integration, mehr Übung hinsichtlich der Interozeption und einen besseren Zugang zu Davids Emotionen. Das langsame Vorgehen ermöglichte ihm, sich zwischen den wöchentlichen Therapiesitzungen in einem neuartigen Gewahrsein in der Welt zu üben, und die Fähigkeit, das neu Auftauchende, das zu verarbeiten war, langsam zu integrieren. Im Laufe der Woche zwischen den Sitzungen jeweils auf interozeptive Signale zu fokussieren erwies sich als sehr unterstützend. Er erlebte eine Wiederherstellung seiner Interozeption, die sein Gewahrsein der eigenen Emotionen und Denkmuster verbesserte.

### Künstlerische Kreativität einbeziehen

Neue Erkenntnisse kann man beim Anhören der SSP-Aufnahmen auch gewinnen, während man sich einer kreativen Aktivität widmet. David wurde offener und zugänglicher, wenn er zeichnete, und insbesondere dann, wenn er dazu seine nicht dominierende Hand benutzte. Offenbar erschloß ihm dies den Zugang zu einer anderen Geisteshaltung.

### Bewegung nutzen

Paula bezog somatische Ergänzungen ein, die mit den entwicklungsbegleitenden Bewegungen des Ergreifens und des Ziehens zusammenhingen. David nutzte das Greifen, indem er ein Objekt in Händen hielt, während er zuhörte, um sensorischen Input hinzuzufügen, und er erforschte das Schieben (push), indem er in Beziehungen seine Durchsetzungsfähigkeit trainierte. Beide Bewegungen wirkten aufrüttelnd und regenerativ. Paula ist der Auffassung, diese entwicklungsbegleitenden Bewegungen könnten auftauchende Furcht oder Angst lindern.

Die Einbeziehung leichter Bewegungen in die SSP-Arbeit kann Klienten helfen, reguliert und präsent zu bleiben. Freude und spielerische Bewegung kann den ventralen Vaguskomplex stimulieren und sowohl sympathische Aktivierung als auch dorsalen Shutdown verringern. Doch übertrieben kräftige Bewegungen können einen Klienten von einem ventral-vagalen Zustand in den der sympathischen Aktivierung versetzen.

## Das SSP für SSP-Praktiker

Auch SSP-Praktiker verdienen die nährende Zuwendung, die sie ihren Klienten zukommen lassen. Die Fähigkeit, einen ventral-vagalen Zustand aufrechtzuerhalten, ist entscheidend für die Effektivität ihrer Arbeit, weil sie das SSP-Erlebnis ihrer Klienten verstärkt. Sind SSP-Praktiker völlig präsent und eingestimmt, wird das SSP deutlich wirksamer und erzeugt einen Welleneffekt, von dem nicht nur der Klient profitiert, sondern auch seine Familie, das Gemeinwesen, in dem er lebt, und sein weiteres Umfeld.

## Implikationen für das Alltagsleben

Unser autonomer Zustand beeinflußt unsere physischen, mentalen und emotionalen Erlebnisse und wirkt sich darauf aus, wie wir uns auf die Welt einlassen und wie wir selbst auf die Menschen in unserer Umgebung einwirken. Wenn wir uns in einem regulierten Zustand befinden und »eingestimmte relationale Präsenz« anbieten, verstärken wir unsere Offenheit für andere Menschen, fördern die Co-Regulation und ermöglichen die Entstehung authentischer und wichtiger Verbindungen.

Es gibt Situationen, in denen wir selbst der Co-Regulation bedürfen und in denen wir die Empathie und Unterstützung anderer brauchen. Diese wechselseitige Unterstützung zu erleben kann eine der größten Freuden des Lebens sein und ein gemeinsames Gefühl der Sicherheit erzeugen. Von diesem Ort der Sicherheit aus zu agieren läßt alles sanfter fließen, was uns hilft, mühelos Fürsorge, Freude und Authentizität auszudrücken.

# Zum Abschluß

Wenn wissenschaftliche Theorie und klinische Praxis zusammenkommen, so wie es beim SSP der Fall ist, werden unterschiedliche Perspektiven und Kompetenzen miteinander verbunden, was sich auf Qualität und Reichweite sowohl der Forschung als auch der Klientenfürsorge positiv auswirkt. Die Teamarbeit trägt zur Umsetzung wissenschaftlicher Erkenntnisse in konkrete Behandlungsmethoden bei und ermöglicht so Klinikern und Wissenschaftlern, wirklich etwas zu bewirken.

Durch die Zusammenarbeit der SSP-Praktiker sind neue Ideen und kreative Ansätze bekannt geworden, die bessere Behandlungsresultate ermöglichen. Neu entwickelte Herangehensweisen kommen den Klienten zugute und haben den Praktikern, die sie nutzen, außerdem neue Perspektiven erschlossen. Als neues Werkzeug und neuartiger Ansatz hat das SSP nicht nur die Behandlungsresultate verbessert, sondern außerdem SSP-Praktiker und Forscher dazu motiviert, noch intensiver zu arbeiten und Neues zu entwickeln.

Die Arbeit an diesem Buch erinnerte die Autoren an die erstaunlichen Erkenntnisse aus der Gemeinschaft der SSP-Praktiker. Ihnen und ihren Klienten zuzuhören und von ihnen zu lernen war eine unglaublich fruchtbare Erfahrung. Ihre Erzählungen über Veränderungen veranschaulichen die Wirkkraft des SSP.

Anders als die Wirkung von Medikamenten hängt die Wirkung des SSP von der Beziehung zwischen SSP-Praktiker und Klient ab. Die besten Resultate werden in einer auf Vertrauen basierenden Verbindung erzielt, in der sich die Klienten entspannen und ihre Gefühle erforschen können, ohne sich von Assoziationen, die sich auf die Vergangenheit beziehen, triggern zu lassen. Die neuronale Grundlage für dieses Vertrauen ist der ventral-vagale Komplex, der sich im Hirnstamm befindet und der soziale Verbundenheit und Co-Regulation unterstützt. Das SSP wurde mit dem Ziel entwickelt, dieses System zu aktivieren, wodurch das ANS beruhigt und mit Defensivverhalten unvereinbar gemacht wird.

Der ventral-vagale Komplex ist ein Teil des Systems für soziale Verbundenheit und ab dem Zeitpunkt der Geburt bereit, die Koordination des Saugens, Schluckens und Atmens zu unterstützen, während dieses System mit Hilfe vokaler Äußerungen gleichzeitig Bedürfnisse signalisieren kann. Reift das Individuum heran, hilft ihm dieses System, sozial zu kommunizieren und sich an reziproken Interaktionen zu beteiligen, was letztlich zur Co-Regulation führt. Ist ein Baby ruhig, übermittelt es positive Signale an das Nervensystem seiner primären Bezugsperson, wodurch ein Zyklus der Beruhigung initiiert wird. Umgekehrt kann ein unruhiges Baby das Nervensystem seiner primären Bezugsperson negativ beeinflussen. Die PVT hebt über die Grundbedürfnisse hinaus die Rolle des ventral-vagalen Komplexes bei der Förderung von Vertrauen und Co-Regulation hervor. Das SSP wurde zur Aktivierung dieses Systems und zur Förderung der sozialen Verbundenheit anstelle von Defensivität entwickelt. Insofern hilft uns das SSP, durch die Stärkung unserer natürlichen Fähigkeiten zu sozialem Kontakt effektiver in der Welt zu agieren.

So einzigartig jede in diesem Buch vorgestellte Geschichte sein mag, gibt es darin doch einige allen gemeinsame Themen. *Erstens* fühlt sich der Klient »sicher genug«, um sich auf das SSP einzulassen. *Zweitens* hilft die starke Beziehung zum SSP-Praktiker ihm selbst dann, wenn das SSP vorübergehend eine Störung verursacht, diese zu verarbeiten und zu überwinden. Und *drittens* macht die Arbeit mit dem SSP sein Nervensystem flexibler und resilienter und verbessert seine Fähigkeit, sich auf andere Menschen einzulassen. Die vielleicht signifikanteste Veränderung ist die verbesserte Fähigkeit zur Co-Regulation, die in Form von Freude am Spiel, Neugier und Vertrauen zum Ausdruck kommt.

Die klinischen Anwendungen des SSP dokumentieren die Wirkkraft akustischer Signale für die Sicherheit, sofern sie in einem sicheren, vertrauensvollen Kontext übermittelt werden. Der Name der Intervention *(Safe and Sound Protocol)* hebt hervor, daß Sicherheit für die Neueinstimmung und Reaktionsfähigkeit des Nervensystems essentiell ist. Erfolgreiche Aktivitäten versetzen es in seinen natürlichen Zustand zurück, der Bedrohungen zu erkennen vermag, aber auch die Neugierde entwickeln kann, die erforderlich ist, um erforschen, flexibel und resilient sein zu können, wenn dies durch sichere Beziehungen unterstützt wird.

Wir haben gelernt, daß Co-Regulation und Aufgeschlossenheit ebenso ansteckend wirken wie Furcht und Haß, auch wenn sie aus unterschiedlichen physiologischen Zuständen hervorgehen. Co-Regulation bewirkt, daß Menschen sich sicher fühlen, und fördert so Gesundheit, Entwicklung und soziale Verbundenheit. Das Verständnis dessen, wie das Festsitzen in einem Zustand der Bedrohung Verbundenheit und Lebensqualität einschränkt, hat dazu motiviert herauszufinden, wie sich das SSP als Technik zur Neueinstimmung des Nervensystems im Sinne von Regulation und Mitgefühl nutzen läßt.

Während der Arbeit an diesem Buch haben wir es als Autoren sehr zu schätzen gewußt, daß uns SSP-Praktiker und ihre Klienten ihre Erlebnisse mitteilten. Von ihnen zu lernen war von unschätzbarem Wert für die Integration der Theorie und des Erlebens in der realen Welt. Zeugen der Entwicklung des SSP und seiner verändernden Wirkung bei so vielen Menschen zu werden, war für uns ein sehr befriedigendes und erfüllendes Erlebnis.

# Danksagung

## Dank der Co-Autoren

Steve und Karen möchten allen SSP-Praktikern und -Klienten, die ihre Erzählungen für die Fallstudien und Vignetten zur Verfügung gestellt haben, versichern, daß sie das sehr zu schätzen wissen. Die Großzügigkeit, Kompetenz, Neugier und Resilienz dieser Menschen hat uns sehr beeindruckt. Sie als Personen und Ihre Erfahrungen kennenzulernen war uns eine große Ehre. Ihre Beiträge werden das Wissen über das SSP bereichern, Kliniker inspirieren und bei zukünftigen Klienten Hoffnung wecken.

Auch dem wundervollen Team des Verlags Sounds True möchten wir von Herzen danken, insbesondere Anastasia Pellouchoud, Angela Wix und Leslie Brown, die dieses Projekt durch ihr Engagement und ihre akribische Arbeit am Manuskript enorm bereichert haben. Durch ihre Bemühungen haben sie dafür gesorgt, daß in unserem Buch die Möglichkeiten von Verbundenheit und Veränderung mit Hilfe der PVT und des SSP auf verständliche und einfühlsame Weise zum Ausdruck gekommen sind. Wir danken auch den fremdsprachigen Verlagen, die dieses Buch einem internationalen Publikum näherbringen werden, sowie ihren jeweiligen Übersetzern.

Lia Gleeson und Jerry Mocciola sei gedankt für ihre Kreativität und Sorgfalt bei der Produktion der im Buch enthaltenen Graphiken, Abbildungen und Videos. Und schließlich danken wir allen Kollegen, die zu Video-Demonstrationen von Praktiken und Aktivitäten für die Regulation des Nervensystems beigetragen haben: Rebecca Bailey, Linda Chamberlain, Deb Dana, Amber Gray, Jill Miller, Betsy Polatin, Arielle Schwartz, Donnalea Van Vleet Goeltz und Jan Winhall.

## Dank von Steve

Ich möchte an dieser Stelle einigen Personen zutiefst danken, deren Beiträge für die Realisation dieses Buches und den Erfolg des SSP entscheidend sind und waren.

Zunächst danke ich Karen Onderko, deren Arbeit bei der Entwicklung der Struktur dieses Buches und bei dessen Realisation eine entscheidende Rolle gespielt hat. Karen hat durch ihre Beiträge ermöglicht, die durch die SSP-Arbeit erlangten Erkenntnisse in Worte zu fassen. Ihre von Mitgefühl geprägten Verbindungen zu

SSP-Praktikern und deren Klienten haben geholfen, deren aufschlußreiche persönliche Erzählungen so aufzubereiten, daß sie einen Eindruck von der transformierenden Kraft des SSP vermitteln. Noch wichtiger ist, daß Karens Engagement dem SSP den Weg aus der reinen Forschung in die klinische Praxis erschlossen hat. Als das Unternehmen *Integrated Listening Systems* (iLs) die SSP-Technik unter Lizenz stellte, übernahm Karen die Rolle der Hüterin des SSP und beaufsichtigte von Anfang an die Entwicklung und Integration des Produkts innerhalb des iLs. Die vielen Berichte, die uns per eMail erreichten und über die enorme Wirkung des SSP berichteten, inspirierten uns dazu, die gewonnenen Erkenntnisse zusammenzufassen und in einem Buch zu veröffentlichen. Dieses Werk spiegelt nicht nur unsere Zusammenarbeit, sondern auch Karens unschätzbar wertvolle Beiträge zur Entwicklung und erfolgreichen Anwendung des SSP.

Ich möchte auch Randall Redfield danken, der als CEO des iLs bei der Entwicklung des SSP eine wichtige Rolle gespielt hat. Randalls Unterstützung war neben Karens Bemühungen von grundlegender Bedeutung für die Weiterentwicklung des Forschungsansatzes zu einem weithin nutzbaren Therapiewerkzeug.

Besonders erwähnen möchte ich auch Jason Tafler und das Team von *Unyte Health*. Nachdem das Unternehmen iLs im Jahre 2019 von Unyte Health erworben wurde, erweiterte Jason die Einsatzmöglichkeiten des SSP, indem er ein System zur Fernübertragung der Anwendungen aufbaute und ein umfangreicheres Anwender-Netzwerk entwickelte, was das SSP deutlich leichter zugänglich machte und seine Wirkkraft erheblich verbesserte.

Die Umwandlung des SSP-Konzepts in eine praxistaugliche Behandlung hat den Beiträgen aller an dieser Entwicklung Beteiligten viel zu verdanken. Ihre Erzählungen veranschaulichen, wie die Polyvagal-Theorie einen Rahmen für ein mitfühlendes Verständnis der Reaktionen des Nervensystems und seiner Genesung liefert.

Ich danke auch all den SSP-Praktikern, die die Nutzung des SSP in den Bereichen der Psychotherapie, Medizin, Erziehung und Leistungsverbesserung ermöglicht und vorangetrieben und so demonstriert haben, daß dieser Ansatz die soziale Verbundenheit und die autonome Regulation verbessern kann.

Abschließend danke ich meiner Frau Sue Carter, deren Pionierarbeit in der Erforschung des Oxytocin und sozialer Bindungen meine eigene Arbeit stark beeinflußt hat. Sues Unterstützung und ihre intellektuelle Neugier waren für mich von unschätzbarem Wert. Das Gleiche gilt für die Beiträge unserer beiden Söhne Seth und Eric. Seth ist Co-Autor des Buches *Our Polyvagal World. How Safety and Trauma Change us* (dt.: »Sicherheit und Heilung finden«), und Eric forscht auf dem Gebiet der Vagusstimulation mit dem Ziel, PTBS zu lindern. Außerdem haben unsere Söhne bei der Entwicklung der im SSP wirksamen Technologie als Probanden mitgewirkt. Ihr Engagement im Rahmen dieses Projekts spiegelt die intensiven Bemühungen unserer Familie, die Biologie des Vertrauens und der Verbundenheit zu verstehen.

## Dank von Karen

Ich bin Stephen Porges sehr dankbar für seine Bereitschaft, mir Gelegenheit zu geben, seit neun Jahren mit ihm zusammenzuarbeiten und von ihm zu lernen. Das vorliegende Buch ist ein Testament unserer produktiven Zusammenarbeit.

Tiefen Dank und Liebe empfinde ich gegenüber meinem Mann, Bob Doherty, meinen Töchtern Evan, Jane und Camille sowie meiner Familie und meinen Freunden. Eure Ermutigung hat mich auf dieser faszinierenden Reise ständig unterstützt.

Darüber hinaus bin ich folgenden Menschen zutiefst dankbar: Rebecca Bailey und Jaycee Dugard für ihre Erkenntnisse über Beschwichtigungs- und Unterwerfungsreaktionen; Liz Charles für ihre unerschütterliche Freundschaft, ihre Zeit und die Zusammenarbeit mit ihr – ihre umfassenden medizinischen und klinischen Kenntnisse waren für mich von unschätzbarem Wert; Sharon Cravitz danke ich für ihre aufschlußreichen Beobachtungen über die PVT aus ihrer Position als außenstehende Beobachterin; Dara Hoffman Fox möchte ich für ihre Anleitung zum respektvollen sprachlichen Umgang mit der Geschlechtsidentität danken; Caryn Mirriam-Goldberg danke ich für ihre prägnanten Ratschläge bezüglich des schriftsprachlichen Ausdrucks und für ihr Coaching; Teresa Hommel danke ich für ihr sorgfältiges Lektorat und ihr inspirierendes persönliches Feedback über die Thematik dieses Buches; Heidi Juniper danke ich für ihre überschwengliche Co-Regulation; Megan Mackay danke ich für ihre wertvollen Ratschläge bezüglich sensiblen Schreibens über Autismus; Emily Reaser danke ich für ihr großzügiges Angebot einer wunderbaren Umgebung, in der ich frei von Ablenkungen schreiben konnte; Carrie Strauch danke ich für die vielen Gespräche mit ihr, die mir geholfen haben, meine Gedanken klarer zu fassen; und George Thompson danke ich für seine Ratschläge und seine rasche Hilfe, wenn ich sie dringend brauchte.

Und schließlich gilt meine Dankbarkeit dem SSP. Das Anhören der SSP-Balance-Aufnahmen beim Schreiben hat mir geholfen, in einem regulierten Zustand produktiv zu bleiben.

# Anhang 1
## Assessment-Beschreibungen

### Autonomic Resilience Screener

Der *Autonomic Resilience Screener* (ANS Screener) ist ein Selbstbefragungswerkzeug, das von einer Gruppe von SSP-Praktikern mit der Zielsetzung entwickelt wurde, sich auf einladende und effiziente Weise einen umfassenden Eindruck vom Zustand des ANS ihrer Klienten zu verschaffen. Der Fragenkatalog enthält sechs Unterkategorien: Emotionen, Körper, Sinneswahrnehmung, Verhalten, Kognition und soziale Aspekte. Das Werkzeug dient dazu, im Rahmen der SSP-Arbeit die klinische Aufmerksamkeit auf relevante Erlebnisse der Klienten zu fokussieren. So soll der Prozeß der SSP-Anwendung, die Titration (Dosierung), das Verfolgen der Reaktionen der Klienten und die Messung von Veränderungen nach der SSP-Arbeit unterstützt werden.

### Behavior Assessment System for Children (BASC-3)

Das *Behavior Assessment System for Children third edition* (BASC-3) ist eine umfassende Sammlung standardisierter normierter Werkzeuge zur Einschätzung des Verhaltens und der emotionalen Funktionsweise von Kindern und Jugendlichen. Das BASC-3 wird häufig in pädagogischen, klinischen und wissenschaftlichen Umfeldern genutzt, um Verhaltensprobleme und emotionale Auffälligkeiten zu identifizieren, Behandlungsfortschritte zu erkennen und Grundlagen für Zieldefinition und Behandlungsplanung zu liefern.

### Body Perception Questionnaire Autonomic Symptoms Scale

Die *Body Perception Questionnaire Autonomic Symptoms Scale* (BPQ20-ANS) ist ein standardisierter Selbstberichtsfragebogen, der die Häufigkeit des Auftretens bestimmter körperlicher Streßreaktionen in vom ANS innervierten Organen einschätzt. Obwohl jeder Teil des Körpers seine eigenen Gründe für eine Aktivierung haben mag, werden alle Teile durch das ANS miteinander verbunden, ein auf Alltagsstreß reagierendes Gehirn-Körper-Netzwerk. Die Kombination der Werte von Organen im gesamten Körper ermöglicht es, die autonomen Streßreaktionsmuster zu messen. Der Fragebogen wurde international in verschiedenen neuronalen, behavioralen und klinischen Studien benutzt, er wurde in mehr als ein Dutzend Sprachen übersetzt und mittels sensorbasierten Messungen autonomer Funktionen, die im Labor an der Indiana University getestet wurden, untermauert.[1] Das BPQ20-ANS ist beim Traumatic Stress Research Consortium an der Indiana University (traumascience.org/body-perception-questionnaire) erhältlich.

### Brain-Body Center Sensory Scales (BBCSS)

Die *Brain-Body Center Sensory Scales* (BBCSS), ein auf der PVT basierender Selbstberichtstest, bringt das Feedback der Kranialnerven und Regulationsmechanismen mit Verhalten in Verbindung. Die Versionen für Erwachsene und für Kinder enthalten auf vier Subskalen bezogene Fragen: auditive Verarbeitung, visuelle Verarbeitung, taktile Verarbeitung und Eß- und Fütterverhalten. Ausführlichere Informationen über diesen Test sind beim Traumatic Stress Research Consortium an der Indiana University (traumascience.org/bbcss-self-scoring-form) erhältlich.

### Hospital Anxiety and Depression Scale (HADS)

Die *Hospital Anxiety and Depression Scale* (HADS) wurde als Selbsteinschätzungsskala entwickelt. Sie zielt ab auf das Ermitteln von Depression und Angst bei Menschen, die eine medizinische Behandlung erhalten. Sie besteht aus 14 Items, die in zwei Subskalen, eine für Angstsymptome und eine für Depressionssymptome, unterteilt sind. Die HADS wird in klinischen Settings häufig benutzt, um Patienten mit körperlichen Erkrankungen auf Angst und Depression zu untersuchen.

### Minnesota Multiphasic Personality Inventory-2 (MMPI-2)

Das *Minnesota Multiphasic Personality Inventory-2* (MMPI-2) ist ein häufig benutztes psychologisches Testwerkzeug, das verschiedene Aspekte der Persönlichkeit und der Psychopathologie mißt. Es dient der Unterstützung der Diagnose, Behandlungsplanung und Erforschung psychischer Störungen.

### Parkinson's Disease Questionnaire (PDQ-39)

Der *Parkinson's Disease Questionnaire* (PDQ-39), ein viel genutztes Selbstbefragungsinstrument, dient dazu, die Lebensqualität von Parkinson-Patienten zu erkunden. Der Test beurteilt verschiedene Aspekte der Alltagsfunktionsfähigkeit, des emotionalen Wohlbefindens und der sozialen Interaktion, die durch die Krankheit beeinflußt werden können.

### Patient Health Questionnaire-9 (PHQ)

Der *Patient Health Questionnaire-9* (PHQ), ein Selbsteinschätzungswerkzeug, wird benutzt, um die Schwere von Depressionssymptomen zu erfassen und zu beurteilen.

### Pediatric Symptom Checklist (PSC)

Die *Pediatric Symptom Checklist* (PSC), ein kurzes standardisiertes Werkzeug, dient dazu, emotionale, behaviorale und kognitive Probleme bei Kindern und Jugendlichen zu untersuchen. Die Fragen in diesem Test beziehen sich auf potentielle emotionale und behaviorale Probleme, Aufmerksamkeitsprobleme und Schwierigkeiten im sozialen Umgang.

### PTSD Checklist for DSM-5 (PCL-5)

Die *PTSD Checklist for DSM*-5 (PCL-5), ein viel benutzter Selbstberichtstest, dient der Einschätzung von Symptomen einer Posttraumatischen Belastungsstörung (PTBS). Der Test basiert auf den in der fünften Ausgabe des Diagnostischen und Statistischen Manuals Psychischer Störungen (DSM-5) aufgeführten diagnostischen Kriterien.

### Quantitatives EEG (qEEG)

Das *Quantitative Elektroenzephalogramm* (qEEG), eine Form der EEG-Analyse, mißt die elektrische Aktivität im Gehirn. Im Gegensatz zum herkömmlichen Elektroenzephalogramm (EEG), das die Gehirnwellenaktivität qualitativ aufzeichnet, ermöglicht das qEEG eine quantitative Datenanalyse. Dadurch kann eine detailliertere Untersuchung von Gehirnwellenmustern, einschließlich der Frequenz, der Amplitude und der Verteilung der elektrischen Aktivität über verschiedene Gehirnregionen, vorgenommen werden. In klinischen Settings wurde das qEEG zur Unterstützung der Diagnose und Behandlungsplanung bei Epilepsie, ADHS und anderen neurologischen und psychiatrischen Störungen benutzt.

### SCAN-3 Tests for Auditory Processing Disorders (SCAN-3 APD)

Der *SCAN-3 Test for Auditory Processing Disorders* (SCAN-3:C für Kinder und SCAN-3:A für Erwachsene) wird benutzt, um Störungen der auditiven Verarbeitung (*auditory processing disorder* – APD) zu identifizieren. Als APD werden Probleme der Verarbeitung und Deutung auditiver Informationen bezeichnet, was selbst bei normal hörfähigen Personen der Fall sein kann.

### SSP Behavioral Symptoms Pre- and Post-Test

Der *SSP Behavioral Symptoms Pre- and Post Test* bewertet Veränderungen behavioraler Symptome vor und nach einer SSP-Intervention. Die Probanden oder ihre Bezugspersonen werden gebeten, Informationen über auftretende Symptome zu geben, beispielsweise Hypersensibilitäten, Kommunikationsprobleme, Zustände emotionaler Dysregulation, Aufmerksamkeitsstörungen und Probleme mit sozialen Kontakten. Das Assessment dokumentiert Fortschritte in den genannten Bereichen und liefert wertvolle Informationen für die Behandlungsplanung, für die Überwachung von Resultaten und für eventuell notwendige Anpassungen der Intervention.

### SSP Intake Form

Das *SSP-Aufnahmeformular* wird genutzt, um ein Gespräch über den Klienten zu initiieren. In ihm werden Informationen über die Vorgeschichte einer Person gesammelt, über ihre Kontakte zu Menschen, die sie unterstützen, über verfügbare Ressourcen, über bevorstehende belastende Erlebnisse und über die Sorgen oder Ziele, die diese Person mit ihrer Teilnahme an der SSP-Arbeit verbindet. Die SSP Intake Form ist kein umfassendes Assessment, sondern initiiert den Beginn eines autonomen Gesprächs zwischen dem SSP-Praktiker und dem Klienten.

# Anhang 2
## Kurz- und langfristige Auswirkungen autonomer Dysregulation auf verschiedene Körpersysteme

### Kardiovaskuläres System

- kurzfristig: Veränderungen der Herzfrequenz, des Blutdrucks und der Dilatation der Blutgefäße können Symptome wie Herzklopfen, Schwindel, Benommenheit oder Ohnmachtsanfälle hervorrufen.
- langfristig: Orthostatische Intoleranz (Probleme mit der Aufrechterhaltung des Blutdrucks bei Veränderungen der Körperhaltung), Tachykardie (permanent stark erhöhte Herzfrequenz), Bluthochdruck und Dysautonomie.

### Respiratorisches System

- kurzfristig: Die Atemmuster können betroffen sein, wodurch möglicherweise die Atemfrequenz und die Tiefe der Atmung verändert werden, was schnelles oder flaches Atmen zur Folge haben kann.
- langfristig: Atemnot (Kurzatmigkeit, nach Luft japsen), Hyperventilation

### Gastrointestinales System

- kurzfristig: Beeinträchtigungen der Verdauung können Übelkeit, Bauchschmerzen, Blähungen, Verstopfung und Durchfall hervorrufen.
- langfristig: Motilitätsstörung oder Beeinträchtigung der Darmbewegung können zu einer Gastroparese oder zu Reizdarm führen.

### Stoffwechsel

- kurzfristig: Auswirkungen auf den Energiestoffwechsel und die Balance von Glukose und Insulin im Blut
- langfristig: Stoffwechselstörungen, Insulinresistenz, Bluthochdruck

### Temperaturregulation

- kurzfristig: Beeinträchtigungen der Temperaturregulation, was ein Gefühl der Überhitzung und starkes Schwitzen hervorrufen kann
- langfristig: Hypothermie und Hyperthermie, mit der möglichen Folge von Organversagen

### Muskuloskelettales System

- kurzfristig: Veränderungen des Muskeltonus und der Muskelanspannung können auftreten, wodurch Symptome wie Muskelsteife, Muskelschmerzen oder Muskeltremor auftreten können.
- langfristig: Myofascialschmerz, chronische Schmerzen

### Endokrines System

- kurzfristig: Hormonelle Imbalancen, die sich auf den Stoffwechsel, die Sexualfunktion und die Zeugungsfähigkeit sowie den Schlaf-Wach-Zyklus und die Grundstimmung auswirken können.
- langfristig: Unfruchtbarkeit, Diabetes, Schilddrüsenerkrankungen, sexuelle Dysfunktion, Fettleibigkeit, Depression und Angst

### Immunsystem

- kurzfristig: Beeinträchtigung der Immunreaktion, was die Anfälligkeit für Infektionen und Autoimmunerkrankungen erhöhen kann
- langfristig: Autoimmunerkrankungen, erhöhte Gefahr, an Krebs zu erkranken, Schädigung des Herzens, der Lunge, des Nervensystems oder des Verdauungstrakts

### Kognitive Funktion

- kurzfristig: Benommenheit (Brain fog), beeinträchtigter Zugang zu den Exekutivfunktionen, was Konzentrations- und Gedächtnisprobleme sowie Störungen der Impulskontrolle zur Folge haben kann
- langfristig: Impulsivität, Mangel an Motivation, Erschöpfung, Schlaflosigkeit, Stimmungsschwankungen

### Emotionale und psychische Gesundheit

- kurzfristig: Stimmungsschwankungen, Wutausbrüche, Angst, Depression, Schlafstörungen, Probleme mit der Herstellung von Kontakt zu anderen Menschen
- langfristig: Major Depression, Schlaflosigkeit, Panikattacken, chronische Einsamkeit, selbstschädigendes Verhalten, Eßstörungen, Substanzmißbrauch

### Mehrere Systeme

- kurzfristig: Mangel an Energie, Erschöpfung, Entzündungen, häufige Erkrankungen, häufige Kopfschmerzen
- langfristig: chronische Erschöpfung, Fibromyalgie, multiple chemische Sensibilität, funktionelle neurologische Störungen, nichtkardialer Brustschmerz, chronische Beckenschmerzen, chronische Entzündungskrankheiten

# Anhang 3
## *Personalisierte Werkzeugkästen* für die Regulation*

Stellen Sie wie in Kapitel 4 beschrieben Ihren persönlichen Werkzeugkasten für die Regulation zusammen, wobei Sie Ihre bevorzugten Aktivitäten und Beschreibungen Ihrer typischen autonomen Zustände hinzufügen.

* Die nachfolgenden drei Blanko-Werkzeugkästen können von der Verlagswebsite *www.gp-probst.de* heruntergeladen und ausgedruckt werden. Dort findet sich direkt neben der Abbildung des Covers zu diesem Buch der Hinweis »Blanko-Werkzeugkästen«, der zum Download führt.

## WERKZEUGKASTEN FÜR DIE REGULATION DES VENTRAL-VAGALEN ZUSTANDES

**Erkenne deinen physiologischen Zustand**

Zeichne dein eigenes Symbol

*Metapher:*

*Beschreibung:*

*Farbe:*

**Werde deiner physischen Empfindungen gewahr**

**Gestehe dir deine Gedanken, Emotionen und Verhaltensweisen ein**

**Fördern der Regulation im ventral-vagalen Zustand**

## WERKZEUGKASTEN FÜR DIE REGULATION DES SYMPATHISCHEN ZUSTANDES

**Erkenne deinen physiologischen Zustand**

Zeichne dein eigenes Symbol

*Metapher:*

*Beschreibung:*

*Farbe:*

**Werde deiner physischen Empfindungen gewahr**

**Gestehe dir deine Gedanken, Emotionen und Verhaltensweisen ein**

**Fördern der Regulation im sympathischen Zustand**

## WERKZEUGKASTEN FÜR DIE REGULATION DES DORSAL-VAGALEN ZUSTANDES

**Erkenne deinen physiologischen Zustand**

Zeichne dein eigenes Symbol

*Metapher:*

*Beschreibung:*

*Farbe:*

**Werde deiner physischen Empfindungen gewahr**

**Gestehe dir deine Gedanken, Emotionen und Verhaltensweisen ein**

**Fördern der Regulation im dorsal-vagalen Zustand**

# Anhang 4
## Erkenntnisse im Sinne der Polyvagal-Theorie

Die folgenden der Polyvagal-Theorie entsprechenden Erkenntnisse veranschaulichen die Anwendung der PVT auf reale Ereignisse. Indem wir die Welt aus der PVT-Perspektive sehen, machen wir uns eine mitfühlendere und optimistischere Sicht unseres Lebens und dessen, wie wir leben, zu eigen. Die aus der PVT abgeleiteten Erkenntnisse veranschaulichen, wie stark der Einfluß von Sicherheit und Bedrohung auf alle Lebensbereiche und alle Beziehungsaspekte ist. Die Einflüsse sind in unserem eigenen Verhalten und im Verhalten anderer Menschen deutlich erkennbar, und sie erschließen wertvolle Einsichten und Orientierungshilfen für die Erfüllung elterlicher Aufgaben, für die Erziehung, die Medizin, die Mitarbeiterschulung, Coaching, Therapie und im Grunde alle menschlichen Interaktionen.

In den in diesem Buch erläuterten Fallgeschichten werden die im Folgenden beschriebenen Einsichten, die im konkreten Fall eine Rolle spielen, in Fußnoten erwähnt.

### PVT-Erkenntnis 1: Der autonome Zustand fungiert als intervenierende Variable

Der autonome Zustand ist die Basis unserer Gedanken, Gefühle und Verhaltensweisen, und er fungiert als intervenierende Variable zwischen der Welt und unserer Reaktion auf sie. Anders als traditionelle Lernmodelle, die sich auf Reiz-Reaktions-Zusammenhänge konzentrieren, hebt die PVT die Rolle des autonomen Zustandes bei der Entstehung dieser Verbindungen hervor und rahmt unsere Art, Situationen zu deuten und auf sie zu reagieren. Unser autonomer Zustand kann unsere Reaktionen auf Ereignisse und Reize verstärken oder verringern und diese dadurch mit einer jeweils anderen Erzählung verbinden.

Beispielsweise kann ein Ereignis in einem Zustand dorsal-vagalen Shutdowns Gefühle der Überforderung oder einen Rückzug hervorrufen. In einem aktivierten sympathischen Zustand hingegen verursacht solch ein Ereignis Angst und Unruhe. Und in einem ventral-vagalen Zustand weckt das gleiche Geschehen möglicherweise Neugier und Offenheit, und selbst ein potentiell negativer Reiz wirkt dann nicht immer beunruhigend.

Aus Sicht der PVT sind unsere Reaktionen und Verhaltensweisen weder beabsichtigt, noch werden sie durch Belohnungen und Bestrafungen bestimmt. Sie sind Bestandteile eines adaptiven, reflexiven, in unserem Nervensystem fest verankerten Systems, das unsere Gedanken, Gefühle und Verhaltensweisen beeinflußt, ohne völlig der Willenskontrolle zu unterliegen.

Dies zu verstehen hilft uns, ein stärkeres Selbstgewahrsein und Empathie gegenüber dem Verhalten anderer Menschen zu entwickeln. Wenn wir uns über die Wirkung unserer autonomen Zustände im klaren sind, kann uns das helfen, einer desaströsen Entwicklung Einhalt zu gebieten und eine neue, aufwärtsgerichtete Entwicklung zu initiieren.

Fühlen wir uns sicher, wird unser Nervensystem zur positiven Deutung von Interaktionen angeregt, was die Kommunikation verbessert, Mißverständnisse verringert und Empathie und Mitgefühl stärkt.

### PVT-Erkenntnis 2: Autonome Zustände beeinflussen unsere Gefühle, Gedanken und Verhaltensweisen

Zwar werden autonome Zustände als deutlich unterschiedlich beschrieben, doch bilden sie in Wahrheit ein Spektrum, das unsere Empfindungen, Emotionen, Gedanken und Verhaltensweisen subtil beeinflußt.

Im ventral-vagalen Zustand spüren wir Willkommensein, Verbundenheit und Kreativität. Vermischte Zustände wie Spiel, Flow, ruhige Verbundenheit und Intimität bilden das System für soziale Verbundenheit. Wenn Bedrohungen auftauchen, werden Defensivzustände aktiviert. Der sympathische Zustand ist mit erhöhter Aktivierung und Hypervigilanz verbunden, was oft die authentische Verbundenheit und die kognitive Funktionsfähigkeit behindert. Gemischte Zustände mit sympathischem Input sind Spiel, Flow, Produktivität und Erstarren. Im dorsal-vagalen Zustand können Menschen sich überwältigt fühlen sowie Empfindungstaubheit und einen Shutdown erleben. Gemischte Zustände mit dorsal-vagalem Input sind Augenblicke stiller Verbundenheit und der Intimität, der Ruhe, der Regeneration und des Erstarrens.

Signale für Sicherheit aus der Umgebung, aus Beziehungen und durch das SSP helfen dem ANS, sich wieder einem ventral-vagalen Zustand zu öffnen, was die homöostatischen Funktionen stützt und Ruhe und Verbundenheit fördert. Dieser Zustand verstärkt die Emotionsregulation und unsere Fähigkeit im Umgang mit sozialen Interaktionen, und gleichzeitig hilft er uns, die Nuancen unserer Verfaßtheiten und Tendenzen zu verstehen. Infolgedessen können wir besser kommunizieren, unsere Bedürfnisse voraussehen und uns um uns selbst kümmern.

## PVT-Erkenntnis 3: Die Neurozeption erkennt Anzeichen für Gefahr und Sicherheit und verändert den autonomen Zustand

Die Neurozeption ist schnell und außerhalb des Bewußtseins aktiv; sie erkennt Signale für Sicherheit, Gefahr oder Lebensgefahr inneren, äußeren und relationalen Ursprungs. Der Prozeß der Neurozeption verändert den autonomen Zustand augenblicklich, damit er adaptive überlebenssichernde Reaktionen unterstützt. Wir nehmen die für die Neurozeption wichtigen Signale zwar nicht bewußt wahr, aber wir erkennen ihre Auswirkungen in Form von physiologischen Veränderungen, etwa solchen, die Herzfrequenz, Atmung und Muskelanspannung betreffen.

Weil die Neurozeption auf Ereignisse in unserem Leben reagiert, bringt sie uns manchmal dazu, Bedrohungen zu sehen, die gar nicht existieren, oder tatsächliche Gefahren zu übersehen. Das verläßliche Erkennen und Deuten der Neurozeption ist für unser Überleben und Wohlbefinden entscheidend.

Die Kenntnis der Aktivität unserer Neurozeption ermöglicht uns sachkundige Entscheidungen. Indem wir unsere Umgebung mit mehr Signalen für Sicherheit ausstatten und den Einfluß von Situationen und Menschen, die bei uns eine Neurozeption von Gefahr hervorrufen, minimieren, können wir unser Gefühl, in Sicherheit zu sein, stärken.

## PVT-Erkenntnis 4: Die Macht von sozialer Verbundenheit und Co-Regulation

Soziale Verbundenheit und Co-Regulation sind für Gesundheit und Wohlbefinden von grundlegender Bedeutung. Die Co-Regulation wird durch die Aktivierung des Systems für soziale Verbundenheit gefördert und beinhaltet eine regulierende Interaktion, in der sich beide Beteiligte wertgeschätzt und gehört fühlen und sich im Einklang befinden.

Die Signale, die Menschen beispielsweise in Form von Blickkontakt, Mimik und Stimmklang austauschen, beeinflussen und regulieren die Nervensysteme beider Kommunikationspartner. Die Pflege co-regulationsfähiger Beziehungen fördert Gefühle der Sicherheit und Verbundenheit, die ihrerseits die Selbstregulationsfähigkeiten verbessern. Wenn wir uns sicher fühlen, können wir soziale Verbindungen pflegen, neue Kontakte anknüpfen und bestehende Beziehungen vertiefen.

Die Fähigkeit, das Nervensystem eines anderen Menschen durch Co-Regulation zu beeinflussen, ermöglicht in Streßsituationen eine Unterstützung von unschätzbarem Wert. Dies kommt der emotionalen Resilienz zugute, vertieft das Vertrauen und ermöglicht in schwierigen Situationen eine Deeskalation mit der Folge einer Verbesserung der Zusammenarbeit. So werden wir zu besseren Kommunikatoren und fühlen uns besser verstanden und miteinander verbunden.

## PVT-Erkenntnis 5: Der autonome Zustand beeinflußt soziale Signale

Unsere nonverbalen sozialen Signale spiegeln unseren aktuellen autonomen Zustand und unsere inneren Empfindungen und beeinflussen unsere Interaktionen. Die fünf Kranialnerven des Systems für soziale Verbundenheit koordinieren gemeinsam Klang und Tempo unseres sprachlichen Ausdrucks, den Blickkontakt, die Mimik, die auditive Verarbeitung, Kopf- und Halsbewegungen und die Regulation der Herzfrequenz.

Diese nonverbalen Signale können sich in Reaktion auf unseren jeweiligen autonomen Zustand stark verändern. In Defensivzuständen nimmt die Expressivität oft ab, die Gesichtsmuskeln erstarren, und die Stimme wird lauter, klingt höher oder tiefer oder wird monoton. Manchmal schütteln wir auch den Kopf oder wenden den Blick ab und signalisieren so, daß wir anderer Meinung sind oder daß uns etwas nicht interessiert. Im ventral-vagalen Zustand hingegen werden die soeben beschriebenen Charakteristika schwächer, wir werden offener, reagieren warmherziger und wirken regulierter und entspannter.

Unsere sozialen Signale spiegeln nicht nur unseren eigenen autonomen Zustand, sondern können auch den autonomen Zustand anderer Menschen beeinflussen.

## PVT-Erkenntnis 6: Der autonome Zustand, die vokale Intonation und die Regulation der Mittelohrmuskeln beeinflussen einander.

Die wechselseitige Beeinflussung, die zwischen dem autonomen Zustand, dem Klang der Stimme und der Regulation der auditiven Wahrnehmung stattfindet, hat weitreichende Implikationen.

In Gefahrensituationen entspannen sich unsere Mittelohrmuskeln und geben den mit Gefahr assoziierten niedrigen und hohen Frequenzen Vorrang, was uns manchmal in einem Zustand der Bedrohung gefangen hält. Defensivzustände beeinflussen auch unsere Stimme, indem sie die Prosodie verringern und die Stimme höher klingen lassen – ein stimmlicher Ausdruck, der eine belastende Situation vermuten läßt. Im ventral-vagalen Zustand sind die Muskeln im Inneren des Ohrs angespannt, niedrige Frequenzen werden gedämpft, und die Wahrnehmung menschlicher Stimmen wird verbessert. Unsere eigene Stimme wird wärmer, melodiöser und facettenreicher und bringt so Behagen und Zugewandtheit zum Ausdruck.

Unsere auditive Umgebung und die Stimmen der Menschen, mit denen wir Umgang haben, beeinflussen unseren autonomen Zustand. Und der autonome Zustand beeinflußt seinerseits, was wir hören und was wir ausblenden.

## PVT-Erkenntnis 7: Das ANS kann so beeinflußt werden, daß es Verbundenheit und Wohlbefinden priorisiert

Wenn wir neue Konzepte erlernen, formt und stärkt unser Gehirn aufgrund der Neuroplastizität neuronale Verbindungen. Auch die Regulation des ANS vom Hirnstamm aus unterliegt der Neuroplastizität, was die Veränderung autonomer Reaktionen ermöglicht.

Die Selbstregulation fördernde Praktiken wie das SSP und andere Modalitäten, die der Verbindung zwischen Gehirn und Körper besondere Bedeutung beimessen, können diese Veränderungsfähigkeit verstärken. Wiederholte Wechsel von einem Defensivzustand in einen ventral-vagalen Zustand verbessern die autonome Resilienz. Durch flexible und gleichzeitig adäquate Veränderungen unserer Position im Spektrum autonomer Zustände verbessern wir unsere Bereitschaft zu sozialer Verbundenheit und unser allgemeines Wohlbefinden.

## PVT-Erkenntnis 8: Das ANS steht im Zentrum unseres körperlichen und psychischen Wohlbefindens

Die körperliche und psychische Gesundheit erblüht, wenn sich das ANS in einem Zustand der Sicherheit befindet, wodurch die homöostatischen Prozesse, die Heilung und Genesung unterstützen, optimiert werden.

Die Tatsache, daß das Gehirn, das Nervensystem und die inneren Organe durch bidirektional leitende Nervenbahnen miteinander verbunden sind, ermöglicht eine dynamische Regulation und die Aufrechterhaltung der Homöostase. Diese Vernetzung verweist auf die zentrale Rolle des ANS für das physiologische und psychische Wohlbefinden, denn die meisten Symptome und Erkrankungen haben sowohl körperliche als auch psychische Ursachen.

Chronische Defensivität beeinträchtigt die homöostatischen Prozesse, was Entzündungen hervorruft und den vagalen Tonus verringert. Probleme wie Reizdarm, Fibromyalgie, Herzerkrankungen, Diabetes und Depression können auf solchen Störungen basieren.

Will man den allgemeinen Gesundheitszustand verbessern, sollte man das streßbelastete Nervensystem durch Co-Regulation beeinflussen und therapeutische Ansätze nutzen, die auf die Homöostase einwirken. Geeignete Interventionen helfen dem Nervensystem, die natürlichen Heilungsprozesse des Körpers zu unterstützen, die Gesundheit zu verbessern und Hoffnung und Resilienz zu fördern.

# Glossar

**afferente Nervenbahnen** sind sensorische Nervenfasern, die Informationen aus den inneren Organen und den Geweben zum Gehirn übermitteln. Etwa 80 bis 90 Prozent der vom Vagusnerv übermittelten Signale sind afferent.

**ANS** ist die gebräuchliche Abkürzung für *Autonomes Nervensystem.*

**auditive Hypersensibilität** ist der Fachausdruck für erhöhte Sensibilität oder verstärkte Reaktionen auf Klänge oder Geräusche, die als schmerzhaft oder unangenehm empfunden werden, obwohl die meisten Menschen sie nicht als unangenehm empfinden.

**autonomer Zustand,** auch physiologischer Zustand genannt. Der Begriff bezeichnet den aktuellen Zustand der unwillkürlichen Körperfunktionen. Der Polyvagal-Theorie (PVT) zufolge gibt es drei primäre autonome Zustände: den ventral-vagalen, den sympathischen und den dorsal-vagalen. Diese Zustände unterstützen die soziale Verbundenheit, die Aktivierung für Kampf-/Flucht-Reaktionen und immobilisierend wirkende defensive Verhaltensweisen. Der PVT liegt ein »erweitertes« Autonomes Nervensystem zugrunde, das die Integration autonomer Bahnen mit anderen physiologischen Prozessen einschließlich derjenigen, die das endokrine System, das Immunsystem und das Neuropeptidsystem betreffen, würdigt. Deshalb werden die Begriffe *autonomer Zustand* und *physiologischer Zustand* in diesem Buch austauschbar verwendet.

**Autonomes Nervensystem (ANS)** wird ein Teil des peripheren Nervensystems genannt, der unwillkürliche Körperfunktionen steuert, beispielsweise die Herzfrequenz, die Atemfrequenz, den Blutdruck, die Pupillenreaktion, die Verdauung, das Urinieren und die Sexualfunktion. Das ANS umfaßt drei Zweige – den sympathischen, den parasympathischen und den enterischen –, die zusammen die Homöostase aufrechterhalten und Gesundheit, Wachstum und Regeneration unterstützen. In der Polyvagal-Theorie spielen die sympathische und die parasympathische Komponente die wichtigsten Rollen.

**autonome Tendenz** Damit ist die natürliche Neigung oder Prädisposition gemeint, auf Herausforderungen – wozu auch Gefahrensignale zählen – reflexhaft in einen bestimmten autonomen Zustand zu wechseln. Einige Menschen neigen zum Wechsel in einen sympathischen oder dorsal-vagalen Zustand, wohingegen andere zu einem hybriden Defensivzustand wie dem des defensiven Kreiselns tendieren.

**Co-Regulation** basiert auf einer harmonischen Beziehung zwischen Menschen, die den Beteiligten die wechselseitige Regulation autonomer Zustände ermöglicht. Mit Hilfe des Systems für soziale Verbundenheit kann das Nervensystem eines Menschen das Nervensystem eines anderen beeinflussen und so das emotionale und physiologische Wohl fördern.

**Daniel Siegels Handmodell des Gehirns** ist eine vereinfachende metaphorische Beschreibung der Gehirnstruktur. Diesem Modell zufolge repräsentiert die Handinnenseite den Hirnstamm, der für die grundlegenden Körperfunktionen entscheidend ist. Der auf die Handinnenseite geklappte Daumen symbolisiert das limbische System, das die Emotionen und das Gedächtnis reguliert. Die über den Daumen gelegten Finger stellen den zerebralen Kortex dar, der für die höhere Kognition und komplexe Denkprozesse zuständig ist. Wenn wir uns in einem ruhigen Zustand befinden, ruhen die Finger auf dem Daumen, was klares Denken und das Treffen adäquater Entscheidungen ermöglicht. Unter Streß erheben sich die Finger und werden unruhig, was eine Entkopplung zwischen dem rationalen Denken und den Emotionen darstellt.

**defensives Kreiseln *(Cyclic Defense Loop)*** Bei vielen Klienten besteht eine autonome Tendenz, die man defensives Kreiseln *(Cyclic Defense Loop)* nennen könnte – eine Art Oszillieren zwischen einem aktivierten sympathischen Zustand und einem dorsal-vagalen Shutdown. Die Betroffenen bleiben in einem Teufelskreis gefangen, der sie immer weiter einem Abgrund entgegenführt. Allerdings eröffnen ihnen das hohe Maß an Sicherheit, das durch das SSP erschlossen wird, und die Unterstützung des Behandelnden eine Möglichkeit, sich aus diesem Teufelskreis zu befreien.

**Dissoziation** ist ein Phänomen, bei dem ein Mensch eine Abkoppelung von seinen Erlebnissen, Gedanken und Gefühlen oder seinem Identitätsempfinden erlebt. Oft tritt eine Dissoziation in Reaktion auf ein Trauma als Bewältigungsmechanismus auf, weil es eine Distanz zu schmerzhaften Erlebnissen schaffen kann. Eine Dissoziation kann sich in einem Spektrum von leichter Distanziertheit wie beim Tagträumen bis hin zu einer starken Störung des bewußten Erlebens manifestieren. Aus Sicht der Polyvagal-Theorie ist die Dissoziation eine adaptive Reaktion auf eine anhaltende Neurozeption von Lebensgefahr.

**dorsal-vagaler Zustand** Ein autonomer Zustand, der aufgrund einer Neurozeption von Lebensgefahr immobilisierendes Defensivverhalten wie einen Shutdown fördert. Wird dieser Zustand in das System für soziale Verbundenheit integriert, trägt er zur Entstehung eines Zustandes der Immobilisierung ohne Furcht bei, der in Augenblicken gemeinsamer Intimität zur Geltung kommt.

**Dysregulation** ist die Bezeichnung für Schwierigkeiten mit dem Aufrechterhalten einer Homöostase im ANS, was Ungleichgewichtszustände sowohl hinsichtlich emotionaler als auch physiologischer Reaktionen zur Folge hat. Ein Nervensystem im Zustand der Dysregulation bleibt permanent in einem Zustand der (wahrgenommenen) Bedrohung, der zu Stimmungsschwankungen, Impulsivität, Angst, Rückzug aus sozialen Kontakten und Hypervigilanz sowie körperlichen Symptomen wie chronischen Schmerzen, Magen-Darm-Problemen, Erschöpfung und anderen damit zusammenhängenden Auswirkungen führen kann.

**efferente Nervenbahnen,** auch motorische Nervenfasern genannt, übermitteln Signale aus dem Gehirn in die Gewebe und Organe des Körpers. Sie steuern die skeletomotorischen Funktionen und die Aktivitäten der inneren Organe. Etwa zehn bis zwanzig Prozent der vom Vagusnerv übermittelten Signale sind efferent.

**Entwicklungstrauma** ist die Bezeichnung für unzuträgliche Erlebnisse in wichtigen Perioden der Kindheit, die den gesunden Entwicklungsverlauf stören und langfristig das körperliche und emotionale Wohl beeinträchtigen. Anders als ein einmaliges traumatisches Erlebnis beinhaltet ein Entwicklungstrauma das längere Erleben belastender oder schädigender Umstände in den für die Entwicklung so wichtigen frühen Lebensjahren. Solch ein Trauma kann die ANS-Regulation stören, die Bindungsfähigkeit beeinträchtigen, die Kognition schädigen und die Anfälligkeit für Streß und Trauma lebenslang verstärken. Durch geeignete therapeutische Interventionen läßt sich ein Entwicklungstrauma heilen.

**Hertz (Hz)** ist eine Maßeinheit für die Zahl der Klangwellenzyklen pro Sekunde. Menschen mit sehr gutem Gehör nehmen typischerweise Geräusche und Klänge zwischen 20 und 20 000 Hz wahr, wobei niedrige Frequenzen als Baßtöne und höhere als hohe Töne wahrgenommen werden.

**Herzratenvariabilität (HRV)** ist ein Maß für die Schwankungen der Zeitintervalle zwischen den einzelnen Herzschlägen. Die HRV spiegelt die neuronalen und nichtneuronalen Einflüsse, die auf den Sinusknoten, den Schrittmacher des Herzens, einwirken. Eine höhere HRV weist auf eine stärkere neuronale Regulation des Herzens hin, was anzeigt, daß das ANS besser in der Lage ist, mit Streß umzugehen und die Gesundheit zu erhalten. Eine niedrige HRV deutet oft auf eine verringerte neuronale Regulation hin, was auf Streß oder gesundheitliche Probleme hindeuten kann.

**Hirnstamm** Dies ist ein wichtiger Teil des Gehirns und eine wichtige Verbindungsstelle zwischen dem Gehirn und Körperorganen, die überlebenswichtige Aktivitäten steuern, beispielsweise das Atmen, die Herzfrequenz, den Blutdruck, das Schwitzen und das Schlucken. Wichtig für das Safe and Sound Protocol ist der im Hirnstamm lokalisierte ventrale Vaguskomplex, der afferente (sensorische) Signale aus dem Körper und efferente (motorische) Signale aus höheren Gehirnregionen miteinander verbindet, um den ventral-vagalen Output und die entsprechenden autonomen, sozialen und emotionalen Reaktionen zu koordinieren.

**implizites Gedächtnis** wird das unbewußte, oft ohne Gewahrsein und manchmal präverbal erworbene Langzeitgedächtnis genannt. Erinnerungen dieser Art können später Gedanken und Verhaltensweisen beeinflussen.

**Insel (insula)** heißt eine Gehirnregion im zerebralen Kortex, die Informationen aus dem Körper integriert und die Kommunikation zwischen verschiedenen Gehirnregionen ermöglicht. Sie spielt bei der Interozeption eine wichtige Rolle, insofern sie Signale aus dem Körper und den inneren Organen empfängt und diese Information in emotionale und kognitive Prozesse integriert.

**Interozeption** ist der Prozeß des Wahrnehmens von Körperempfindungen und Spürens des eigenen inneren Zustandes, und sie spielt eine Rolle bei der Wahrnehmung von Sicherheit oder Gefahr mit Hilfe der Neurozeption.

**komplexes Trauma** Dies ist ein Zustand, der im Falle des Erlebens zahlreicher traumatischer Ereignisse über längere Zeit entsteht, eine Entwicklung, die in der Regel in der Kindheit beginnt. Dies zu erleben kann die normale Entwicklung des Gehirns und des Nervensystems stören und die Emotionsregulation, die Fähigkeit zum Aufbau von Beziehungen und die allgemeine Funktionsfähigkeit beeinträchtigen.

**Kranialnerven (auch Hirnnerven)** sind ein Bündel von Nervenfasern, die elektrische Impulse übermitteln. Es gibt 12 Paare von Kranialnerven, die vom Gehirn aus in verschiedene Körperteile verlaufen. Sie unterstützen vielfältige Funktionen, darunter die sinnliche Wahrnehmung (etwa das Sehen, das Hören, das Schmecken und das Riechen), die Bewegungen der Kopf- und Halsmuskeln und autonome Funktionen wie die Regulation der Herzfrequenz, die Atmung und die Verdauung.

**Mittelohrmuskeln** sind zwei kleine Muskeln im Mittelohr – Trommelfellspanner und Steigbügelmuskel –, die eine wichtige Rolle bei der Verarbeitung auditiver Signale spielen. Unter dem Einfluß des Gesichtsnervs und des Trigeminusnervs (zwei der fünf mit dem ventral-vagalen Komplex verbundene Kranialnerven) steuern diese Muskeln die Spannung des Trommelfells, indem sie diese verstärken, um Hintergrundgeräusche zu dämpfen und so die Sprachwahrnehmung zu verbessern, oder indem sie die Spannung des Trommelfells verringern, um mit Gefahren assoziierte niedrige und hohe Frequenzen hervorzuheben. Die Koordination der Aktivität dieser Muskeln wird oft durch den autonomen Zustand beeinflußt. Das *Safe and Sound Protocol* wurde entwickelt, um die neuronale Regulation der Mittelohrmuskeln zu ermöglichen.

**myelinisierte und nicht myelinisierte Nervenbahnen** sind zwei Arten von Nervenfasern, die sich durch das Vorhandensein oder Fehlen einer schützenden Fettschicht mit Namen Myelin unterscheiden. Die mit Myelin ummantelten myelinisierten Nervenbahnen können Nervensignale schneller übermitteln. Der ventrale Vagus ist überwiegend myelinisiert, wohingegen der dorsale Vagus hauptsächlich aus nicht myelinisierten Nervenfasern besteht.

**Nervenbahnen** sind Bündel von Nervenfasern, die Verbindungen zwischen Neuronen in und zwischen verschiedenen Regionen des Nervensystems herstellen. Diese Verbindungswege bilden komplexe Netzwerke, welche die sinnliche Wahrnehmung, die motorische Kontrolle, kognitive Funktionen und die Steuerung von Vorgängen im Körper ermöglichen.

**Neuromodulator** Dabei handelt es sich um eine Substanz oder einen Input, die oder der die Aktivität des Nervensystems verändert oder beeinflußt. Ein Neuromodulator beeinflußt die gesamte Aktivität neuronaler Schaltkreise. Beispielsweise sind sowohl die elektrische Stimulation des Vagus als auch soziale Verbundenheit und Co-Regulation Neuromodulatoren des autonomen Zustandes.

**neuronale Feedbackschleife** Dabei handelt es sich um bidirektional aktive Neuronenschaltkreise, die es dem Nervensystem ermöglichen, zu kommunizieren und psychische und physische Reaktionen auf innere und äußere Stimuli zu regulieren.

**neuronale Regulation** ist die Bezeichnung für die Mechanismen und Prozesse, mit deren Hilfe das Nervensystem in Reaktion auf innere und äußere Stimuli körperliche und kognitive Funktionen steuert. Sie ist für viele Aspekte der Funktionsfähigkeit sehr wichtig und umfaßt die Integration sensorischer Informationen, die Verarbeitung von Signalen und die Aktivierung geeigneter Reaktionen für die Aufrechterhaltung der Homöostase und die Anpassung an sich verändernde Bedingungen.

**neuronales Training** ist eine Praxis, die dazu dient, Veränderungen zu stimulieren und die Funktionsweise des Gehirns und des Nervensystems zu verbessern.

**Neurozeption** ist die neuronale Beurteilung einer Situation auf Sicherheit und Gefahr hin, die reflexhaft – ohne Beteiligung des Bewußtseins – den autonomen Zustand verändert. Die Neurozeption sollte nicht mit der Perzeption und der Interozeption verwechselt werden, die beide die Mitwirkung des Bewußtseins erfordern.

**Nucleus ambiguus** Dies ist eine Region im Hirnstamm im Bereich des ventralen Vaguskomplexes, von welcher der myelinisierte Vagusnerv ausgeht.

**perseveratives Denken** ist die Bezeichnung für sich ständig wiederholende Denkmuster, die das wiederholte gedankliche Verweilen bei Ereignissen beinhalten, ohne daß es zu einer Auflösung kommt. Perseveratives Denken kann mit Grübeln verbunden sein, was beinhaltet, daß die Betroffenen an einem in der Vergangenheit liegenden Ereignis oder Problem »hängenbleiben«, mit der Folge, daß ihre Konzentrationsfähigkeit nachläßt, sie zunehmend Angst erleben und ihr Wohlbefinden leidet.

**physiologischer Zustand** Siehe »autonomer Zustand«.

**primitive Reflexe** sind unwillkürliche automatische Bewegungen, die sich zum Zeitpunkt der Geburt manifestieren und für die Entwicklung eines Babys wichtig sind. Bleiben diese Reflexe über die Zeit der frühen Entwicklung hinaus bestehen (»erhaltene Reflexe»), können sie auf Entwicklungsverzögerungen oder Probleme im Bereich der neuronalen Entwicklung hinweisen.

**Polyvagal-Theorie (PVT)** Diese Theorie erklärt, wie das ANS unseren physiologischen Zustand reguliert und unser Verhalten beeinflußt. Die PVT wird oft auch als »Wissenschaft der Sicherheit« bezeichnet, und sie beinhaltet die Auffassung, daß unser physiologischer Zustand die Grundlage für unsere Empfindungen, Gedanken, Emotionen und Verhaltensweisen bildet.

**Prosodie** Die Melodik der Stimme, die im Rhythmus, der Intonation und den Schwankungen der Tonlage, der Lautstärke und des Sprechtempos zum Ausdruck kommt, die alle zur nonverbalen Äußerung von Bedeutungen beitragen. Die Prosodie kommuniziert Emotionen, Betonungen und sprachliche Nuancen und beeinflußt so in erheblichem Maße die Art, wie Zuhörer das Gesprochene interpretieren. Generell dient die Prosodie dazu, den in den sprachlichen Ausdruck eingebetteten positiven Affekt zu beschreiben.

**PVT** ist eine Abkürzung für den Begriff *Polyvagal-Theorie.*

**Regulation** Bezogen auf das ANS bezeichnet der Begriff Regulation die Fähigkeit des Systems, in verschiedenen psychischen und physischen Funktionen Balance (Homöostase) und Flexibilität (Resilienz) aufrechtzuerhalten. Die Regulation des eigenen autonomen Zustandes erfordert das Austarieren von Einflüssen sympathischer und parasympathischer Zustände zwecks Erhaltung eines optimalen physiologischen und emotionalen Gleichgewichts sowie der Anpassungsfähigkeit.

**Safe and Sound Protocol (SSP, auch Safe-and-Sound-Protokoll)** ist eine nichtinvasive Therapie, die auf der Polyvagal-Theorie (PVT) basiert. Das SSP beinhaltet das Anhören von Musik, die so gefiltert wurde, daß die Frequenzen der menschlichen Sprache priorisiert werden. Dieser auditive Input ermöglicht es dem Nervensystem, Signale für Sicherheit zu empfangen und defensive Reaktionen zu dämpfen.

**Schocktrauma** Eine schwere körperliche oder psychische Verletzung infolge eines plötzlichen, überwältigenden Ereignisses wie eines schweren Unfalls, einer Naturkatastrophe oder eines gewaltsamen Angriffs. Das Trauma kann sich als extremer körperlicher und psychischer Schmerz äußern, oft in Verbindung mit einem Schock.

**Selbstregulation** Die Fähigkeit eines Menschen, seine Gedanken, Emotionen und Verhaltensweisen auf der Grundlage eines ANS im Zustand der Balance zu steuern. Die Fähigkeit zur Selbstregulation entsteht durch Co-Regulation und kann durch ständige reziproke soziale Interaktionen mit anderen Menschen gestärkt werden. Selbstregulationsübungen verbessern die Fähigkeit zur Selbstregulation, wenn Co-Regulation nicht möglich ist.

**sympathischer Zustand** Dieser autonome Zustand unterstützt aufgrund der Neurozeption von Bedrohung oder Gefahr mobilisiertes Defensivverhalten (Kampf oder Flucht).

**System für soziale Verbundenheit (SSV)** ***(social engagement system – SES)*** Dieses neuronale Netzwerk umfaßt fünf Kranialnerven und ermöglicht es Menschen, soziale Signale zu erkennen und auf sie zu reagieren, wodurch positive soziale Interaktionen gefördert werden. Das SSV wird durch ventral-vagale Signale aktiviert, die pro-soziale Signale wie Mimik, Vokalisierungen, Hörschärfe, Kopfneigung und die Regulation von Herz und Lunge fördern. Diese Aktivierung unterstützt die soziale Verbundenheit durch Förderung des Engagements.

**vagale Effizienz (VE)** ist ein Maß für die Robustheit der Vagusbremse, quantifiziert aufgrund der Beziehung zwischen dem kardialen vagalen Tonus (gemessen mit Hilfe der Respiratorischen Sinusarrhythmie [RSA]) und der Herzfrequenz. Eine höhere VE wird mit einem besseren Zugang zum System für soziale Verbundenheit assoziiert. Außerdem deutet sie auf eine effizientere Regulation der Herzfrequenz hin, was die Fähigkeit eines Menschen, effektiv auf Stressoren zu reagieren und die Homöostase aufrechtzuerhalten, spiegelt. Eine niedrigere VE scheint auf ein dysreguliertes Autonomes Nervensystem hinzuweisen.

**vagaler Tonus** ist ein Maß für die Aktivität des Vagusnervs und wird festgestellt mit Hilfe der Amplitude der respiratorischen Sinus-Arrhythmie, einer Komponente der Herzratenvariabilität, für die rhythmische Anstiege und Abstiege der Herzfrequenz bei spontanem Atmen charakteristisch sind. Der vagale Tonus spiegelt den Einfluß des Vagusnervs auf die Regulation der Herzfrequenz und wird durch Erlebnisse, die das soziale und emotionale Engagement unterstützen, verstärkt.

**Vagusbremse** ist eine metaphorische Beschreibung der Fähigkeit des Vagusnervs, die Herzfrequenz zu verlangsamen, wenn die Neurozeption eine Situation als sicher wahrnimmt. Physiologisch umgesetzt wird dies durch die Ausschüttung von Acetylcholin. Die Metapher wird zu »Lösen der Vagusbremse« erweitert, was eine Erhöhung der Herzfrequenz, die Verstärkung der physiologischen Aktivierung zwecks Bedrohungsabwehr oder die Ausführung von Aktivitäten wie Körpertraining, mentaler Anstrengung oder simplen Bewegungen ermöglicht. Vagale Effizienz quantifiziert die Effektivität der Vagusbremse.

**Vagusnerv** Dies ist der zehnte Kranialnerv und der längste und komplexeste der zwölf Kranialnerven. Er verläuft vom Hirnstamm durch den Hals in den Bauch und spielt innerhalb des ANS eine fundamentale Rolle, insofern er verschiedene unwillkürliche Körperfunktionen reguliert. Durch seine afferenten (sensorischen) und efferenten (motorischen) Bahnen trägt der Vagusnerv zum Aufrechterhalten der psychologischen und physiologischen Homöostase bei.

**ventral-vagaler Zustand** Dieser autonome Zustand unterstützt auf der Grundlage einer Neurozeption von Sicherheit Verhaltensweisen wie Kooperation, die soziale Verbundenheit fördern. Eine Neurozeption von Sicherheit versetzt die betroffene Person automatisch in einen ventral-vagalen Zustand.

**Viszera** sind unsere inneren Organe wie Herz, Lunge, Verdauungsorgane (Magen, Darm usw.), Leber, Nieren.

**Zwerchfell (Diaphragma)** Ein kuppelförmiger Muskel, der sich unter dem Brustkorb befindet und die Brusthöhle von der Bauchhöhle trennt. Das Zwerchfell spielt bei der Atmung eine wichtige Rolle: Beim Einatmen zieht es sich zusammen und bewegt sich abwärts, wodurch sich die Lunge mit Luft füllen kann. Beim Ausatmen entspannt sich das Zwerchfell und bewegt sich aufwärts und unterstützt so den Ausstoß der Luft aus der Lunge.

# Anmerkungen


**Einleitung**

1 Porges, S. W. (1995). Orienting in a defensive world: Mammalian modifications of our evolutionary heritage. A polyvagal theory. *Psychophysiology, 32*(4), 301–318; dt. (2010): Orientierung in einer Welt voller Feinde. In: *Die Polyvagal-Theorie. Neurophysiologische Grundlagen der Therapie,* S. 43–82. Paderborn: Junfermann.
Porges, S. W. (2023). The vagal paradox: A polyvagal solution. *Comprehensive Psychoneuroendocrinology, 16,* 100200. doi.org/10.1016/j.cpnec.2023.100200

2 Porges, Orientierung in einer Welt voller Feinde; Porges, The vagal paradox.

3 Gendlin, E. T. (1997). *Experiencing and the creation of meaning.* Evanston: Northwestern University Press.

**Kapitel 1**

1 Porges, S. W. (2022). Polyvagal Theory: A science of safety. *Frontiers in Integrative Neuroscience, 16,* 871227. doi.org/10.3389/fnint.2022.871227

2 Mahler, K. J. (2015). *Interoception: The eighth sensory system.* Shawnee Mission: AAPC Publ.

3 Bailey, R. et al. (2023). Appeasement: Replacing Stockholm Syndrome as a definition of a survival strategy. *European Journal of Psychotraumatology, 14*(1), 2161038. doi.org/10.1080/20008066.2022.2161038

4 Dana, D. (2021). *Anchored.* Boulder: Sounds True; dt. (2022). *Der Vagus-Nerv als innerer Anker.* München: Kösel.

**Kapitel 2**

1 U. S. Surgeon General (2023). *Our epidemic of loneliness and isolation: The U.S. surgeon general's advisory on the healing effects of social connection and community.* Government Printing Office.

2 Dobzhansky, T. (1965). *Dynamik der menschlichen Evolution,* S. 165. Frankfurt a. M.: S. Fischer.

3 Porges, S. W. (2022). Polyvagal Theory: A science of safety. *Frontiers in Integrative Neuroscience, 16,* 871227. doi.org/10.3389/fnint.2022.871227

4 Sacks, O. (2007). *Musicophilia: Tales of music and the brain.* New York: Vintage; dt. (2009) *Der einarmige Pianist,* S. 330. Reinbek: Rowohlt-Tb.

5 de Witte, M. et al. (2020). Music therapy for stress reduction: A systematic review and meta-analysis. *Health Psychology Review, 16*(1), 134–159. doi.org/10.1080/17437199.2020.1846580

6 Robert Gupta, ein amerikanischer Geiger und Arzt, hat dieses Empfinden in Vorträgen und Interviews zum Ausdruck gebracht und so auf die Verbindung zwischen Musik und Heilung hingewiesen.

7 Welch, G. F. et al. (2020). Editorial: The impact of music on human development and well-being. *Frontiers in Psychology, 11*, 1246. doi.org/10.3389/fpsyg.2020.01246
8 Porges, S. W. et al. (2013). Respiratory sinus arrhythmia and auditory processing in autism: Modifiable deficits of an integrated social engagement system? *International Journal of Psychophysiology,* 88(3), 261–270.
9 Dana, D. (2020). *Polyvagal exercises for safety and connection*, p. 47–50. New York: W. W. Norton; dt. (2020). *Arbeiten mit der Polyvagal-Theorie,* S. 60 – 63. Lichtenau: G. P. Probst Verlag.
10 Kovacic, K. et al. (Sept. 2020). Impaired vagal efficiency predicts auricular neurostimulation response in adolescent functional abdominal pain disorders. *The American Journal of Gastroenterology, 115*(9), 1534–1538.
11 Porges, S. W. et al. (2013). Respiratory sinus arrhythmia and auditory processing in autism. *International Journal of Psychophysiology, 88*(3), 261–270.
12 Porges, S. W. et al. (2014). Reducing auditory hypersensitivities in Autistic Spectrum Disorder: Preliminary findings evaluating the Listening Project Protocol. *Frontiers in Pediatrics,* 2, 80.
13 Heilman, K. J. et al. (2023). Effects of the Safe and Sound Protocol (SSP) on sensory processing, digestive function and selective eating in children and adults with autism: A prospective single-arm study. *Journal on Developmental Disabilities, 28*(1), 1–26.
14 Grooten-Bresser, H. et al. (2024). Effects of Safe and Sound Protocol on self-reported autonomic reactivity, anxiety, and depression in speech therapy clients with voice, throat, and breathing complaints. *Music and Medicine: An Interdisciplinary Journal, 16*(2).
15 Hawkes, C. et al. (2022). Neuromodulation using computer-altered music to treat a ten-year-old child unresponsive to standard interventions for functional neurological disorder. *Harvard Review of Psychiatry, 30*(5), 303–316.
doi.org/10.1097/HRP.0000000000000341
16 Kolacz, J. et al. (Nov. 2023). *Frequency filtered music in trauma therapy: Results from a controlled trial.* Paper presented at the International Society for Traumatic Stress Studies Annual Meeting, Los Angeles.

**Kapitel 3**

1 Kolacz, J., Lewis, G. F., & Porges, S. W. (2018). The Integration of vocal communication and biobehavioral state regulation in mammals: A polyvagal hypothesis. In: S. M. Brudzynski (Ed.), *Handbook of behavioral neuroscience,* vol. 25, pp. 23–34. Amsterdam: Elsevier.
2 Poćwierz-Marciniak, I., & Harciarek, M. (2021). The effect of musical stimulation and mother's voice on the early development of musical abilities: A neuropsychological perspective. *International Journal of Environmental Research and Public Health, 18*(16), 8467.
3 Kolacz, J. et al. (2022). Associations between acoustic features of maternal speech and infants' emotion regulation following a social stressor. *Infancy: The Official Journal of the International Society on Infant Studies* 27(1), 135–158.
doi.org /10.1111/infa.12440
4 Borg, E., & Counter, S. A. (1989). The middle-ear muscles. *Scientific American, 261*(2), 74.
5 Tracey, K. J. (2002). The inflammatory reflex. *Nature, 420*(6917), 853–859.
doi.org/10.1038/nature01321

**Kapitel 4**


1 Kok, B. E., & Fredrickson, B. L. (2010). Upward spirals of the heart: Autonomic flexibility, as indexed by vagal tone, reciprocally and prospectively predicts positive emotions and social connectedness. *Biological Psychology, 85*(3), 432–436. doi.org/10.1016/j.biopsycho.2010.09.005

2 James, W. (1914). *Habit.* New York: H. Holt & Co.

3 Magnon, V. et al. (2021). Benefits from one session of deep and slow breathing on vagal tone and anxiety in young and older adults. *Scientific Reports, 11*(19267). doi.org/10.1038/s41598-021-98736-9.
Ma, X. et al. (2017). The effect of diaphragmatic breathing on attention, negative affect, and stress in healthy adults. *Frontiers in Psychology, 8*, 874. doi.org/10.3389/fpsyg.2017.00874

4 Rosenberg, S. (2017). *Accessing the healing power of the vagus nerve.* Berkeley: North Atlantic Books; dt. (2018). *Der Selbstheilungsnerv.* Kirchzarten: VAK.

5 Resources for Resilience (R4R) ist ein Projekt des Humanitarian Committee der Association for Comprehensive Energy Psychology (ACEP). Mitglieder aus der ganzen Welt arbeiten als freiwillige Helfer an der Umsetzung der R4R-Mission, indem sie Selbsthilfemethoden vermitteln, die eine schnelle und leichte Genesung von belastenden Erlebnissen ermöglichen. Ein umfassender Überblick über alle verfügbaren Ressourcen ist zu finden unter: https://r4r.energypsych.org

6 Die beruhigende Schmetterlingsumarmung wurde von Lucina Artigas entwickelt. Siehe Ressourcen für die Entwicklung von Resilienz: https://r4r.energypsych.org/finding-safety-and-connection

7 Die Havening-Techniken wurden von Ron Ruden entwickelt. Siehe Ressourcen für die Entwicklung von Resilienz: https://r4r.energypsych.org/finding-safety-and-connection

8 Die heilende Kopfhaltung wurde im Sinne von Terrence Bennetts neurovaskulären Punkten nach dem Touch-for-Health-System adaptiert. Siehe Ressourcen für die Entwicklung von Resilienz: https://r4r.energypsych.org/calming-and-balancing

9 Der Cross Crawl / Crossover Shoulder Pull wurde von Paul und Gail Dennison und von Donna Eden entwickelt. Siehe Ressourcen für die Entwicklung von Resilienz: https://r4r.energypsych.org/clearing-confusion-and-clumsiness

10 Chamberlain, L. (2022). *Howling with huskies: And other ways to feel good!* Victoria: Tellwell Talent.


**Kapitel 6**


1 Grooten-Bresser, H. et al. (2024). Effects of Safe and Sound Protocol on self-reported autonomic reactivity, anxiety, and depression in speech therapy clients with voice, throat, and breathing complaints. *Music and Medicine: An Interdisciplinary Journal, 16*(2).

2 Jadhakhan, F. et al. (2022). Prevalence of medically unexplained symptoms in adults who are high users of healthcare services and magnitude of associated costs: A systematic review. *BMJ Open, 12*(10), e059971. doi.org/10.1136/bmjopen-2021-059971

**Kapitel 7**


1 Hess, W. R. (12. Dez. 1949). *The central control of the activity of internal organs.* Nobel Lecture: nobelprize.org/prizes/medicine/1949/hess/lecture/

2 Cannon, W. (1932). *The wisdom of the body.* New York: W. W. Norton.

3 Bernard, C. (1957). *An introduction to the study of experimental medicine*, pp. 121–123. New York: Dover.

4 Staud, R. (2008). Heart rate variability as a biomarker of fibromyalgia syndrome. *Future Rheumatology, 3*(5), 475–483.
Mazurak, N. et al. (2012). Heart rate variability in the irritable bowel syndrome: A review of the literature. *Neurogastroenterology and Motility, 24*(3), 206–216.


**Kapitel 8**


1 U. S. Centers for Disease Control and Prevention. High school youth risk behavior survey: cdc.gov/healthyyouth/data/yrbs/overview.htm

2 Porges, S. W. (1995). Orienting in a defensive world: Mammalian modifications of our evolutionary heritage. A Polyvagal Theory. *Psychophysiology, 32*(4), 301–318; dt. (2010): Orientierung in einer Welt voller Feinde. In: *Die Polyvagal-Theorie. Neurophysiologische Grundlagen der Therapie*, S. 43–82. Paderborn: Junfermann.

3 Kolacz, J. et al. (2022). Associations between acoustic features of maternal speech and infants' emotion regulation following a social stressor. *Infancy: The Official Journal of the International Society on Infant Studies, 27*(1), 135–158. doi.org/10.1111/infa.12440

4 Peterson, H. et al. (2023). The Sober Salience Network: Exploring the link between vagal efficiency and brain network topology during alcohol image viewing following abstinence. SSRN. ssrn.com/abstract=4438356 oder: dx.doi.org/10.2139/ssrn.4438356

5 Johnson, R. L., & Wilson, C. G. (2018). A review of vagus nerve stimulation as a therapeutic intervention. *J. of Inflammation Research, 11*, 203–213. doi.org/10.2147/JIR.S163248


**Kapitel 9**


1 Kolacz, J. et al. (2020). Sexual function in adults with a history of childhood maltreatment: Mediating effects of self-reported autonomic reactivity. *Psychological Trauma: Theory, Research, Practice, and Policy, 12*(3), 281–290.
Kolacz, J. et al. (2020). Adversity history predicts self-reported autonomic reactivity and mental health in US residents during the COVID-19 pandemic. *Frontiers in Psychiatry, 11*, 1119.

2 Kolacz, J. et al. (2023). Association of self-reported autonomic symptoms with sensor-based physiological measures. *Psychosomatic Medicine, 85*(9), 785–794. doi.org/10.1097/PSY.0000000000001250

3 Blanchard, E. B. et al. (1996). Psychometric properties of the PTSD checklist (PCL). *Behavior Research & Therapy, 34*(8), 669–673. doi:10.1016/0005-7967(96)00033-2

4 Lanius, R. & Buczynski, R. (2024). Rethinking trauma: How neuroscience can give us a clearer picture of trauma treatment. NICABM, Aufgerufen am 1. August 2024: s3.amazonaws.com/nicabm-stealthseminar/Rethinking-trauma-new/Ruth/NICABM-RuthLanius-Transcript.pdf

**Kapitel 11**

1 Peterson, H. et al. (2023). The Sober Salience Network: Exploring the link between vagal efficiency and brain network topology during alcohol image viewing following abstinence. SSRN. ssrn.com/abstract=4438356 oder: dx.doi.org/10.2139/ssrn.4438356

**Kapitel 12**

1 Polatin, B. (2020). *Humanual (A manual for being human): An epic journey to your expanded self.* Cardiff-by-the-Sea: Waterside Productions.
2 Park, G., & Thayer, J. F. (2014). From the heart to the mind: Cardiac vagal tone modulates top-down and bottom-up visual perception and attention to emotional stimuli. *Frontiers in Psychology, 5*, 278. doi.org/10.3389/fpsyg.2014.00278

**Kapitel 13**

1 Heilman, K. J. et al. (2012). Sluggish vagal brake reactivity to physical exercise challenge in children with selective mutism. *Development and Psychopathology, 24*(1), 241–250.

**Kapitel 14**

1 Der SEGAN-Ansatz wird auch in der Fallstudie in Kapitel 10 (*Eine Familie findet Heilung von Schock und Trauer*) erläutert.
2 Harmony, T. (2013). The functional significance of delta oscillations in cognitive processing. *Frontiers in Integrative Neuroscience, 7*(83). doi.org/10.3389/fnint.2013.00083
3 Jia, X., & Kohn, A. (2011). Gamma rhythms in the brain. *PLoS Biology, 9*(4), e1001045. doi.org/10.1371/journal.pbio.1001045
4 Sabu, P. et al. (2022). A Review on the role of affective stimuli in event-related frontal alpha asymmetry. *Frontiers in Computer Science, 4*. doi.org/10.3389/fcomp.2022.869123
5 Maffei, A. et al. (2023). EEG alpha band functional connectivity reveals distinct cortical dynamics for overt and covert emotional face processing. *Scientific Reports, 13*, 9951. doi.org/10.1038/s41598-023-36860-4
6 Kelley, N. J. et al. (2017). The relationship of approach/avoidance motivation and asymmetric frontal cortical activity: A review of studies manipulating frontal asymmetry. *International Journal of Psychophysiology, 119*, 19–30. doi.org/10.1016/j.ijpsycho.2017.03.001
7 Porges, S. W. et al. (2013). Respiratory sinus arrhythmia and auditory processing in autism: Modifiable deficits of an integrated social engagement system? *International Journal of Psychophysiology, 88*(3), 261–270.
8 Winhall, J., & Porges, S. W. (2022). Revolutionizing addiction treatment with The Felt Sense Polyvagal Model™. *International Body Psychotherapy Journal, 21*(1).

**Kapitel 15**

1 Davis, H. E. et al. (2023). Long COVID: major findings, mechanisms and recommendations. *Nature Reviews Microbiology, 21.* doi.org/10.1038/s41579-022-00846-2
2 Azabou, E. et al. (2021) Vagus nerve stimulation: A potential adjunct therapy for COVID-19. *Frontiers in Medicine, 8.* doi.org/10.3389/fmed.2021.625836

**Kapitel 16**

1 Dana, D. (2018). *The polyvagal theory in therapy* (pp. 58–65). New York: W. W. Norton; dt. (2018). *Die Polyvagal-Theorie in der Therapie* (S. 68–74). Lichtenau: G. P. Probst Verlag.
2 Ruiz Maya, T. et al. (2021). Dysautonomia in hypermobile Ehlers-Danlos Syndrome and hypermobility spectrum disorders is associated with exercise intolerance and cardiac atrophy. *American Journal of Medical Genetics Part A, (185)*12, 3754–3761. doi.org/10.1002/ajmg.a.62446

**Kapitel 17**

1 In ihrem Buch *Nurturing Resilience* (dt. *Bindung, Regulation und Resilienz*) bezeichnen Kathy Kain, PhD, und Steve Terrell, PsyD, das, was passiert, wenn in den ersten Lebensjahren dem Bedürfnis nach Sicherheit so wenig Rechnung getragen wird, daß Dysregulation zu einem Dauerzustand wird und somit den Grundtenor für die Entwicklung der Person insgesamt bestimmt, als *foundational dysregulation* (grundlegende Dysregulation). *Foundational regulation* ist im Gegensatz dazu das Resultat eines ausreichenden Erlebens des Empfindens von Sicherheit, Verbundenheit und Zugehörigkeit zur Welt in den ersten Lebensjahren, was es einem Menschen ermöglicht, die Fähigkeit zur Rückkehr in einen Zustand ruhiger Präsenz zu entwickeln.
2 Paula ist ebenso wie Rachel Lewis-Marlow am Aufbau des Embodied Recovery Institute beteiligt, das ein Modell für die simultane Arbeit an Bindung, Abwehr und sensorischer Verarbeitung entwickelt hat. Ein zentrales Merkmal dieses Ansatzes sind die neurozellulären Bewegungsmuster, die Bonnie Bainbridge Cohen im Rahmen ihres Body-Mind Centering entwickelt hat. Paula hat sich hinsichtlich ihres Verständnisses von Bindung auch an den Ansätzen von Diane Poole Heller, Pat Ogden, Dan Siegel und Janina Fisher orientiert.
3 Hübl, T. (2023). *Attuned: Practicing interdependence to heal our trauma – and our world.* Boulder: Sounds True; dt. (2023). *Die heilsame Kraft unserer Beziehungen.* München: Irisiana.
4 Siehe Anmerkung 2 zu diesem Kapitel.

**Anhang 1: Assessment-Beschreibungen**

1 Sánchez-Manso, J. C. et al. (Update: 4. Aug. 2023). Autonomic dysfunction. *StatPearls.* https://europepmc.org/article/nbk/nbk430888

# Literatur


Bonaz, B., Sinniger, V. & Pellissier, S. (2016). Anti-Inflammatory Properties of the Vagus Nerve: Potential Therapeutic Implications of Vagus Nerve Stimulation. *The Journal of Physiology, 594*(20), 5781–5790. doi.org/10.1113/JP271539

Cohen, B. B. (2018). *Basic Neurocellular Patterns: Exploring Developmental Movement.* El Sobrante: Burchfield Rose Publishers.

Harricharan, S., McKinnon, M. C., & Lanius, R. A. (2021). How Processing of Sensory Information from the Internal and External Worlds Shape the Perception and Engagement with the World in the Aftermath of Trauma: Implications for PTSD. *Frontiers in Neuroscience, 15*, 625490. doi.org/10.3389/fnins.2021.625490

Hübl, T. (2023). *Attuned: Practicing Interdependence to Heal Our Trauma – and Our World.* Boulder: Sounds True: dt. (2023). *Die heilsame Kraft unserer Beziehungen.* München: Irisiana.

Kain, K. & Terrell, S. (2018). *Nurturing Resilience: Helping Clients Move Forward from Developmental Trauma.* Berkeley: North Atlantic Books; dt. (2020). *Bindung, Regulation und Resilienz.* Paderborn: Junfermann.

Kolacz, J., Lewis, G. F., & Porges, S. W. (2018). The Integration of Vocal Communication and Biobehavioral State Regulation in Mammals: A Polyvagal Hypothesis. In: *Handbook of Behavioral Neuroscience, 25*, 23–34. Amsterdam: Elsevier.

Kolacz, J., daSilva, E. B., Lewis, G. F., Bertenthal, B. I., & Porges, S. W. (2022). Associations Between Acoustic Features of Maternal Speech and Infants' Emotion Regulation Following a Social Stressor. *Infancy: The Official Journal of the International Society on Infant Studies, 27*(1), 135–158. doi.org/10.1111/infa.12440

Namkung, Ho, Kim, S.-H., & Sawa, A. (2017). The Insula: An Underestimated Brain Area in Clinical Neuroscience, Psychiatry, and Neurology. *Trends in Neurosciences, 40*(4), 200–207. doi.org/10.1016/j.tins.2017.02.002

Porges, S. W. (2011). *The Polyvagal Theory: Neurophysiological Foundations of Emotions, Attachment, Communication, and Self-Regulation.* New York: W. W. Norton; dt. (2010). *Die Polyvagal-Theorie: Neurophysiologische Grundlagen der Therapie. Emotionen, Bindung, Kommunikation & ihre Entstehung.* Paderborn: Junfermann.

Porges, S. W. (2021). *Polyvagal Safety: Attachment, Communication, Self-Regulation.* New York: W. W. Norton.

Porges, S. W. (1995). Orienting in a Defensive World: Mammalian Modifications of Our Evolutionary Heritage; A Polyvagal Theory. *Psychophysiology, 32*(4), 301–318; dt. (2010): Orientierung in einer Welt voller Feinde. In: S. W. Porges, *Die Polyvagal-Theorie. Neurophysiologische Grundlagen der Therapie.* S. 43–82. Paderborn: Junfermann.

Porges, S. W. (2009). The Polyvagal Theory: New Insights into Adaptive Reactions of the Autonomic Nervous System. *Cleveland Clinic Journal of Medicine, 76*, S86. doi.org/10.3949/

ccjm.76.s2.17; dt. (2010): Die Polyvagal-Theorie: Neue Erkenntnisse über adaptive Reaktionen des ANS. In: S. W. Porges, *Die Polyvagal-Theorie. Neurophysiologische Grundlagen der Therapie.* S. 83–91. Paderborn: Junfermann.

Porges, S. W. (2017). Vagal Pathways: Portals to Compassion. In: E. M. Seppälä, E. Simon-Thomas, S. L. Brown, M. C. Worline, C. D. Cameron, & J. R. Doty (Ed.), *The Oxford Handbook of Compassion Science.* Oxford: Oxford University Press; dt. (2021). Der Vagus als Tor zum Mitgefühl. In: S. W. Porges, *Heilen mit der Polyvagal-Theorie.* S. 45–70. Lichtenau: G. P. Probst Verlag.

Porges, S. W. (2022). Polyvagal Theory: A Science of Safety. *Frontiers in Integrative Neuroscience, 16,* 871227.

Porges, S. W. (2024). Vagal Nerve Stimulation Through the Lens of the Polyvagal Theory: Recruiting Neurophysiological Mechanisms to Dampen Threat Reactions and Promote Homeostatic Functions. In: M. G. Frasch & E. C. Porges (Ed.), *Vagus Nerve Stimulation.* Neuromethods, Vol. 205. New York: Humana.

Porges, S. W., Bazhenova, O. V., Bal, E., Carlson, N., Sorokin, Y., Heilman, K. J., Cook, E. H., & Lewis, G. F. (2014). Reducing Auditory Hypersensitivities in Autistic Spectrum Disorder: Preliminary Findings Evaluating the Listening Project Protocol. *Frontiers in Pediatrics, 2,* 80. doi.org/10.3389/fped.2014.00080; dt. (2021). Das Listening Project Protocol – Möglichkeiten der Behandlung auditiver Hypersensibilität bei Autismus-Spektrum-Störungen. In: S. W. Porges, *Heilen mit der Polyvagal-Theorie.* S. 161–183. Lichtenau: G. P. Probst Verlag.

Sánchez-Manso, J. C., Gujarathi, R., & Varacallo, M. (4. Aug. 2023 – Update). Autonomic Dysfunction. StatPearls. ncbi.nlm.nih.gov/books/NBK430888/

Weinstein, A. D. (2016). *Prenatal Development and Parents' Lived Experiences: How Early Events Shaped Our Psychophysiology and Relationships.* New York: W. W. Norton.

# Personen- und Stichwortregister

## R



## S

**T, U**

# Über die Autoren

## Stephen W. Porges

Stephen W. Porges, PhD, ist seit über fünfzig Jahren wissenschaftlich tätig und hat momentan Positionen als Distinguished University Scientist an der Indiana University, als Professor der Psychiatrie an der University of North Carolina sowie am College of Medicine der University of Florida in Jacksonville inne, und er ist emeritierter Professor der University of Illinois in Chicago sowie der University of Maryland. Dr. Porges hat mehr als 500 durch Peer-Review geprüfte wissenschaftliche Aufsätze publiziert, die in über 60 000 ebenfalls durch Peer-Review geprüften wissenschaftlichen Publikationen zitiert werden. Außerdem ist er Inhaber mehrerer Patente von Technologien zur Überwachung und Regulation des autonomen Zustandes.

Stephen war Präsident der Society for Psychophysiological Research und der Federation of Associations in Behavioral & Brain Sciences. Aufgrund seiner Bemühungen um die Anerkennung der Bedeutung des physiologischen Zustandes für den Ausdruck behavioraler, psychischer und medizinischer Probleme hat er einen Research Scientist Development Award des National Institute of Mental Health erhalten. Stephen W. Porges ist der Begründer der Polyvagal-Theorie, die die Bedeutung des physiologischen Zustandes für die Ausprägung von Verhaltens-, psychischen und gesundheitlichen Problemen in den Vordergrund stellt. Weiterhin ist er Urheber einer auf Musik basierenden Intervention, des *Safe and Sound Protocol*, um das es im vorliegenden Buch geht. In Zusammenarbeit mit Anthony Gorry hat er an der Entwicklung einer akustischen Intervention, dem Rest and Restore Protocol, mitgewirkt, das entwickelt wurde, um homöostatische Funktionen zu unterstützen. Und schließlich hat er gemeinsam mit Karen Onderko, Deb Dana und Randall Redfield das Polyvagal Institute gegründet.

## Karen Onderko

Karen Onderko widmet sich der Weiterentwicklung eines Verständnisses des Nervensystems im Sinne der Polyvagal-Theorie, und ihre Bemühungen zielen darauf ab, die Therapiemöglichkeiten zu verbessern und die Verbundenheit zwischen Menschen zu fördern. Sie hat an der Überleitung des von Dr. Porges entwickelten Safe and Sound Protocol in die praktische Anwendung entscheidend mitgewirkt und es so zu dem heute verfügbaren und von Therapeuten unterschiedlichster Provenienz weltweit genutzten Werkzeug gemacht.

Karen war auch als Director of Research and Education für die Unternehmen *Integrated Listening Systems* und *Unyte Health* tätig, und sie ist Mitbegründerin und aktuell Vorstandsmitglied des Polyvagal Institute. Sie ist Mitglied des Vorstands von *Developmental FX* und war Mitglied im Vorstand des *Aspen Brain Institute*, der *Denver Film Society*, der *Colorado Academy* und der *Stanley British Primary School*. Vor Beginn ihrer Arbeit auf dem Gebiet der Neurowissenschaft war sie im Financial Risk Management tätig, unterrichtete internationale Banker und Zentralbanker über die Nutzung von Derivaten, vermarktete Finanzprodukte an Banken und Körperschaften und leitete ein Unternehmen für Optionshandel mit der Zielsetzung, die Stabilität von Pensionsfonds abzusichern. Karen hat einen Abschluß der Georgetown University, und sie lebt mit ihrem Mann und drei Töchtern in Denver, Colorado.

Eine ausführliche Präsentation sämtlicher lieferbaren und geplanten Titel unseres Verlages finden Sie im Internet unter *www.gp-probst.de*

**Stephen W. Porges im G. P. Probst Verlag**

Band 29 – Porges: *Die Polyvagal-Theorie und die Suche nach Sicherheit* (5. Aufl.)
Band 38 – Porges & Dana (Hrsg.): *Klinische Anwendungen der Polyvagal-Theorie*
Band 48 – Porges: *Heilen mit der Polyvagal-Theorie* (2. Aufl.)
Band 59 – Porges & Porges: *Sicherheit und Heilung finden*

**TITELLISTE - Auswahl**

Band 02 – Emerson & Hopper: *Trauma-Yoga* (5. Aufl.)
Band 03 – Williams & Poijula: *Das PTBS-Arbeitsbuch* (3. Aufl.)
Band 10 – Hyman & Pedrick: *Arbeitsbuch Zwangsstörungen* (2. Aufl.)
Band 12 – Putnam: *Handbuch Dissoziative Identitätsstörung* (2. Aufl.)
Band 13 – Scaer: *Das Trauma-Spektrum* (2. Aufl.)
Band 23 – van der Kolk: *Verkörperter Schrecken* (9. Aufl.)
Band 24 – Emerson: *Trauma-Yoga in der Therapie* (2. Aufl.)
Band 28 – Shapiro: *Ego-State-Interventionen – leicht gemacht* (3. Aufl.)
Band 30 – Burns: *Feeling Good in zehn Schritten*
Band 34 – Schwartz: *Arbeitsbuch Komplexe PTBS* (3. Aufl.)
Band 35 – Najavits: *Trauma, Sucht und die Suche nach Sicherheit* (2. Aufl.)
Band 36 – Dana: *Die Polyvagal-Theorie in der Therapie* (4. Aufl.)
Band 37 – Anderson et al.: *Therapeutische Arbeit im System der Inneren Familie* (2. Aufl.)
Band 40 – Mischke-Reeds: *Somatische Psychotherapie – ein Werkzeugkasten* (2. Aufl.)
Band 41 – Bentzen: *Neuroaffektive Meditation* (2. Aufl.)
Band 43 – Dana: *Arbeiten mit der Polyvagal-Theorie* (3. Aufl.)
Band 44 – Dana: *Leben mit der Polyvagal-Theorie*
Band 45 – Delahooke: *Mehr als Verhalten* (2. Aufl.)
Band 46 – Schwartz: *Vom Trauma genesen – ein Übungsbuch*
Band 50 – Fisher: *Traumaspuren transformieren*
Band 51 – Dana: *Flipchart Polyvagal-Theorie* (2. Aufl.)
Band 53 – Schwartz: *Die Praxis der Behandlung komplexer PTBS*
Band 54 – Anderson: *Traumata überwinden mit der IFS-Therapie*
Band 55 – Sanders & Thompson: *Die Polyvagal-Theorie und die Entwicklung des Kindes*
Band 56 – Schwartz: *Therapeutisches Yoga und Polyvagal-Theorie*
Band 57 – Delahooke: *Brain-Body Parenting*
Band 58 – Truitt: *Die heilende Macht des Self-Havening*
Band 60 – Ackermann & Fiebig: *Über das Herz zur Polyvagal-Theorie*
Band 62 – Schwartz: *Traumabehandlung mit Yoga*